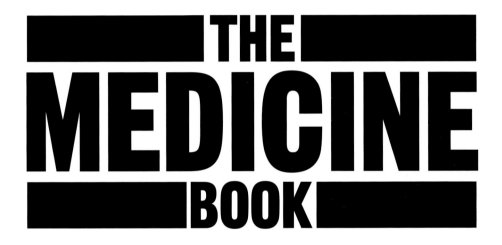

"人类的思想"百科丛书
精品书目

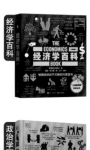 经济学百科

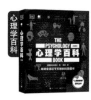 心理学百科

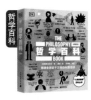 哲学百科

 科学百科

 商业百科

 政治学百科

 莎士比亚百科

 社会学百科

 文学百科

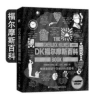 福尔摩斯百科

 电影百科

 历史百科

 艺术百科

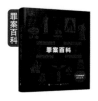 罪案百科

 宗教学百科

 天文学百科

 生态学百科

 数学百科

 古典音乐百科

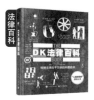 法律百科

 神话百科

 化学百科

 第二次世界大战百科

 医学百科

更多精品图书陆续出版，
敬请期待！

"人类的思想"百科丛书

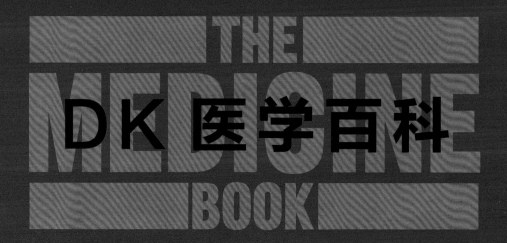

DK 医学百科

英国DK出版社◎著

朱肖琪◎译

龚勋◎审校

电子工业出版社

Publishing House of Electronics Industry

北京·BEIJING

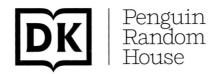

Original Title: The Medicine Book: Big Ideas Simply Explained

版权贸易合同登记号　图字：01-2023-4889

图书在版编目（CIP）数据

DK医学百科 / 英国DK出版社著；朱肖琪译.
北京：电子工业出版社，2025. 2. --（"人类的思想"
百科丛书）. -- ISBN 978-7-121-49164-1

Ⅰ. R-091
中国国家版本馆CIP数据核字第2024NB2066号

责任编辑：郭景瑶
文字编辑：刘　晓
特约编辑：侯满茹
印　　刷：鸿博昊天科技有限公司
装　　订：鸿博昊天科技有限公司
出版发行：电子工业出版社
　　　　　北京市海淀区万寿路 173 信箱　邮编：100036
开　　本：850×1168　1/16　印张：21　字数：672 千字
版　　次：2025 年 2 月第 1 版
印　　次：2025 年 2 月第 1 次印刷
定　　价：168.00 元

凡所购买电子工业出版社图书有缺损问题，请向购买书店调换。若书店售缺，请与本社发行部联系，联系及邮购电话：（010）88254888，88258888。

质量投诉请发邮件至 zlts@phei.com.cn，盗版侵权举报请发邮件至 dbqq@phei.com.cn。

本书咨询联系方式：（010）88254210，influence@phei.com.cn，微信号：yingxianglibook。

www.dk.com

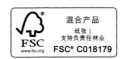

"人类的思想"百科丛书

　　本丛书由著名的英国DK出版社授权电子工业出版社出版，是介绍全人类思想的百科丛书。本丛书以人类从古至今各领域的重要人物和事件为线索，全面解读各学科领域的经典思想，是了解人类文明发展历程的不二之选。

　　无论你还未涉足某类学科，或有志于踏足某领域并向深度和广度发展，还是已经成为专业人士，这套书都会给你以智慧上的引领和思想上的启发。读这套书就像与人类历史上的伟大灵魂对话，让你不由得惊叹与感慨。

　　本丛书包罗万象的内容、科学严谨的结构、精准细致的解读，以及全彩的印刷、易读的文风、精美的插图、优质的装帧，无不带给你一种全新的阅读体验，是一套独具收藏价值的人文社科类经典读物。

　　"人类的思想"百科丛书适合10岁以上人群阅读。

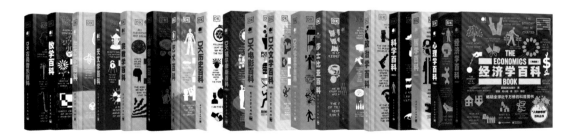

　　《DK医学百科》的主要贡献者有 Steve Parker, John Farndon, Tim Harris, Ben Hubbard, Philip Parker, Robert Snedden 等人。

目 录

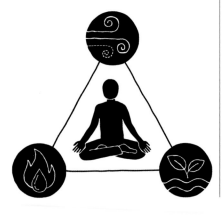

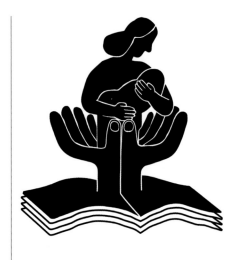

细胞和微生物
1820—1890年

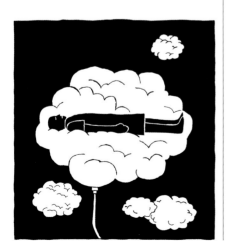

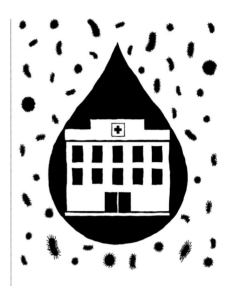

疫苗、血清和抗生素
1890—1945年

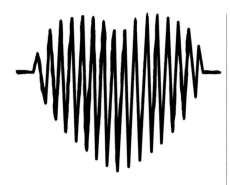

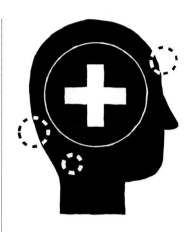

全球健康
1945—1970年

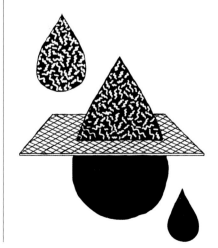

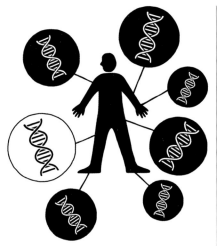

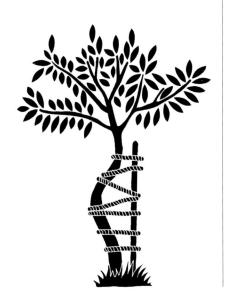

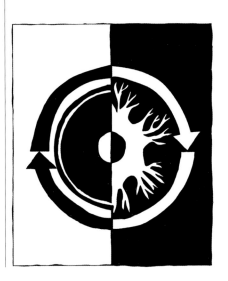

INTRODUCTION

前言

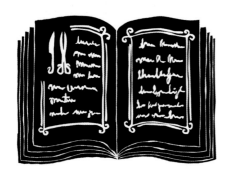
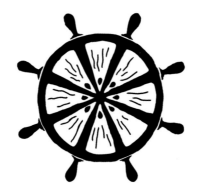
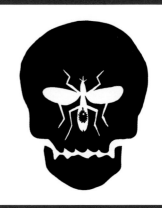

疾病常伴随我们一生。因此，找寻预防和治疗疾病的方法无疑是一个亟待解决的问题。随着时间的推移，人们尝试了许多新技术，其中疫苗、抗生素等关键发现对人类社会产生了深远的影响，挽救了无数人的生命。

早期实践

在史前社会，人们生病的时候，往往只能依靠经验和一些草药，甚至用巫术来缓解病痛。随着社会的进步，更系统的治疗方法开始出现。大约在公元前3000年前，古印度出现了阿育吠陀养生法。至今，阿育吠陀疗法和中医（包括针灸）依然有众多追随者。

公元前5世纪晚期，古希腊医生希波克拉底（Hippocrates）坚持认为任何病痛都有其自然的原因，所以一定会有对应的自然疗法。之后，这一观点就成为医学的指导原则。希波克拉底还创办了一所医学院，医学院内所有医学生都需要承担照看病人的责任。希波克拉底誓言所承载的思想直到今天都在指导着医学伦理和道德规范。

在当时，古希腊人面对疾病几乎没有治疗方法，而且由于解剖尸体在当时是一种禁忌，所以他们对解剖学知之甚少。但是，之后古罗马人的军事行动帮助医生发展了许多新的外科手术技术。著名的古罗马医生克劳迪亚斯·盖伦（Claudius Galen）通过不断地解剖动物和研究角斗士的伤口，极大地促进了人类对解剖学的认知。

科学探索

罗马帝国消亡后，伊斯兰帝国崛起，医生发明了一系列新的外科技术，引进了许多创新药物，使得盖伦的学说由古罗马传播到了伊斯兰世界。其中有两位非常重要的

有时能治愈，常常去帮助，总是在安慰。

希波克拉底

医生，即拉齐（Al-Razi）和伊本·西那（Ibn Sina）。拉齐是应用化学药物治疗的先驱，而伊本·西那撰写了权威的《医典》，至今仍有参考价值。

中世纪后期，盖伦和来自伊斯兰世界的医学思想再次传回了欧洲。人们兴建大学，还建立了专门的医学院。医学这门学科第一次得到官方的认证，并成为一门被世人普遍认可的学科。随后的文艺复兴又开创了一个基于调查和实地观察来研究医学的新时代。

16世纪中叶，佛兰德医生安德烈·维萨里（Andreas Vesalius）做了一系列详尽的解剖研究，并展示了第一张准确的人体解剖图。此后生理学也逐渐成为医生的必修课。1628年，英国医生威廉·哈维（William Harvey）首次证实心脏其实是使血液在全身循环的一个泵，这是一个非常重大的突破。

疾病的治疗进程发展十分缓慢。16世纪，瑞士内科医师兼炼金术士帕拉塞尔苏斯（Paracelsus）率先提出，人体其实是一个化学系统，可以用化学疗法治疗疾病。但直到20世纪，他发明的化学疗法才

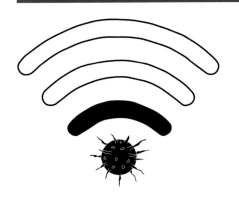
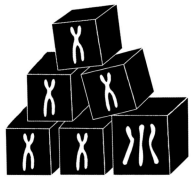
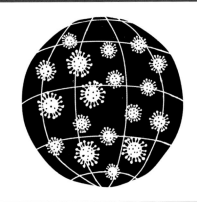

真正地被广泛应用到现代药物的研究中。

与疾病的斗争

1796年，英国医生爱德华·詹纳（Edward Jenner）发明了对抗天花的牛痘疫苗。从此，人类对抗疾病的历史掀开了全新的一页。1881年，法国化学家路易斯·巴斯德（Louis Pasteur）的研究表明，疫苗也可以被用来预防其他疾病。至此，寻找对抗疾病的疫苗就成为医学研究的重要主题。

巴斯德和德国医生罗伯特·科赫（Robert Koch）的研究直接刷新了人们对疾病的定义。这两位科学家证实了疾病的微生物理论，从而彻底否定了"自然发生"学说。此后，无数科学家开始致力于寻找导致各种疾病的微生物。科赫分离出了导致肺结核的结核杆菌的故事，给了俄国科学家伊拉·梅契尼科夫（Élie Metchnikoff）寻找对抗结核杆菌的细胞的灵感。20世纪，医学界最引人注目的事情之一就是人体错杂复杂的免疫系统逐渐被揭开了神秘的面纱。

20世纪早期，新方法、新技术在微生物学和化学领域的应用逐渐改变了疾病治疗的思路。德国科学家保罗·埃尔利希（Paul Ehrlich）研究并证实了人体内存在一种被称为"抗体"的蛋白质，他还发现这种蛋白质可以靶向杀死细菌，而不会对正常细胞产生伤害。他最终提出了靶向药物的构想。1910年，保罗成功研制出了第一种对梅毒有效的药物——撒尔佛散（学名"砷凡纳明"）。该事件标志着全球制药工业的诞生。

现代医学

1928年，苏格兰细菌学家亚历山大·弗莱明（Alexander Fleming）发现了第一种抗生素——青霉素，这一伟大的发现开启了人类医学史上的又一个新纪元。当人类面对危及生命的疾病时，医生第一次拥有了对抗疾病的有效武器。抗生素的出现也直接促成了器官移植这一现代外科奇迹的成功。

自20世纪50年代起，基因测序等技术跨越时代的发展与进步使人们对疾病是如何发生的这一问题有了更深刻的认识，也为疾病治疗提供了全新的视角。如今生物医学工程在医学领域大放异彩，无创成像、机器人手术、心脏起搏器和关节置换术等各种技术层出不穷。

不论是个人灵光一现的洞见，还是大批从业人员多年研究和测试的结果，新的医学理念已经拯救了数百万人的生命。然而，与许多其他学科相比，医学科学的创新也会更谨慎，受到更严格的监管，毕竟许多医学行为可能将人的性命置于危险之中。■

医学和农业的进步所挽救的人数比历史上各种战争导致的死亡人数总和还要多得多。

卡尔·萨根（Carl Sagan）
美国科学家，科普作家

ANCIENT AND MEDIEVAL MEDICINE

PREHISTORY TO 1600

古代和中世纪的医学

的医学

史前—1600年

在从欧洲发掘出来的人类头骨上发现了人为凿或钻出来的孔洞。这种做法被称为"钻孔"，可能是为了治疗疼痛或释放体内的"邪灵"。

现存最早的医学文献之一——古埃及的《史密斯外科纸草书》，记载了48个身体创伤后的治疗案例。

古希腊医生希波克拉底开始了他的医学生涯。他和他的追随者为后来的医生制定了一套道德准则，即著名的希波克拉底誓言。

古罗马军医佩达努思·狄奥斯科里迪斯（Pedanius Dioscorides）的代表作《药物志》罗列了数百种草药和其他类型的药物。

公元前6000年　　**约公元前17世纪**　　**约公元前440年**　　**约公元70年**

公元前27世纪　　**约公元前500年**　　**约公元前300年**

在古埃及，身兼建筑师、大祭司、大臣和医生的伊姆霍特普（Imhotep）声名鹊起。几个世纪后，他被奉为"医神"。

在古印度，外科医生妙闻（Sushruta）编纂了《妙闻本集》。该书记载了许多从准备工具到正式手术的具体程序，被称为"阿育吠陀外科方法纲要"。

中国传统医学四大经典著作之一《黄帝内经》成书，阐释了中医的基本原则和方法。

考古挖掘出来的骨头、工具及岩石艺术等一些史前的证据都表明，人类早在4万多年前就已经开始医学实践了。人类在很早的时候就意识到，某些矿物质、植物甚至动物的某些器官具有裨益健康的特性。拥有这些知识的人一般来说是一些非常受欢迎的"专家"。但是，这些"专家"治疗疾病的能力往往又与神话、魔法以及人们对超自然力量的崇拜有关。

北美洲、南美洲、非洲、亚洲以及大洋洲的大部分地区的人相信通过心灵方面的实践训练，个人有机会接触到一些超自然的力量，并进入一种恍惚的状态。在这种状态下，个人可以与其他的灵魂产生连接，甚至达到一种灵魂融合的状态。修炼者引导灵魂施展治愈力量，或者与导致疾病的邪灵进行谈判来缓解病痛。现在，这种方法在一些原始部落依然存在。

不同的医疗体系

几乎每一个古代文明都发展出了自己的医学，其中大部分与宗教相关。公元前4000年，在古埃及，严重的疾病被人们认为是神对当前或过去生活中不端行为的惩罚。祭司在神庙中提供草药，举行仪式，甚至通过给予祭品安抚神灵来治疗疾病。到公元前2000年的时候，古埃及已经出现了专门治疗眼睛、消化系统、关节和牙齿等部位疾病以及进行手术的医生。这些医生有非常丰富的木乃伊制作和尸体防腐的经验。在古印度，阿育吠陀疗法从公元前800年前后发展起来。它的核心观点认为，疾病是由身体的三大生命能量——瓦塔（风）、皮塔（胆汁）和卡法（黏液）之间的不平衡引起的。阿育吠陀医生维迪亚（Vaidya）的使命就是检测这种不平衡，并用草药、矿物、放血、泻药、灌肠剂、催吐剂以及按摩等措施来纠正这种不平衡。

中国也发展出了一种健康理论体系，即人体在阴阳之间，在金木水火土五种元素之间达到一种平衡状态，这样维持生命的气就会沿着经络不停流动。在中医体系中可看到其他医学体系中常见的疗法，比如草药、食疗和按摩，中医还有

医学中心转移到了伊斯兰世界，相继由巴格达的拉齐和波斯的伊本·西那领导。

伊斯兰医生伊本·纳菲斯（Ibn al-Nafis）正确预言了心室间没有孔洞，并且发现了肺循环。

法国医生居伊·德·肖里亚克（Guy de Chauliac）完成了他最有影响力的著作《外科全书》。

安德烈·维萨里的著作《人体结构》是科学革命史上最重要的著作之一。

9—11 世纪　　**1242 年**　　**1363 年**　　**1543 年**

公元162 年　　**1180 年**　　**1347 年**　　**16 世纪30 年代**

盖伦医生移居古罗马，并且成为体液学说的忠实拥趸。他也逐渐认识到了实地观察、实验和解剖学知识的重要性。

萨勒诺的外科医生罗杰（Roger of Salerno）撰写了《外科实践》这本书。

黑死病蔓延到了意大利热那亚市。这场瘟疫于1353年结束，导致亚洲、欧洲和北非多地2亿多人死亡。

帕拉塞尔苏斯通过制备和使用化学药物来治疗疾病，并且创立了药学这门专门研究药物的学科。

自己独特的治疗方式，如脉诊和针灸等。针灸通过将银针刺入穴位来纠正身体的不平衡。

新的视角

古希腊的医学发展非常繁荣。包括希波克拉底在内的许多著名医生对病人的关怀态度、理性诊断及一些诊疗方法，依然影响着现代医学的发展。古罗马人在医学领域也取得了非常多的成就，尤其是在外科领域。他们相信良好的健康非常依赖体液的平衡。在这种背景下，体液学说，即血液、黏液、黄胆汁和黑胆汁的平衡成为当时的主流观点。公元2世纪，盖伦医生成为深受人们爱戴和尊敬的学者，他在解剖学方面的造诣更是影响深远。直

到16世纪，医生都还需要参考他的著作。

随着西罗马帝国衰落并最终于476年灭亡，欧洲进入了一段分裂割据的时期，直接导致很多医学知识丢失。在中世纪的大部分时间里（大约500—1400年），医疗活动主要在修道院内开展。后来，随着伊斯兰教在全世界的扩张，阿拉伯世界在许多科学领域取得了重大进展和突破，其中也包括医学。在伊斯兰黄金时代（大约750—1258年），巴格达阿巴斯法庭的学者翻译和研究了大量的古代世界医学文献，在此期间，拉齐和波斯的伊本·西那相继出版了有影响力的著作。这些著作后来又被欧洲的学者译为拉丁语，并在欧洲得到

广泛传播。

14世纪，欧洲文艺复兴在意大利兴起。在此期间，艺术、教育、政治、宗教、科学（包括医学）方面的新思想全面爆发，并传遍了欧洲。

科学家和医生不再仅仅依靠古代的一些医学文献进行研究，而是开始转向实地观察、实验获取数据以及理性分析。与盖伦同一时期的两位杰出的医学家——瑞士医生帕拉塞尔苏斯以及佛兰德解剖学家安德烈·维萨里，都对后世产生了深远的影响。尤其是维萨里的《人体结构》，完全颠覆了既往医学界对人体的理解。■

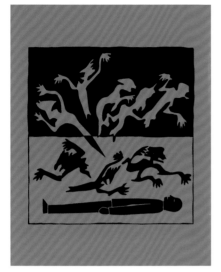

对抗疾病和死亡的萨满

史前医学

背景介绍

此前

公元前47000年 从西班牙北部洞穴中发现的尼安德特人骨骼以及牙齿上的证据表明，尼安德特人此时已经开始使用药用植物了。

此后

公元前7000—公元前5000年 阿尔及利亚塔西利的洞穴艺术描绘了类似萨满的角色。他们头上戴着或盖着一种草帽状的东西。这种东西似乎可以起到致幻的作用。

约1000年 生活在玻利维亚西南部的人们一直在使用包括可卡因在内的精神活性药物。

1991年 在奥地利和意大利边境的阿尔卑斯山脉中发现了冰人奥兹（Ötztal，存活于公元前3300年前后）的尸体。研究表明，奥兹生前服用过草药。

2000年 西伯利亚最后的巫师之一川纳宣（Chuonnasuan）去世。

在很早的时候，人类在受到伤害或者患上疾病时，就已经开始用黏土和草药进行自我医治了。当然他们也会用一些超自然的理论来解释不幸，认为自己受伤和生病是魔鬼或恶灵对他们的惩罚。

神奇的治愈

大约15000～20000年前的史前世界，出现了一群特殊的人。当时的人们认为这群人能够连接灵魂世界，甚至可以直接进入灵魂世界，具有平衡那个世界的力量，能够治愈人世间的痛苦和疾病，为人世间带来祥和。这群人被后世称为"巫师"。

公元前11000年前后，在以色列的希拉松塔奇提特洞穴里埋葬着一位女性巫师。从发现的图案中我们可以隐约看到雄鹰的翅膀、猎豹的盆骨和一只被砍下的人类的脚。这些图案表明这位女性巫师可能拥有某种改变乃至超越正常人类状态的能力。不过似乎这些巫师从实

人们在遭受不幸后，往往会把这种不幸归咎于魔鬼或恶灵。

人们开始相信他们的巫师能通过灵魂与这些魔鬼或恶灵交流。

巫师通过劝服这些魔鬼或恶灵离开人们的身体而让人们重新获得健康。

当疾病或伤害非常致命时，巫师又会将病人的灵魂从他们的身体转移到另一个世界。

参见: 古埃及与医学 20~21页, 阿育吠陀医学 22~25页, 古希腊医学 28~29页, 传统中医 30~35页, 草药 36~37页, 中世纪的医学院和外科医学 50~51页。

法国拉斯科洞穴里的鸟人创作于公元前15000年, 可能描绘了一个萨满。从壁画中可以看到他的头、有四根手指的手, 以及身旁的鸟, 这些可能暗示他可以变成鸟的样子。

践中也获得了一些"有效的治疗技能"。目前考古学家发现的大量证据可以表明, 这些巫师不仅会使用药用植物, 还会在颅骨上钻孔和骨折复位。

满足需求

随着人类对自然界的认识逐渐加深, 人们对超自然的信仰逐渐让位于其他类型的精神治疗和医疗实践。但事实上, 这种对超自然的信仰从未消失。17世纪, 一些前往欧洲的旅行者发现, 西伯利亚的巫师被称为"萨满"。"萨满"一词意为"知晓一切的那个人"。在萨满教中, 这一词语经常被用来描述那些去世界各地修行的人。

在西伯利亚, 至今还有人通

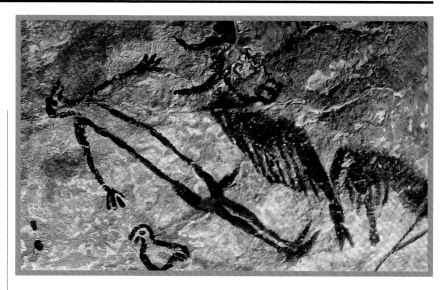

过使用致幻剂、击鼓、唱诵的方式进入催眠状态来感受灵魂世界。不过这群人的数量正在逐年下降。时至今日, 在东亚、非洲, 甚至澳大利亚、北极和美洲的一些原住民中仍存在多种多样的精神治疗方式。千年以来, 这些对超自然的信仰为人们的疑惑——疾病为什么会发生, 以及为什么这些疾病不能被完

全治愈——提供了非常强的解释力量。如果不是那些原住民的人口数量越来越少, 相信这种信仰还会持续下去。∎

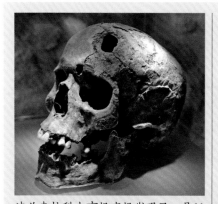

波兰克拉科夫市场广场发现了一具11世纪的颅骨, 额头上有钻孔, 这表明中世纪的人们已经知道可以通过钻孔来治疗某些疾病了。

史前颅骨钻孔

考古学家发掘出了成千上万的上面有小钻孔或锯痕的颅骨。这种钻孔现象最早可以追溯到公元前8000年, 有可能是一种由巫师主导的驱除恶灵的仪式, 而钻孔取下来的骨头有可能被当作一种护身符。尽管钻孔导致这些人在早期受到了某些损伤, 甚至还引发了一些疾病, 但是似乎还是可以通过这些程序来修复损伤、缓解头痛, 甚至治疗一些神经系统疾病的。

20世纪90年代, 在法国昂西塞姆地区出土了一颗7000年前的人类颅骨, 这颗颅骨在生前被钻了两次孔。在钻孔的周围检测到了新生骨, 这说明这个颅骨被钻孔的病人应该在之后又存活了很多年。在古埃及、古希腊、古罗马、中国以及南美洲的文明中常常可以看到巫师和医生给病人钻孔来治病的记载。即便到了近代, 欧洲和美国的外科医生也会用这种方法来治疗脑震荡、大脑的一些炎症, 或者清理头部的伤口。

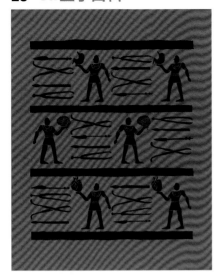

专病专治
古埃及医学

在史前社会，"疾病是由许多超自然现象引起的"这一观点非常流行。因此，在许多文化中，疾病的治疗基本都是由巫师或祭司来执行的。在古代美索不达米亚平原上，如果一个人被性病折磨，人们就会说这个人被"莉莉丝的手击中了"。莉莉丝是美索不达米亚的神话人物，是诱惑人类杀害婴儿的恶魔。据记载，第一批古埃及医生主要在神牛寺周边活动，这里也被称为"治疗之家"。在公元前27世纪，伊姆霍特普既是古埃及

法老的大臣，也是一位声名远扬的医生。尽管人们对他的医学观点知之甚少，但后人依然认为他是一位技艺非常娴熟的医生，甚至尊他为"医神"。

古埃及医学的专业化

伊姆霍特普开启了使用有效的医学手段保护病人的时代。同

阿斯旺附近康翁波神庙墙上雕刻着的手术器械图案，表明古埃及文化中外科手术拥有非凡地位。

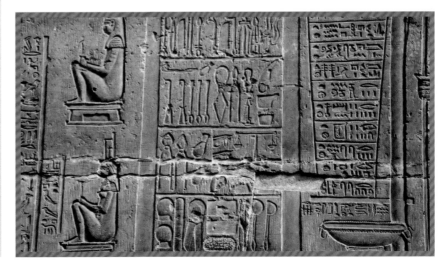

参见：史前医学 18~19页，古希腊医学 28~29页，医院 82~83页，骨科手术 260~265页。

在很早的时候，古埃及的医生就开始了分科治疗，并且开始治疗身体特定部位的疾病。

这是医学史上第一个广为人知的专科化形成的例子。

埃及医学专科化的概念可以说是整个现代医学的基础。

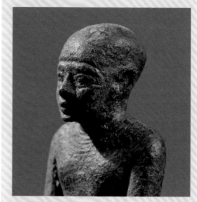

伊姆霍特普

尽管几乎没有确切的细节，但许多关于伊姆霍特普的信息可以追溯到他去世后的1000年。他的名字最早被世人熟知，是在开罗博物馆举行的法老乔塞尔（Djoser，古埃及第三王朝的法老）的雕像上。据记载，他出生于公元前27世纪，本来只是一位平民，后来被召入宫，成为法老乔塞尔的大臣。他也被认为是萨卡拉阶梯金字塔（一种墓葬风格）的设计者，该风格影响了后来吉萨金字塔的建造。同时，他也是赫利奥波利斯的大祭司。

伊姆霍特普作为一位声名远扬的医生，一度被人们认为是《史密斯外科纸草书》的作者，或者至少是该文稿中所记载的外科技术的发明者。然而，目前还缺乏直接的证据支持这一观点。伊姆霍特普去世后，被人们奉为"医神"。他还被认为是医疗女神赛赫麦特之子，有时人们也会将其与古希腊医神阿斯克勒庇俄斯（Asclepios）或建筑和智慧之神托特（Thoth）联系在一起。

时，伊姆霍特普首次将巫师和医生做了区分。公元前5世纪，古希腊历史学家希罗多德在书中记录到，古埃及医学界以"专科执业医师"、牙科、"胃科"和"隐匿性疾病"的出现而闻名于世。现存古埃及的文档以及荷西-瑞这位"牙医酋长"的墓葬都可以证实希罗多德的这种观点。古埃及最古老的医药文献提到了SWNW（从事普通医疗工作的人）和其他专门研究眼睛、胃肠道疾病的医生，还有女性医生，如生活在公元前2700年前后的梅里特·普塔（Merit Path），以及助产士和外科医生。

古埃及的手术

外科手术在古埃及得到了非常深远的专科化发展，至少对于身体外表的手术操作来说是这样的（在当时的条件下开展内脏手术，感染会非常致命）。现存最古老的古埃及外科手抄本是《史密斯外科纸草书》，写于公元前17世纪。这本文稿描述了很多创伤手术的细节，并用48个案例详细地描述了骨折处理、伤口清创的细节。与《埃伯斯纸草书》中记载的那些治疗传染病的偏方或神奇的咒语不同，这些外科技术非常有效，因此很可能是军医在实践中总结出来的。

不过，尽管这些古埃及医生被认为是医学专家，但他们对人身体内部解剖的理解非常粗浅。他们在实践中怀疑心脏应该在人的生命活动中起到枢纽的作用，但坚信静脉、动脉以及神经在身体中作为46条通道传递能量的作用更加不可或缺。这种医学理念在当时非常新颖，并对后世产生了非常深远的影响。19世纪前后，随着许多医院的创建，这些理念开始迅速分化。1805年，第一家现代化医院摩尔菲尔德眼科医院在伦敦开诊，到了19世纪60年代，仅伦敦市就创建了多达60家专科医院。■

生命能量平衡则无病无灾

阿育吠陀医学

背景介绍

此前

约公元前3000年　在传说中,古印度的天医昙梵陀利有孵育阿育吠陀的能力。

约公元前1000年　《阿闼婆吠陀》是印度第一部医学指南。

此后

13世纪　《昙梵陀利集》是第一部编译了全面的草药和矿物的阿育吠陀医学词典。

1971年　印度医学委员会成立,旨在监督公共机构的培训以及发展医学实践。

20世纪80年代　阿育吠陀医学从业人员瓦桑·拉德(Vasant Lad)博士、罗伯特·斯沃博达(Robert Svoboda)博士以及美国阿育吠陀学者大卫·弗劳利(David Frawley)都致力于在美国各地传播阿育吠陀医学。

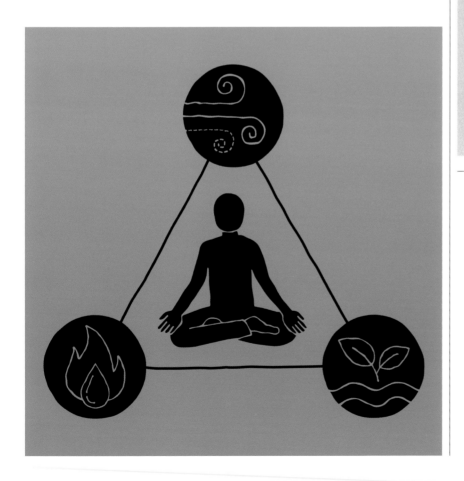

公元前800—公元前600年,古印度兴起了一种融合了强烈哲学思想的预防和治疗医学体系,即阿育吠陀医学。这个词来自梵语的"生命"(阿育)和"知识"(吠陀)。阿育吠陀医学认为疾病是由组成人体的元素之间的不平衡引起的。在阿育吠陀理论体系下,干预和治疗的目的在于恢复和维持身体原有的平衡,并逐渐适应病人身体、精神和灵魂的需求。

阿育吠陀理论体系根植于《阿闼婆吠陀》,这是四大神圣文本《吠陀》的其中一册。该书记载了

参见: 古希腊医学 28~29页, 传统中医 30~35页, 草药 36~37页, 古罗马医学 38~43页, 伊斯兰医学 44~49页, 中世纪的医学院和外科医学 50~51页。

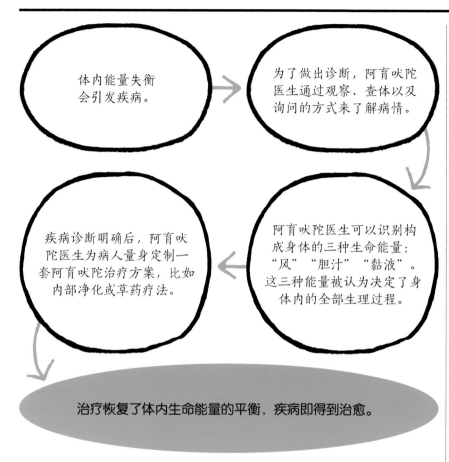

体内能量失衡会引发疾病。

为了做出诊断, 阿育吠陀医生通过观察、查体以及询问的方式来了解病情。

疾病诊断明确后, 阿育吠陀医生为病人量身定制一套阿育吠陀治疗方案, 比如内部净化或草药疗法。

阿育吠陀医生可以识别构成身体的三种生命能量: "风""胆汁""黏液"。这三种能量被认为决定了身体内的全部生理过程。

治疗恢复了体内生命能量的平衡, 疾病即得到治愈。

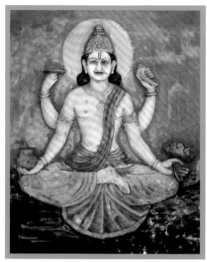

根据古印度的传说, 阿育吠陀最早由造物主梵天传给了昙梵陀利。在印度, 阿育吠陀日一般就是庆祝昙梵陀利诞生的日子。

英国军方情报官员汉密尔顿·鲍尔(Hamilton Bower)爵士的名字命名的, 此人于1890年在工作时发现了它。上述六册文献(《吠陀》《妙闻本集》《遮罗迦本集》《八部功总集》《八支心要集》《鲍尔古本》)构成了阿育吠陀医学的全部, 并在亚洲盛行了好几个世纪, 而后又在西方国家流行了多年。

元素和能量

阿育吠陀医学的核心思想就是恢复人体内部平衡以及人体与外界的平衡。发现和纠正这种失衡正是阿育吠陀医生工作的主要目标。在阿育吠陀医生的观点中, 宇宙中包括人体在内的万物都是由空间、气、水、土和火五种基本元素组成的。在身体内部, 这些元素的特定

公元前2000年出现于古印度文明的核心信仰, 包含了许多治疗疾病的宗教处方, 如驱邪避煞的符咒, 也有像草药或矿石等不那么神神道道的疗法, 为古印度人的日常生活提供了许多指导。

后来的两部医学文献, 《妙闻本集》和《遮罗迦本集》进一步为阿育吠陀医学的发展奠定了关键基础。《妙闻本集》最早成书于公元前5世纪, 由在古印度北部瓦拉纳西行医的妙闻所著, 是一本关于阿育吠陀外科手术方法的纲要。该书介绍了白内障手术、疝气修复、骨折复位等治疗技术以及数百种草药疗法。《遮罗迦本集》差不多成书于公元前3世纪, 由内科医生遮罗迦(Charaka)撰写, 该书更偏向于理论总结, 涉及内科学, 特别是一些疾病的起源。

在《妙闻本集》和《遮罗迦本集》之后, 公元5世纪, 《八部功总集》和《八支心要集》问世, 并被整合进了阿育吠陀理论体系中。这两部作品可能由遮罗迦的弟子伐八他(Vagbhata)所著。阿育吠陀医学的最后一部重要著作是《鲍尔古本》。这部著作是以

组合表现为三种不同的生命能量（大致类似于古希腊和古罗马传统医学中的体液）。这三种能量分别为"风""胆汁"和"黏液"。只有三种能量和谐平衡才能维持身体的健康状态，但并非人人都能达到这种理想的状态。一些内在或外在的因素可能破坏这种平衡，进而导致疾病或新陈代谢异常。例如，"风"过剩就会导致消化不良和胃胀气等问题，而"黏液"失衡则会导致一些肺部疾病和呼吸不畅。

在阿育吠陀医学中，身体就是一个动态变化的系统，不是静止不变的，而且能量流经身体的方式与身体的结构同样重要。事实上，每一种能量都与特定的生理活动相关，例如，"风"与运动有关，控制肌肉运动、呼吸以及心跳；"胆汁"与代谢相关，负责消化和营养吸收；而"黏液"则参与了身体构成，包括骨骼在内。

这三种能量会沿着一种被称为"气脉"（srotas）的通道在全身上下转移、流动。阿育吠陀医学中描述了十六种"气脉"，其中三种是身体和环境之间的接口，用于吸气、进食和饮水；三种负责运走代谢废物；两种负责哺乳期乳汁的流动和经期血液的流动；一种负责脑中思维的流动；另外七种与身体的组织相关联。这七大组织分别是淋巴、血液、肌肉、脂肪、骨骼、骨髓（骨髓和神经）和生殖器官分泌物（精液和卵子）。身体内部的平衡被一种叫作"阿耆尼"的东西控制，是饮食和新陈代谢等的综合生化反应。"阿耆尼"最重要的一面就是"消化之火"，可以点燃或焚烧废料并将其去除。如果这一过程太慢，尿液、粪便以及汗液就会在体内堆积，引起诸如尿路感染等一系列问题。

阿育吠陀医学的诊断和治疗

阿育吠陀医生通过直接观察和询问病人来诊断疾病，并制定恰当的治疗方案。最常见的物理诊断方法包括把脉、分析尿液和粪便、检查舌头、查看病人的声音、检查皮肤和眼睛，以及观察病人的外观整体。

医生也可能会检查病人的马尔玛调节点（类似于中医的穴位）。马尔玛调节点总共有108个，是身体组织（静脉、肌肉、关节、韧

七大组织按顺序发挥作用：这意味着如果某一组织受到了三种生命能量（"风""胆汁""黏液"）失衡的影响，就有可能按顺序影响下一组织的功能和营养支持。

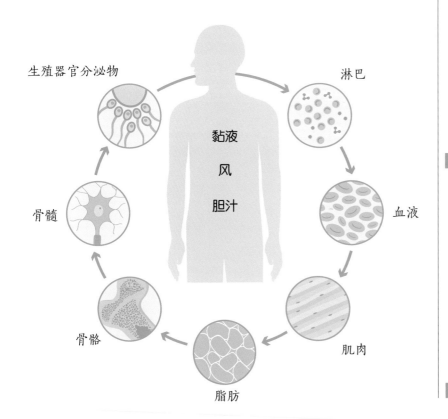

生殖器官分泌物

淋巴

黏液
风
胆汁

血液

骨髓

骨骼

肌肉

脂肪

当饮食不正确时，药物是没有用的。当饮食正确时，药物是不需要的。

阿育吠陀古谚语

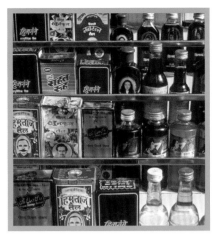

阿育吠陀药物在印度使用非常广泛，几乎所有的商店或药店都能买到。在过去的3000多年里，有大约1500种药用植物被发展成为阿育吠陀药典的一部分。

带、肌腱和骨骼）的交会点，也是身体内意识和能量流动的连接点。

一旦诊断清楚，阿育吠陀医生就会选择合适的疗法来纠正生理系统中各种元素或能量之间的不平衡。选项之一的帕奇卡玛（panchakarma）就是一种典型的阿育吠陀排毒和再生疗法，通过使用蒸桑拿、按摩、服用泻药、诱导呕吐、放血、灌肠，甚至清洗鼻腔等方式

来排毒。当然也包括一些对恢复能量有更直接作用的天然药物处方。在各种各样的植物、动物和矿物中，大蒜一直被认为是最有效的阿育吠陀药物，并被广泛用于治疗包括感冒、咳嗽和消化系统紊乱在内的各种疾病，也被用作皮肤溃疡、咬伤和蚊虫叮咬的护理品。

此外，食物、香料等在治愈身体的过程中也起到关键作用。饮食调节是阿育吠陀医学中一个非常重要的治疗方法。阿育吠陀医生认为人是食物的产物，因此常常会将饮食改变当作他们处方的一部分来帮助病人恢复身体、精神状态与环境之间的平衡。个体的生理和精神状况以及主要的能量都受其所吃食物的影响，因此医生会将涩、酸、甜、咸、刺鼻和苦等六种味道作为饮食调节处方的基础。

11世纪，伊斯兰医学（融合了早期古希腊和古罗马医学）产生了一种新的医疗制度，19世纪和20世纪医学院和现代医院的建立也是如此。然而，阿育吠陀医生依然是古印度医疗保健服务的主要提供者。

> 预防疾病发生远比治疗疾病更重要。
>
> 《遮罗迦本集》

即便是在今天，他们依然为大约5亿名病人提供服务，有的只使用阿育吠陀治疗方案，有的还会使用现代医学技术。

安全方面的顾虑

在西方国家，阿育吠陀医学仅仅被用作一种与西医护理结合的辅助疗法。尽管有一些研究和试验表明阿育吠陀医学是有效的，但人们还是不免对它有一些安全方面的顾虑。阿育吠陀药物在西方国家主要作为食品补充剂售卖，其中一些药物富含金属，导致其具有潜在危害。2004年的一项研究发现，在南亚生产的70种阿育吠陀药物中有20%存在铅、汞和砷含量超标的问题。当然，也有人坚信阿育吠陀药物就是比西药好，但在使用这些药物时，应该由受过系统训练的阿育吠陀医生来开具处方。■

其他的古印度传统医学

古印度并非只有阿育吠陀医学这一种传统医学。悉达医学起源于古印度南部泰米尔纳德邦（悉达在泰米尔语里意为"达到完美"），在古印度南部地区特别流行，是古印度的三大传统医学之一。悉达医学认为，在寻求恢复身体平衡的同时，宇宙中的物质和能量也需要保持和谐平衡。悉达医学的治疗体系有三个分支：儿科、药物毒理学和眼科。

尤纳尼医学（尤纳尼来自古印度语，意为"希腊"）起源于古希腊，通过阿拉伯医生传入古印度。尤纳尼医学主张保持体液（血液、黏液、黑胆汁和黄胆汁）平衡。此外，尤纳尼医学还非常重视对病人进行检查，特别是脉搏方面的检查。

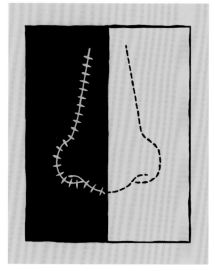

重拾财富

整形手术

背景介绍

此前

约公元前17世纪 古埃及的《史密斯外科纸草书》展示了如何治疗伤口并减少疤痕。

约公元前950年 古埃及坟墓中出土了人造木脚趾，这是人类历史上已知的第一个假肢。

此后

约40年 奥勒斯·塞尔苏斯（Aulus Celsus）在《医学百科全书》中提到了耳垂受损修复术。

1460年 海因里希·冯·普福尔斯佩恩特（Heinrich von Pfolspeundt）描述了一个重建鼻子的手术（鼻整形术）。

1914—1918年 外科医生哈罗德·吉利斯（Harold Gillies）专门从事面部修复。

2008年 法国外科医生洛朗·兰提里（Laurent Lantieri）完成了世界首例全脸移植手术。

不计其数的人在事故、酷刑、战争中受到了毁容的伤害。

↓

毁容对心理的打击是毁灭性的。

↓

富有创新精神和同情心的医生精心设计了新的容貌重建手术。

↓

整形手术成功地隐藏或重建了受损的面部和其他伤害。

↓

这些手术有助于人们治愈身心伤害，增强信心，改善生活。

在人类历史的大部分时间里，医生对于人们遭受的容貌损毁、疾病（尤其是先天性疾病）无能为力。面部轻微的瑕疵可以用化妆品掩盖，缺失的肢体可以用假体替换，但那些遭受严重容貌损伤的人却备受社会的歧视。公元前1000年在古印度兴起的整形医学文化，为这些病人带来了希望。

阿育吠陀外科

对手术最早的记载出现于古印度文献《吠陀》中。据记载，砍下的头颅被恢复了。但实际上，第一个关于整形手术的明确证据来自公元前500年前后写成的《妙闻本集》。

这本梵文《妙闻本集》由古印度北部瓦拉纳西一位名叫妙闻的医生所写，是阿育吠陀外科的经典著作。妙闻的医疗技术在当时非常先进。他督促弟子们解剖尸体，并学习人体解剖。妙闻在整形外科领域做了一系列开创性工作，因此也常被认为是"整形外科之父"。《妙闻本集》中描述了包括鼻整形

参见: 阿育吠陀医学 22~25页, 古希腊医学 28~29页, 战场医学 53页, 解剖学 60~63页,《格氏解剖学》136页, 皮肤移植 137页, 面部移植 315页。

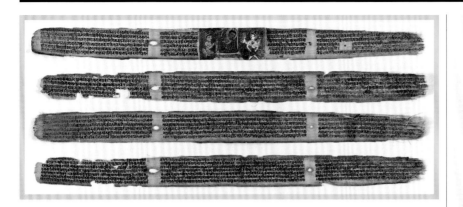

术（重建鼻子）和耳廓成形术（重建耳朵）在内的300多种外科手术。妙闻在书中解释了如何从脸颊上取下一块皮瓣，然后将其向后翻转并盖住鼻子，同时使这块皮瓣仍然与脸颊相连。后来这种手术进行了改进，改为从额头上获取皮瓣。在当时，割鼻是一种非常常见的处罚手段，所以这类手术的需求量非常大。妙闻还建议在做这种手术的时候用葡萄酒作为麻醉剂进行镇痛。

外科医生应该像对待自己的儿子一样对待病人。

妙闻
公元前5世纪

《妙闻本集》在外科训练、器械使用和手术程序方面有惊人的现代医学理念。这个12—13世纪的版本是在尼泊尔发现的。

整形手术的传播

古印度的整形手术领先了欧洲2000多年。1世纪，古罗马医生奥勒斯·塞尔苏斯概述了耳廓成形术是如何矫正因戴沉重耳环而受损的耳垂的。15世纪，德国外科医生海因里希·冯·普福尔斯佩恩特描述了如何重建"完全脱落"的鼻子。直到17—18世纪，欧洲人在殖民印度时才了解了古印度复杂的鼻整形术。1814年，英国外科医生约瑟夫·卡普（Joseph Carpue）首次采用了该术式。

随后，整形外科在西方快速发展起来。1827年，美国实施了第一例腭裂手术。两次世界大战期间大量严重受伤的治疗需求直接促进了皮肤移植技术的发展。20世纪初，修复意外缺陷和先天性缺陷的整形手术技术变得越来越复杂，整形手术也变得越来越普遍。1901

整形手术和第二次世界大战

出生于新西兰的整形外科医生阿奇博尔德·麦金多（Archibald Mclndoe）在1938年成为英国皇家空军的首席整形外科顾问。第二次世界大战期间，他被征召前往战场治疗被严重烧伤的空军机组人员。

当时，大多数烧伤治疗使用一种叫作"单宁酸果冻"的东西，但它会导致伤口处的组织收缩，并留下永久的疤痕。麦金多发现，用生理盐水清洗烧伤处和进行皮瓣移植术可以修复飞行员受伤的脸和手。同时，麦金多意识到了术后康复的重要性，因此，他成立了豚鼠俱乐部。这是一个由600多名服务人员组成的支持性人际网。这些服务人员都在麦金多所在的东格林斯泰特维多利亚女王医院烧伤科接受过手术。

年，第一例面部整容手术开展，到20世纪末，面部和躯体的提升手术已经层出不穷。2018年，全球的整形外科医生共开展了1000多万例整形手术。同年，64岁的加拿大人莫里斯·德斯贾尔丁（Maurice Desjardins）由于面部中枪，成为有史以来接受面部整形手术年龄最大的人。■

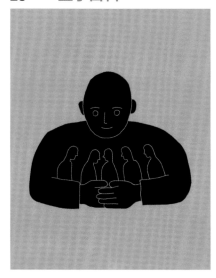

不伤害乃第一要务

古希腊医学

背景介绍

此前

约公元前1750年 《汉谟拉比法典》规定了医生薪酬体系和医生失职惩罚体系。

约公元前500年 克罗顿的阿尔克迈恩（Alcmaeon）认为，人的智力中心应当位于大脑。

此后

公元前4世纪 伟大的古希腊哲学家亚里士多德（Aristotle）扩展了体液学说，但他认为心脏才是活力、智力和感觉的中心。

公元前260年 亚历山大的赫洛菲勒斯（Herophilus）建立了解剖学，并且描述了神经、动脉和静脉。

公元前70年 比苏尼亚的阿斯克莱皮亚德斯（Asclepiades）认为身体是由分子构成的。如果分子的固有模式被打破，疾病就会出现。

公元70年 狄奥斯科里迪斯的代表作《药物志》记录了很多植物学和药理学细节。

古代医学实践很大程度上是建立在一些超自然的信仰之上的：疾病是"魔鬼作怪"或"神的惩罚"。所以，古代的人们用"祷告"或一些特殊的仪式来治病，而不是尝试药物治疗。尽管古埃及和苏美尔的医生已经用各种植物试出了一些药物配方，但他们对疗效还是存疑的。

公元前1750年前后，巴比伦的《汉谟拉比法典》开始尝试规范医疗实践。这部法典范畴非常广泛，甚至规定了医生收费等级，比如，从贵族的身上切除肿瘤可以收取10谢克尔；此外，还规定了对手术失败的严厉惩罚。如果造成了病人死亡，医生可能会因此失去双手。然而，巴比伦社会依然会请驱

在古希腊，人们普遍以各种迷信理解疾病，并认为疾病是神的惩罚。

→

希波克拉底反对迷信，坚信疾病是一种自然现象，并致力于寻找原因。

↓

这为后来强调预防疾病和治疗疾病的全新医学风格奠定了基础。

←

希波克拉底建立了一种客观的分析方法，通过运用逻辑分析和观察来评估疾病。

参见: 古埃及与医学 20~21页, 草药 36~37页, 古罗马医学 38~43页, 天然药房 54~59页, 解剖学 60~63页。

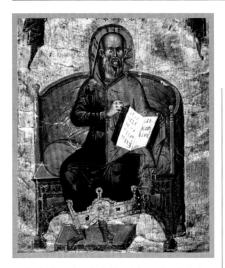

魔人来驱赶致病的恶魔。直到后来古希腊人开始尝试用哲学而非"神的语言"来解释宇宙运行规律, 医学实践才出现变化。

哲学和医学

克罗顿的哲学家、科学家阿尔克迈恩是最早开始理性思考医学的人之一。早在公元前5世纪, 他就认为大脑才是智力的枢纽, 并且做了一些科学试验, 比如, 通过解剖眼睛来认识视神经结构。他主张关于人的事情都是正反互相影响的, 如冷和热、甜和苦等必须保持平衡。另外一位公元前5世纪的古希腊哲学家恩培多克勒(Empedocles)则认为, 人的身体是由土、气、火与水四种要素组成的。

后来, 这两种理论由古希腊伟大的医生希波克拉底合二为一, 成为一个包罗万象的医学理论。根据其体液学说, 人体是由血液、黏液、黄胆汁和黑胆汁四种体液组成

在这幅14世纪的肖像画中, 西方医学之父希波克拉底手持一本自己的著作。他的理论被广泛翻译、传播, 极大地影响了中世纪的医学发展。

的。人之所以会生病, 就是因为这四种体液出现了不平衡。与其他学派(如尼达斯学派)的观点不同, 希波克拉底认为身体是一个整体, 而不是一个个孤立部分的集合。此外, 他坚持认为观察疾病的症状可以为诊断和治疗提供信息。

理性的方法

有60多部保存至今的作品(包括《流行病》和《骨折与关节》)被认为是希波克拉底和他的追随者们写成的, 这些作品被汇编成了《希波克拉底文集》。除了翔实的案例研究, 文集中还有至今都在被使用的疾病类别及定义, 如流行病、慢性病等。希波克拉底提倡对病人进行整体治疗, 并且强调饮食、运动、按摩以及卫生和药物治疗同等重要。他还在学校要求他的学生宣誓, 承诺避免伤害病人, 尊重病人的隐私, 为医疗实践梳理了最早的伦理规范。

希波克拉底以理性态度对待疾病和设计治疗方案为医学奠定了科学基础, 也让后来的医生(如盖伦、狄奥斯科里迪斯等)成为受人尊敬的人, 并让医生成为至关重要的职业。这种进步主要源于科学, 而非传教士或者驱魔人古老迷信的做法。■

希波克拉底誓言

传统认为希波克拉底为医疗实践树立了伦理规范, 并且这一规范以希波克拉底誓言的形式名垂千古, 对后世产生了极大的影响。作为一位受人尊敬的大师和医生, 希波克拉底本人备受推崇。希波克拉底誓言确立了医生需要有高标准的专业知识和极高的道德要求。这使得医生成为值得信赖的职业。这份誓言还将医生与其他治疗师分开, 并承诺避免伤害病人, 尊重病人的隐私。希波克拉底坚持医生要有良好的外表, 因为病人不大可能相信一个看起来"差强人意"的人有能力照顾自己。根据誓言, 医生必须冷静、诚实和善解人意。

希波克拉底誓言成为西医最重要的医学伦理基础, 许多内容至今依然被使用, 比如为病人保密和尊重病人。

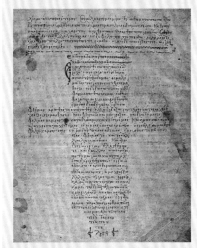

上图为中世纪希波克拉底誓言的希腊语副本, 原文可能由希波克拉底的追随者在约公元前400年或更晚一些时候所写。

身体的阴阳平衡

传统中医

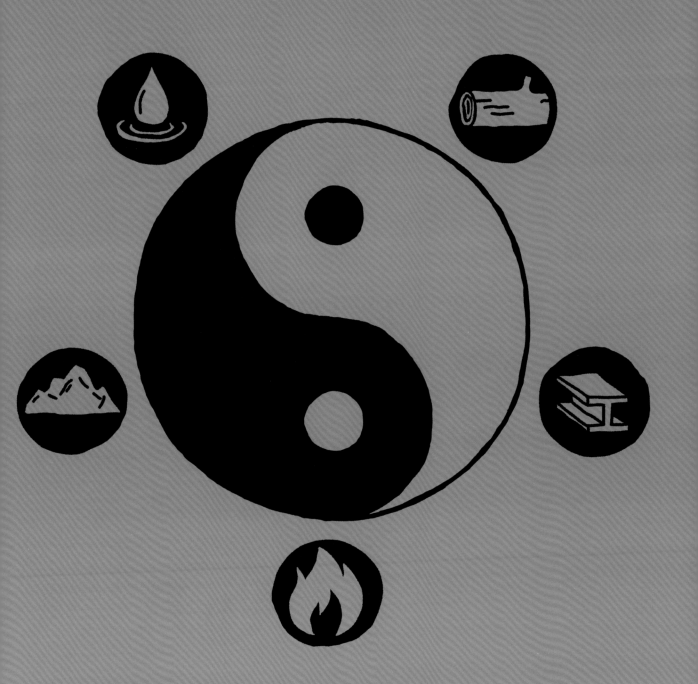

背景介绍

此前

约公元前2697年 传说黄帝开始了他在华夏的统治,并建立了传统中医。

公元前1700—公元前1100年 商代的甲骨文记载了疾病,以及治疗疾病用的葡萄酒、手术刀和针。

约公元前1600年 商朝的伊尹发明了汤剂(将草药按比例放入水中煮沸,然后提纯浓缩就得到了治病的汤剂)。

此后

2世纪 华佗开创了早期麻醉和外科手术技术,并且基于老虎、鹿、熊、猿和鸟的动作发明了五禽戏。

1929年 西医在中国的影响越来越大,当时的政府试图禁止针灸以及其他形式的传统中医。

1968年 人们在西汉中山靖王刘胜的墓葬中发现了4根金针、5根银针。

20世纪50年代 中国大力推广中医,在全国建立了针灸研究所。

2018年 世界卫生组织将中医纳入了《国际疾病分类(第11版)》。

体内阴阳不平衡会对健康产生影响,导致疾病或身体功能障碍。

↓

脏腑都与五行相对应——火、水、木、金和土。

↓

与五行相关的六种物质过度就会引发疾病。例如,上火可能会引起发热。

↓

在评估症状后,医生会使用八纲辨证来判断阴阳失衡的原因。

↓

恢复阴阳失衡的治疗方法有针灸、药物治疗、食疗或者运动。

《**黄**帝内经》是传统中医的基础理论,也是中国现存较早的一部重要医学文献。《黄帝内经》包含了很多早期的诊疗方法。

传统中医的核心内容起源非常古老,通常认为最早可追溯到三皇五帝时期。三皇之一的伏羲发明创造了"先天八卦",即乾、坤、震、巽、坎、离、艮、兑,分别代表了天、地、雷、风、水、火、山、泽。八卦符号都是由三条短线组成的,短线为阴,反之为阳。神农通过尝百草明确了哪些草药是有用的,哪些是有毒的。黄帝则发明了九针疗法,并且学会了如何通过把脉来诊断疾病,以及如何使用药粉治疗疾病。

无论起源如何,阴阳(中医哲学的普遍概念)、检查、诊断(治疗的程序),以及针灸、草药(治疗的手段),都是传统中医的精髓,这些都被收编在了《黄帝内经》中。《黄帝内经》的文本采用

参见: 阿育吠陀医学 22~25页, 古罗马医学 38~43页, 伊斯兰医学 44~49页, 中世纪的医学院和外科医学 50~51页, 天然药房 54~59页, 麻醉 112~117页, 维生素和饮食 200~203页。

> ❝
> 如果气正常流动, 疾病
> 又怎么会产生呢?
>
> 《黄帝内经》
> ❞

了黄帝与大臣们对话的形式来记录。黄帝询问大臣们问题, 而大臣们予以解答, 最终整理出了中医的核心理论。

《黄帝内经》的主要理论

《黄帝内经》主要描述了阴阳对立、五行(火、水、木、金、土)和气。气是一种在人体内沿着经络运行不息的极精微物质, 是构成人体和维持人体生命活动的基本物质之一。书中还列举了把脉、舌诊等诊断方法, 以及针灸、中药处方、按摩、饮食治疗和体育锻炼等治疗方法。

阴阳平衡的概念非常关键。这是一种既对立又互生互补的力量, 它支配着身体的方方面面, 并以不同的方式产生影响。阴: 冷的、黑暗的、消极的、女性化的、柔弱如水; 阳: 热的、明亮的、主动的、男性化的、热烈如火。一旦阴阳失衡, 人便会患各种病。

每一个主要的脏腑都受到阴

或阳的影响。阴属性的脏腑一般都是实体的, 如心、脾、肺、肾、肝等, 其主要功能是调节和储存关键的物质, 如血液和气。阳属性的脏腑一般都是中空的, 如小肠、大肠、胆囊、胃和膀胱等, 主要的功能是消化吸收营养以及清除代谢废物。

五行相互作用, 都有对应的脏腑, 心/小肠属火, 肾/膀胱属水, 肝/胆囊属木, 肺/大肠属金, 脾/胃属土。五行相生相克, 构建了一个动态的、自我调节的循环系统: 生(滋生、助长、促进之意)、克(抑制、制约、削弱之意)、乘(乘虚侵袭之意)、侮(五行之间异常的反向克制)。气走经络, 血走脉络, 就会促进脏腑的生理活动。摄入食物、呼吸空气都可以补气。气不足, 身体就可能

会生病, 而如果没有气, 生命也就不存在了。

疾病的诊断

传统中医的目的是识别和纠正阴阳、五行和气的失衡。例如, 阴气不足可能表现为失眠、盗汗或脉搏加快, 而阳气不足可能表现为四肢发冷、舌头苍白或脉搏迟缓。中医辨证的基本方法是八纲辨证, 根据四诊取得的信息进行综合分析, 非常有助于探求疾病的性质、病变部位、病势的轻重等。八纲辨证可以归纳为阴、阳、表、里、寒、热、虚、实八类证候, 其中阴和阳为总纲。

中医对疾病的外因按照自然界的气候分类为风、冷、热、潮、燥和火等六种特点。通过中医的六气, 医生可以进一步诊断疾病的外

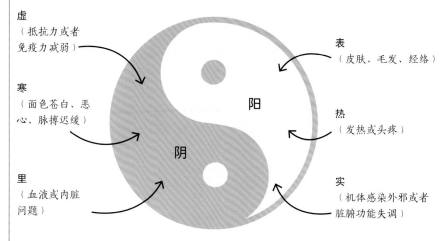

中医在诊断时通过八纲辨证来定义疾病, 其中阴和阳是总纲, 里、虚、寒属阴, 表、实、热属阳。

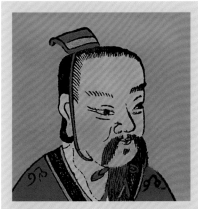

扁鹊

扁鹊出生于公元前5世纪，是中国历史上首位家喻户晓的医生，这主要归功于汉代史学家司马迁所著的《史记》。扁鹊年轻时师从长桑君学医，尽得其传，善于诊断，尤精于望诊和脉诊。

随着扁鹊周游列国，其妙手回春的医术开始被广为传颂，扁鹊也因此而名扬天下。相传，晋国六卿之一赵简子忽然陷入昏迷状态，一连五日不省人事，家人便请到了扁鹊来诊疗，经过一番针灸，扁鹊救活了他。公元前310年，扁鹊被秦国太医令御医李醯截杀。

主要作品

《难经》

在病因。而内在病因则被认为与七情有关，即喜、怒、忧、思、悲、恐、惊。

约公元前4世纪，扁鹊在《难经》中提出了诊断的四个关键阶段：望（观察病人，尤其是面部和舌头）、闻（听声音，特别是身体内部的声音）、问（询问病人的症状）、切（把脉）。3世纪后期，西晋的王叔和在《脉经》中明确了诊脉的部位，提出了寸、关、尺三部脉法。寸是靠近手的地方，关在手臂稍微靠上一点的位置，尺位于关上方。王叔和建议右手测阴脉，左手测阳脉。此外，为了了解不同脏腑的健康状况，他还建议在每个脉搏点连续进行两次把脉，第一次轻轻按压，然后逐步加大力度。

中医的诊断和治疗都是为病人量身定制的。"阴病通治""同病异治"，即症状不同的人可能需要相同的治疗，而症状相似的人治疗方法却可能不同。

针刺疗法

针灸是指将针插入特定的穴

跳脉是一种偶尔会中断的脉搏。

王叔和

位中来引导12条主经络及其很多分支经络的气血流动，以达到扶正固本的目的。治疗的穴位可能会在空间上与病灶有一定的距离，比如，治疗背部下侧疼痛的穴位在手上。《针灸甲乙经》是中国历史上第一部集大成的针灸典籍，记载了349个穴位。该书成书于282年前后，作者是皇甫谧，后在1069年由北宋

中国医生发明了许多可以帮助恢复身体平衡的操戏。这幅图是从中国中南部的一个坟墓中发现的来自公元前2世纪的丝绸手稿的一部分，描绘的是五禽戏。

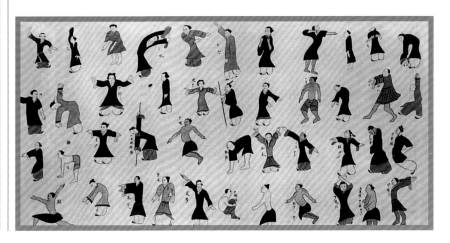

> 针灸和艾灸可以治疗失去意识的病人。
>
> 扁鹊

医学家林亿等进行了修订。1030年，宋代著名针灸大师王惟一还制作了一个真人大小的针灸铜人，他在上面标注了657个穴位。

艾灸及其他疗法

艾灸是通过燃烧用艾叶制成的艾条，产生热气来刺激人体穴位或特定部位，并通过激发经气来调整人体紊乱的生理生化功能的疗法。与针灸、中药、食疗等疗法一样，艾灸也是中医非常重要的一部分，在过去上千年的时间里经历了漫长的优化改进。汉代著名的医学家张仲景在食疗和伤寒方面颇有研究，并著有《伤寒杂病论》。与张仲景同时代的神医华佗是历史上最早的麻醉师。华佗发明了一种叫作"麻沸散"的粉末（可能含有鸦片、大麻和少量的有毒草药），在术前溶解在水中给病人服用。

16世纪后期，欧洲医学随传教士进入中国，针灸被认为是一种迷信，所以中草药成为中国医生们主要的治疗手段。1576年，李时珍

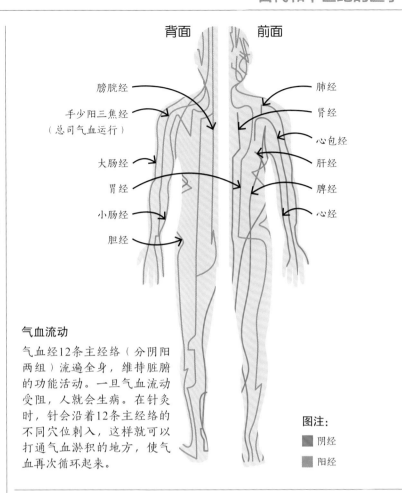

气血流动

气血经12条主经络（分阴阳两组）流遍全身，维持脏腑的功能活动。一旦气血流动受阻，人就会生病。在针灸时，针会沿着12条主经络的不同穴位刺入，这样就可以打通气血淤积的地方，使气血再次循环起来。

图注：
■ 阴经
■ 阳经

写成了《本草纲目》，该书共53卷，收录了1892种草药以及1.1万个处方。

活力再现

自19世纪中叶起，中国社会受西方影响越来越多，传统中医因缺乏科学理论依据而饱受批评。直到20世纪50年代之后，中医才重新快速兴起。

虽然面临着指责和质疑，但传统中医还是在今天得到了蓬勃的发展。2018年，中医被列入了世界卫生组织诊断纲要，而针灸也被广泛用于治疗疼痛。相信未来中医在人类医学舞台上一定会继续绽放光彩。■

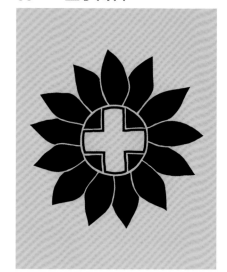

大自然本就是医生

草药

背景介绍

此前

约公元前2400年 苏美尔的楔形文字碑上记载着12种草药配方，以及草药的植物来源。

约公元前17世纪 《史密斯外科纸草书》记载了700多种古埃及人用来提炼药物的植物。

约公元前300年 古希腊哲学家提奥弗拉斯托斯（Theophrastus）的《植物志》收录了500多种药用植物。

此后

512年 现存历史最悠久的药理学权威著作《药物论》是为古罗马教皇奥利布里乌斯的女儿所写的。

约1012年 伊本·西那的《医典》收录了许多不同来源的资料，包括狄奥斯科里迪斯的《药物志》。

1554年 意大利植物学家和医生皮尔·安德烈·马提奥利（Pier Andrea Mattioli）写了一篇关于《药物志》的长篇评论。

古代的许多国家有使用草药治疗疾病的记录，记录中还包括了这些草药的使用方法。古埃及的《史密斯外科纸草书》是大约公元前17世纪编纂的一套医学文献，其中收录了700多种用作草药的植物。在古希腊，荷马（Homer）在约公元前800年创作的史诗《伊利亚特》和《奥德赛》中记载了60多种药用植物。然而，直到公元前5世纪，希波克拉底才开创了根据治疗作用对植物分类的方法，这被认为是一种更科学的分类方法。莱斯博斯岛的植物学家提奥弗拉斯托斯

古代社会经常用植物来治疗疾病。

↓

狄奥斯科里迪斯编纂了关于植物及其药用特性的医学典籍——《药物志》。

《药物志》极大地促进了传统草药的实践。

狄奥斯科里迪斯的工作奠定了将植物作为药物的现代实践的基础。

参见: 古希腊医学 28~29页, 古罗马医学 38~43页, 伊斯兰医学 44~49页, 中世纪的医学院和外科医学 50~51页, 天然药房 54~59页, 阿司匹林 86~87页, 顺势疗法 102页。

狄奥斯科里迪斯

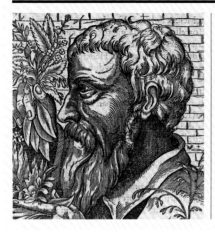

公元40年, 狄奥斯科里迪斯出生在阿纳扎布斯(今土耳其)。尼禄皇帝(Emperor Nero)统治时期, 狄奥斯科里迪斯在军队中担任外科军医。这让他能够在整个地中海东部旅行, 并收集该地区有用的药用植物信息。公元70年前后, 根据植物的治疗作用及其他特性, 狄奥斯科里迪斯对植物进行了分类, 并用他的母语——希腊语编纂了含有五卷内容的《药物志》。由于后来的读者习惯把收录的植物按字母顺序排列, 原书整洁的组织框架逐渐变得混乱。到了中世纪, 《药物志》备受读者以及文艺复兴早期图书出版商的喜爱。狄奥斯科里迪斯于公元90年前后去世。

主要作品

约公元70年 《药物志》

(亚里士多德的学生)在公元前4世纪后期进一步完善了分类系统。他的《植物志》(植物调查)记载了一种由他设计的方法——根据植物的理化特征、产地和实际用途等进行详细分组, 他用此方法对500多种药用植物做了分类。

《药物志》

公元1世纪, 草药研究随军医狄奥斯科里迪斯的工作而开始全面发展。他开创性的著作《药物志》记载了其多年观察并积累的植物药用特性及经验。狄奥斯科里迪斯认为应该根据每种药物在体内的药理作用来确定其用途, 如利尿剂(增加尿的产生)及催吐剂(引起呕吐)。《药物志》记载的944种药物中超过650种是植物, 书中还描述了这些药物的理化性质、制备方法、药效以及它们所能预防或治疗的疾病。书中记载的许多植物, 如柳苷和甘菊花, 用于治疗很多疾病, 并成为中世纪欧洲的主要药物。

草药的兴起

《药物志》在古罗马时代就影响深远, 即便在西罗马帝国灭亡之后, 这本书依然是医学界非常重要的典籍。西罗马帝国沦陷的时候, 图书馆被毁, 许多医学典籍在战乱中遗失, 但多亏了拜占庭帝国(东罗马帝国)以及后来的伊斯兰学者们保存了《药物志》的副本, 它才得以保存下来。《药物志》后来被翻译成多个语言版本, 得到了广泛的传播。

中世纪, 《药物志》激励了新的草药流派。大家汇编了很多药用植物。在文艺复兴时期, 随着包括学者评论在内的大量印刷版本的出版, 它得到了进一步的传承、发扬。

《药物志》确立了现代医学应该将植物作为新药来源的关键认知(如1820年奎宁的发现)。这部著作还进一步促进了传统草药的实践——直接利用植物或植物制剂治疗疾病。■

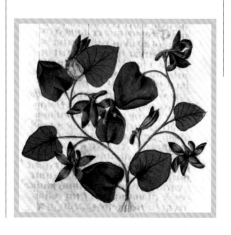

《药物志》成为16世纪以来草药和药理学的基础文献。这棵手绘的紫罗兰来自15世纪出版的插图版《药物志》。

诊断前需进行观察和推理

古罗马医学

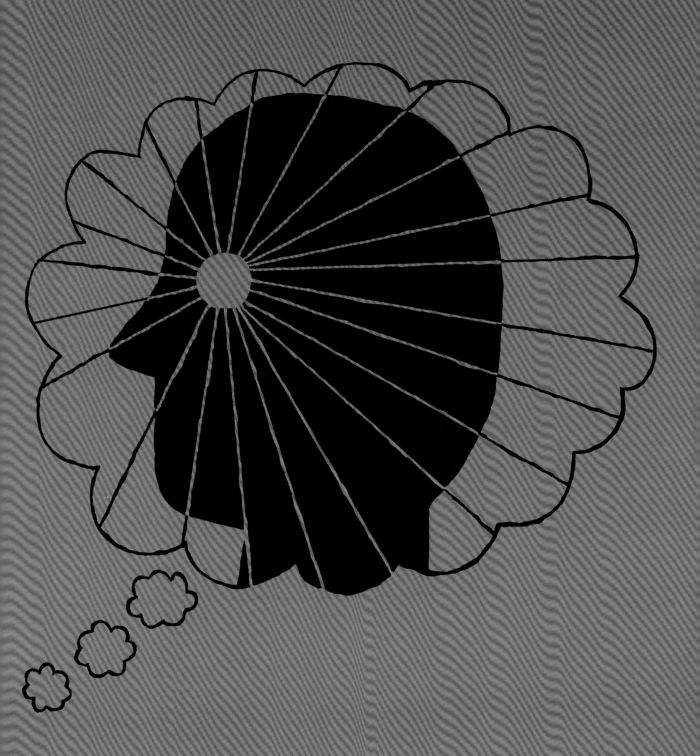

背景介绍

此前

公元前753年 古罗马建立,之后征服了古希腊,并建立了历史上最伟大的帝国之一。

公元前219年 出生于斯巴达的阿奇埃加瑟斯(Archagathus)成为在古罗马行医的第一位古希腊医生。

公元前2世纪 古罗马建立了历史上最早的公共浴室,人们会在这里洗澡、社交,这也导致了疾病流行。

此后

约390年 历史上第一家综合医院在古罗马建成。

约400年 奥里巴斯修斯(Oribasius)是罗马帝国皇帝朱利安(Julian)的私人医生。他的《医学汇编》是古罗马时代最伟大的医学著作之一。

约900年 拉齐写了《盖伦的疑惑》。

约1150年 比萨勃艮第公国出版了第一部拉丁语版本的盖伦作品。

在古罗马,三种相互竞争的治疗方法阻碍了医学的发展。

对于卫理公会的信徒来说,医学应该遵循物理学原则和相关的规定,而不是观察每一个个体。

经验主义者认为经验和观察比理论更重要。

对于教条主义者或者理性主义者来说,病因比观察到的表象更重要。

盖伦的学说否定了卫理公会,并将临床观察(经验主义)和了解疾病原因(理性主义)两种方法结合了起来。

这种结合有助于更好地理解疾病的机理以及医学理论。

公元2世纪,罗马帝国在图拉真皇帝(the Emperor Trajan)的统治下进到了鼎盛时期,帝国疆域达到了500万平方千米,横跨欧洲、北非和西亚。这里的人们习惯使用澡堂和引水渠,这导致街道很不卫生,疾病非常流行。然而,在古罗马统治时期,这些地区在卫生方面取得了长足的进步,对医学的发展产生了持久影响。

古希腊的根

公元前5世纪以来,古希腊发展了非常理论化和科学化的医学研究方法。而古罗马医学则发端于传统医学的实践,如草药治疗,随后结合古希腊医学的理论再将传统医学发扬光大。起初,从古希腊医学体系中借鉴来的主要是神话人物,比如将古希腊神话中的医生阿斯克勒庇俄斯作为古罗马医学世界的治疗之神。到公元前219年,斯巴达医生阿奇埃加瑟斯来到古罗马行医,这标志着古罗马人的医学态度开始发生改变。阿奇埃加瑟斯以治疗皮肤疾病和因战斗受到的创伤闻名。当时的古罗马人对外科手术知之甚少,并且正在被卷入第二次普尼王朝对迦太基的战争中,所以治疗战争创伤这种技能非常宝贵。

尽管有些古罗马人把阿奇埃加瑟斯视作“屠夫”,但由他设立的士兵治疗中心为后来古罗马军医制度的建立铺设了道路。此外,他还普及推广了古希腊的医学理论,包括由古希腊医生希波克拉底在公元前5世纪提出的体液学说。该学说认为人体由血液、黄胆汁、黑胆汁和黏液这四种重要的体液组成,其中任何一种体液过多或缺乏都会引发疾病。医生的职责就是发现这种失衡,并使病人身体恢复平衡,重获健康。

思想流派

随着古希腊医学被古罗马文化所接受,越来越多的古希腊

参见： 古希腊医学　28~29页，伊斯兰医学　44~49页，中世纪的医学院和外科医学　50~51页，天然药房　54~59页，解剖学　60~63页，血液循环　68~73页，疾病的分类　74~75页，病历　80~81页。

医生来到古罗马行医。然而，开始的时候，他们多少受到了当地人的一些敌意。历史学家、议员老卡托（Cato the Elder）在公元前2世纪写到，他拒绝古希腊的创新医疗，倾向于使用更传统的疗法，比如用卷心菜治疗从胃病到耳聋的各种疾病。

尽管有一些反对者，但古希腊医学还是在古罗马得到了很好的发展。然而，随着时间的推移，古希腊医学分裂成了许多相互竞争的流派。

卫理公会由古希腊医生阿斯克勒庇俄斯在公元前50年创立。卫理公会采用的是一种哲学思辨的方法。哲学家德谟克利特（Democritus）的理论认为宇宙是由原子构成的，所以卫理公会的信徒认为身体只是一个物理结构；只要有良好的卫生条件、饮食以及药物，疾病就很容易被治愈。他们总是诽谤医疗行业，并认为一个人几个月就能学会医学基础知识。

相比之下，在公元前250年由古希腊医生腓里努斯（Philinus）所创立的经验主义学派则认为观察病人和疾病的表象能提高医学技能。不过，该学派也认为，大自然从根本上是不可理解的，所以对病因盲目推测毫无意义。这导致他们对探索人体内部的解剖结构几乎毫无兴趣。

而第三类医学流派理性主义或者教条主义学派，则非常希望总结出一种基本理论来指导医生治疗疾病，并认为这比检查病人的症状更为重要。理性主义者比经验主义者更有可能设计出处理疾病的一般原则，但他们特别提倡对特定病理进行密切的临床观察。如此一来，如果一个理论被证明是错误了，就有可能导致灾难性的后果。

综合理论

只有能力超群的医生才能从

> **没有人能知道一个部件的真正功能，除非他熟悉整个系统的运行。**
>
> 盖伦
> 《论身体各部分的功能》

这些相互竞争的思想流派中总结出一种综合的理论。来自帕加马（今土耳其境内）的古罗马医生克劳迪亚斯·盖伦就是这样一位能力非凡的医生。他借鉴了各学派理论所长并综合自己的思考，开创了一套全新的医学理论。这套理论在后来的1000多年里都被正统医学视为权威。

盖伦在他的家乡帕加马完成了古希腊哲学和医学理论的学习。162年搬到古罗马后，他进一步发展了这些理论。和希波克拉底类似，盖伦也认为人体是一个完整的系统，而不是不同功能的孤立器官的集合。盖伦认为，为了了解疾病和治好病人，医生必须从内到外地

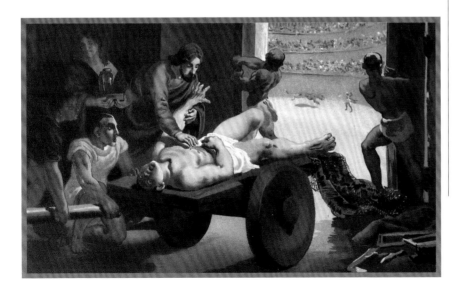

在担任一所角斗士学校的医生时，盖伦在治疗伤员和解剖死者的过程中获得了人体解剖的第一手资料。

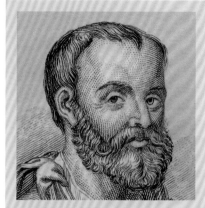

克劳迪亚斯·盖伦

129年，盖伦出生于帕加马（今土耳其境内）。出生时他父亲梦见了古希腊治愈之神阿斯克勒庇俄斯。长大后的盖伦决定成为一名医者。他在帕加马、士麦那和亚历山大完成了早期的学习，并在亚历山大的医学图书馆中阅读了大量的医学典籍。

在帕加马的角斗士学校做了5年的主管医师后，盖伦于162年搬到了古罗马。他不断增长的医学声望和暴躁的性格让他在古罗马备受争议。166年，他被迫离开古罗马。169年，他又被罗马帝国皇帝马可·奥勒留（Marcus Aurelius）召回，成为御医。盖伦后于216年去世。作为一名多产的医学家，他一生留下了大约300部著作，涉及语言学、逻辑学、哲学以及医学等多个方面，但不幸的是，其中只有不到一半留存于世。

主要作品

165—175年 《论身体各部分的功能》

观察人体。只有这样，才能在提出治疗方案的时候更加自如地应用希波克拉底的体液学说。通过这种方法，盖伦综合了理性主义学派和经验主义学派的核心思想，但他始终对卫理公会持怀疑态度。

临床观察

盖伦认为，对解剖学的理解以及直接观察和试验是对医生的基本要求。在担任帕加马角斗士学校的主管医生时，他观察了从伤口暴露出来的肌肉组织和内脏。由于古罗马法律禁止进行人体解剖，所以盖伦只能解剖动物。他在猿猴、牛和猪的解剖实验中取得了一系列进展，比如，了解到了动脉中含

有血液。在一次解剖的时候，他切断了一只猪的喉神经，这只猪不停地挣扎，却不能尖叫。这一现象证实了盖伦的假设，即在声音发出的过程中神经系统扮演着非常重要的角色。

盖伦认为观察病人外在的临床表现同样重要，可以作为诊断和处方的重要凭证。165年，安东尼大瘟疫暴发，盖伦详细记录了病人的症状。在所有的病例中他都看到了呕吐、胃部不适以及口臭现象的发生，但有些病人身上有黑色的痂，并且这些痂几天后就脱落了。盖伦发现，在此次瘟疫中，往往是这些病人最后能存活下来。相比之下，那些粪便呈深黑色的病人通常

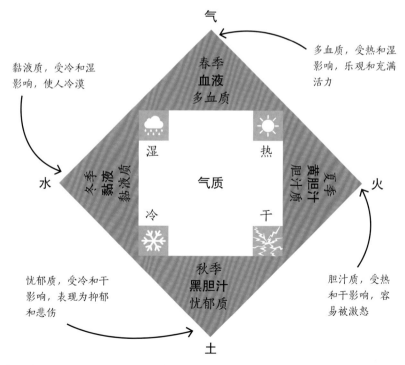

盖伦将这四种体液分别与一个季节、一种元素（如空气）和一种气质（如乐观）联系起来。在理想的情况下，四种体液会保持平衡。任何一种体液过量或缺乏都会导致疾病。

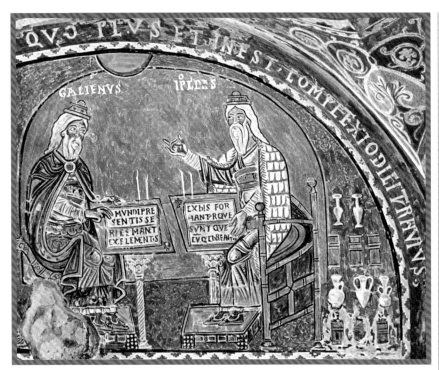

虽然相隔了几个世纪，但在这幅13世纪拜占庭的壁画中，盖伦和希波克拉底被描绘成古代最重要的医生。

会死掉。盖伦未发现这种疾病的起因，他猜测这种疾病可能是天花。所以，除了减轻病人的一点痛苦，其余的他都无能为力。但是，他对症状的详细记录表明他非常了解疾病的症状。

盖伦的医学思想建立在他对希波克拉底体液学说的进一步理解和发展上。他扩展了希波克拉底对冷热、干湿变量的理解。盖伦认为，一个人如果出现了寒冷和干燥的倾向，那么他的"体质"就会变得很软、很苗条。他认为这些因素的组合还会影响到气质。例如，一个人的寒冷和干燥程度高于正常，那他有可能就是抑郁的。此外，盖伦也声称黄胆汁含量增多有利于提高智力。

持久的声誉

盖伦确实是古罗马最知名的医生，但还有其他医生做出了原创性贡献。1世纪中期，奥勒斯·塞尔苏斯做了很多关于饮食以及手术的研究，同时发现了许多皮肤疾病。2世纪早期，以弗所的索兰纳斯（Soranus）也在古罗马行医，并以妇科和产科闻名，他是妇产科的先驱。幸运的是，盖伦的部分著作在476年西罗马帝国灭亡时得以完整地保存下来。这些著作从7世纪开始由伊斯兰医生翻译和传播，并成为中世纪欧洲医学的基础。

讽刺的是，尽管盖伦一直强调实践和临床观察，但也正是他在医学方面的权威地位阻碍了这两方面的进步。盖伦的大部分解剖学研究是在动物身上进行的，所以许多结论并不适用于人类。由于他的权

威地位，后来的从业者对他的结论非常迷信，以至于后来的几个世纪里，解剖研究者拒绝接受任何与盖伦结论矛盾的证据。随着越来越多的医生试图重复盖伦的研究，盖伦理论的缺陷也变得越来越明显。1543年，佛兰德医生安德烈·维萨里出版了《人体结构》，盖伦的解剖学权威地位开始崩塌。

尽管如此，盖伦对医学发展的贡献是毋庸置疑的。伊斯兰医生拉齐写了《盖伦的疑惑》。虽然质疑盖伦的结论，但他还是肯定了盖伦的研究方法。现代医学的研究方法依然认为，治疗疾病应该建立在对人体解剖结构的准确了解和对症状的密切临床观察之上。所以，盖伦的医学实践对医学依然有巨大影响。■

在解剖的过程中，盖伦很多次偏离了人体各部分的和谐、功能和作用的真实描述。

安德烈·维萨里
《人体结构》

探究疾病起因和健康

伊斯兰医学

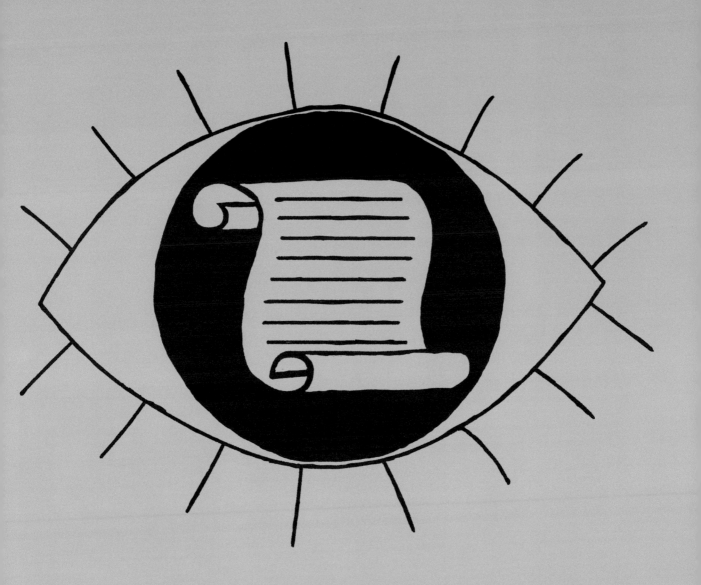

背景介绍

此前

4—6世纪 在萨珊国王沙普尔一世（Shapur Ⅰ）的赞助下，冈德沙普尔建立了世界上第一个医学中心。

627年 伊斯兰世界建起了第一座流动医院——拿赫鲁宛之战期间为救治穆斯林伤员而搭建的帐篷。

约770年 哈里发曼苏尔（al-Mansur）建了一座智慧宫，许多古代的医学典籍在此被翻译成了阿拉伯语。

此后

12—13世纪 在西班牙，伊本·西那的《医典》首次被翻译成了拉丁语。

1362年 欧洲黑死病疫情之后，格拉纳的伊本·海推布（Ibn al-Khatib）写了一篇关于传染病的论文。

1697年 伊本·西那的《医典》依然应用于意大利帕多瓦医学院的课程中。

医学没有真相，书本中的描述远不及医生的经验和思想。

伊斯兰医学之父拉齐

5世纪末，随着西罗马帝国的灭亡，欧洲的医学发展和实践水平急剧下降，但古希腊文化在拜占庭帝国幸存了下来。7世纪，伊斯兰教征服了拜占庭。随后，古希腊和古罗马的医学理论通过斯托利教派的基督徒传给了早期的伊斯兰医生。这些医生在波斯萨珊王朝的冈德沙普尔医学中心工作。

这种传播在整个伊斯兰哈里发时期一直持续，特别是在阿巴斯王朝时期，其首都巴格达（建于762年）发展成了一个充满活力的经济、文化、科学中心。8世纪后期，哈里发曼苏尔建立了智慧宫，这里后来成为将古代医学典籍翻译成阿拉伯语的中心。伊本·伊沙克（Ibn Ishaq）是一位阿拉伯宫廷医生，翻译了希波克拉底和盖伦的很多著作。他的翻译让伊斯兰医生接触到了古希腊和古罗马的医学理论。在拉齐和伊本·西那等杰出医学家的推动下，伊斯兰医学的新时代开启了。

早期的伊斯兰医院

从一开始，伊斯兰医学就非常注重治疗的实用性和医学理论的发展。7世纪，伊斯兰教为了治疗战场上的伤员搭建了第一家流动医院。冈德沙普尔医学中心也成为著名的医疗和学习中心。805年，哈里发哈伦·拉希德（al-Rashid）在巴格达建成了伊斯兰世界第一家有记载的综合医院——比马里斯坦（阿拉伯语的意思是"病人的地方"），之后它迅速蜚声世界。后来的一个世纪里，巴格达又建造了五座比马里斯坦，并在中东其他地方也建了很多类似的机构。

医学院与这些机构有密切的联系。学生可以随时观摩医生治疗病人。一些比马里斯坦还设有传染病、胃肠道疾病、眼科疾病和精神病的单独病房。所以，这样一套行之有效的系统为早期伊斯兰医

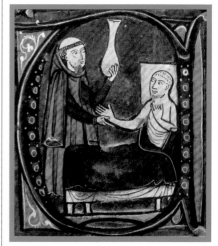

这是一幅13世纪的法国油画。画中拉齐正在给一个病人做检查。他手里举着一个收集尿液的尿壶。他开创了通过尿液来检查疾病的方法。

参见: 古希腊医学 28~29页，草药 36~37页，古罗马医学 38~43页，中世纪的医学院和外科医学 50~51页，天然药房 54~59页，医院 82~83页，卫生学 118~119页，医学界的女性 120~121页。

> 医生必须让病人相信
> 自己一定会康复。这对病
> 人有好处，因为身体状态
> 和精神状态紧密相连。
>
> 拉齐，《医学百科全书》

生诊断和治疗疾病提供了重要的保障。

临床专业知识

　　9世纪，巴格达哈里发的首席医生拉齐写了200多篇医学文章和评论，为早期古希腊、古罗马、叙利亚、伊斯兰和古印度医学定下了基础理论依据。他认为需要通过检查病人和当面问诊来诊断疾病，并根据既往的疗效以及经验动态调整治疗方案。在他的《医学百科全书》中，他记载了一系列疾病的症状，并首次区分了天花和麻疹。此前，医生认为这两种疾病是同一种传染病。通过坚持近距离的观察，拉齐把痛风确定为一种单一的疾病（而不是古希腊人认为的多种疾病）。他总能从自己的临床经验中得出结论，而不是盲从古罗马历史上最伟大的医生盖伦的理论。

　　拉齐有很多独特的见解，特

别是对精神疾病以及身心联系的观点。他认为精神疾病应该像躯体疾病一样进行治疗。此外，他还竭力主张鼓励病人从内心相信治疗的有效性和疾病改善的可能性，因为这种心理暗示可能会产生更好的结果。

持牌执业

　　拉齐不仅被业内尊为模范医

生，还是一名非常受人尊敬的老师。然而，并非每位医生都能达到这么高的水准。931年，哈里发穆克塔迪尔（al-Muqtadir）听说有医生因一个小错误导致了一个病人死亡，便下令对医生颁发执照。医学生只有通过了所有考试，并且宣读完希波克拉底誓言，才能从主管部门那里获得执照。

伊斯兰医学黄金时代开始的时候，新翻译的古希腊、古罗马和古印度典籍展示了大量的医学原理和治疗方法。

伊斯兰医生通过对病人的检查来不断充实自己的理论和获得实践经验。

通过记录和比较病人的症状，医生也可以做出更准确的诊断。

当医生观察到病人对药物或其他治疗方法有反应时，治疗可能会变得更有效。

医学专家会记录下自己的发现，并尽可能地完善一些原则，这样医学才会不断进步。

（医学）既有理论的一面，又有实践的一面。

伊本·西那

一本很好的医疗手册

伊本·西那的著作认为，医学应该建立在全面的观察、实验和检测的基础上，并最终做出诊断和找到最好的治疗方法。这一范式在伊本·西那的时代达到了最高水平。他在1012年前后出版的《医典》从古希腊、古罗马、波斯和阿拉伯的医学典籍中汲取知识，并结合了他自己在临床实践中的观察经验，成为中世纪最全面的医学手册。12世纪，该书被翻译成了拉丁语，并且在随后的400年里成为欧洲医学生临床培训的重要教材。

《医典》共五卷，一百多万字，是第一本论述疾病起源的书。伊本·西那借鉴了希波克拉底和盖伦的体液学说，对疾病可能的原因进行了梳理和分类，包括外在原因（如某一地区的气候）和内在原因（如病人是否适度休息或过度劳累），以及其他的一些原因（如个人习惯和体质）。伊本·西那认为，四种体液和"元素"（土、气、火、水）会与病人的身体相互作用进而导致疾病。例如，过度的潮湿可能导致疲劳或消化系统紊乱，高温会导致口渴或脉搏加速。与盖伦和希波克拉底一样，伊本·西那也认为通过直接观察病人就可以确定是哪种"元素"失衡了。

药物、疾病和治疗

《医典》的第二卷收录了800多种植物、动物、矿物的偏方和药物。伊本·西那借鉴了古印度和古希腊医学的权威理论，并提出了自己对这些药物治疗效果、不同应用，以及不同来源食谱变化的独特见解。

伊本·西那部分采纳了盖伦的理论，并且制定了试验新药的七条准则。他提醒：①药物不应该暴露在过热或过冷的环境中；②药物测试应在患有单一疾病而非多种疾病的病人身上进行；③起初只予小剂量以观察其效。在《医典》的第三卷和第四卷里，伊本·西那收录了不少身体特定部位的疾病，包括肺结核（第一次认为这是一种传染病）、白内障，以及影响全身或者好几个不同部位的系统性疾病，如发热、溃疡、骨折和皮肤疾病。第五卷，也是最后一卷，介绍了一些复杂的治疗方法和一系列预防措施，如食疗和锻炼。伊本·西那认识到预防胜于治疗，这领先中世纪欧洲医学好几个世纪。

建立在早先的研究之上

在伊本·西那之前，已经有一群伊斯兰医生为医学做出了重要贡献。8世纪晚期，哈里发哈伦·拉希德的宫廷医生贾比尔·伊本·海扬（Jabir Ibn Hayyan，在欧洲被称为"盖伯"）正式将药理学研究规范化。尽管贾比尔有500多部著作可能是其学生写的，但他还是把自己做实验的严谨性带到了炼金术的实践中。作为一名杰出的化学家，他还对结晶和蒸发等关键过程进行了分类整理，并发明了蒸馏罐。贾比尔为他那个时代的药剂师

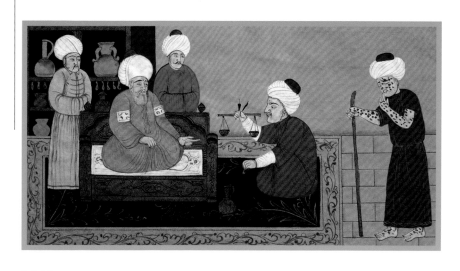

在伊本·西那《医典》的一幅插图中，一名药剂师正在为一名天花感染者称量药物。与医生一样，伊斯兰药剂师也要接受培训并取得执照。

伊本·西那

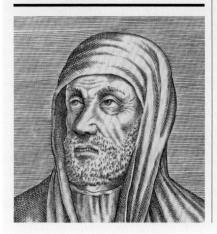

980年，伊本·西那出生于布哈拉（今乌兹别克斯坦境内）附近，是一位政府官员的后代。他后来学习了伊斯兰哲学、法律和医学。18岁时，他治好了萨曼王朝的苏丹努赫·伊本·曼苏尔（Nuh Ibn Mansur）。这给了他在宫廷任职的机会，以及可以进入皇家图书馆阅读的机会。

999年，萨曼王朝覆灭，伊本·西那被迫逃亡，并在霍拉桑（今伊朗东北部）住了几年，后来搬到了伊朗中西部的城市哈马丹。在那里，他又成为布伊德统治者沙姆斯·达瓦的御医和大臣。1022年，伊本·西那在波斯王子阿拉-达拉（Ala al-Dawlah）的庇护下搬到了伊斯法罕，并在此完成了他的主要著作。1037年，伊本·西那因一名奴隶在他的药物中加入了过量鸦片而去世。

主要作品

1012年	《医典》
1026年	《灵魂治疗大全》（或《治疗论》）

提供了开发新药的工具。

9世纪的波斯医生泰伯里（al-Tabari）也是伊本·西那那个时代的医学先驱，还教出了阿尔-拉兹这样的学生。伊斯兰医学最早的医学百科全书——《智慧天堂》据传是泰伯里写的。塔米姆（al-Tamimi）是10世纪埃及开罗的知名医生，熟悉各种草药，对营养学、植物学和矿物学了解也非常深。他治疗蛇咬伤的解药被称为"拯救之药"。

医生应该尽可能地用营养物质而非药物来治疗疾病，如果能做到他就成功了。

《医典》

10世纪后期，在西班牙的科尔多瓦，安达卢西亚的宫廷医生和中世纪伟大的外科医生宰赫拉威（al-Zahrawi）编写了30卷的《医学宝鉴》，概述了许多复杂的外科技术，比如去除膀胱结石、切除乳腺肿块、妇科手术和一些早期减轻伤口损害的整形手术。

持久的影响

作为伊斯兰黄金时代璀璨的成果，伊斯兰医学从中世纪到17世纪对西欧产生了重大且持续的影响，并在启蒙运动时期启发了很多新的科学思想。伊斯兰医学在许多方面取得了长足的进步，特别注重健康，并且坚持以观察病人为诊断的基础，保留详细的记录。医院也非常包容，要求来者不拒，治疗所有人，并严格要求医生接受培训，甚至聘用女医生和女护士。在之后的时间里，伊斯兰医学教育长期存在，特别是在伊朗、巴基斯坦和印度的尤纳尼医学体系中。■

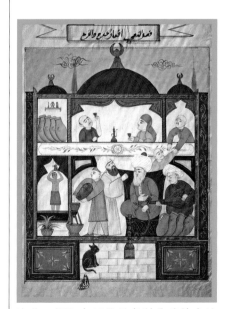

这是一幅取自17世纪奥斯曼手抄本的画。画中伊本·西那在教导他的学生卫生规则。伊本·西那晚年在伊斯法罕的一所医学院教书。

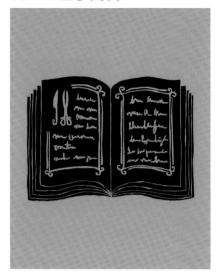

博学多才、心灵手巧、普适性强

中世纪的医学院和外科医学

背景介绍

此前

9世纪 萨莱诺医学院成立，西欧的医学研究开始复兴。

约1012年 伊本·西那撰写了《医典》，这本书直到16世纪仍然是医学院学生的必读书目。

1130年 天主教会禁止神职人员收费行医，这加速了医学的世俗化。

此后

1363年 居伊·德·肖里亚克撰写了一系列权威且影响广泛的著作。

约1440年 印刷术的发明迅速扩大了知识传播的范围，也加快了知识传播的速度。

1543年 安德烈·维萨里的《人体结构》代表着解剖学的最新进展。

西罗马帝国灭亡后，希腊-罗马遗留下来的医学知识被修道院保存了下来。天主教本笃会成立于6世纪，要求每所修道院都有一间医务室，由一名修道士专门负责。其中，意大利南部的蒙特卡西诺修道院是典型的代表。9世纪初，查理曼帝国皇帝查理曼下令，在他治理下的王国，每个大教堂和修道院都必须有一个附属医院。修道院的修道士向病人提供姑息治疗，以及多种疾病的治疗。许多修道院也有自己的草药花园，有些还有药剂师。这些药剂师对植物的了解非常深入，因此当他们进行放血等基本的医疗程序时，他们可以在第一时间开出一系列草药进行治疗或采取矿物疗法。修道院之外，新成立的医学院也提出了很多新思想和新技术。12世纪晚期萨莱诺的外科大师罗杰就是这方面的代表。

巴黎的科学，萨莱诺的医学，博洛尼亚的法律。

托马斯·阿奎那
意大利神学家和哲学家

萨莱诺医学院

萨莱诺医学院于9世纪在意大利南部的萨莱诺成立。这是欧洲首所正式的医学教学医院，成立于欧洲最黑暗的时代。该学校受到了古希腊和古罗马等诸多国家医学和伊斯兰医学的影响。4个世纪以来，萨莱诺医学院作为一家卓越的教学中心，声誉在中世纪的欧洲可谓无与伦比。欧洲很多学生和老师，甚至一些寻求救治的病人都选择跋山涉水来到萨莱诺。1099年，诺曼底罗伯特二世从法国北部前往该地接受治疗。萨莱诺拥有世界上藏书最丰富的医学图书馆，既有伊斯兰医生拉齐和伊本·西那的著作，也有一些来自蒙特卡西诺反映古希腊

参见：古希腊医学 28~29页，草药 36~37页，古罗马医学 38~43页，伊斯兰医学 44~49页，天然药房 54~59页，解剖学 60~63页，助产术 76~77页，医学界的女性 120~121页，流行病 306~313页。

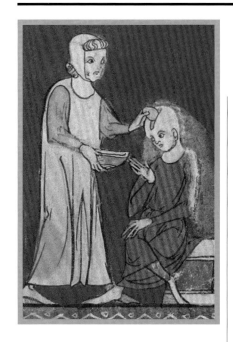

和古罗马教义的著作。学校为学生提供全面的基础课程教学，学制通常为3年，之后还有4年的实习培训。此外，萨莱诺医学院也非常欢迎女性学生和教师。12世纪早期或中期，女性中最知名的就是特罗

左侧插图显示了颅内手术的过程。该插图摘自罗杰的《外科实践》。

塔（Trota或Trocta），她是一位医生、教育家，也是一名作家。尽管她主攻妇科和助产学，但她给学生们提供了一系列诊断手段，包括如何分析尿液、检查脉搏和检查肤色等。

萨莱诺的罗杰

12世纪晚期，萨莱诺的声誉达到了巅峰。当时，罗杰已经成为萨莱诺最著名的外科医生和教授。他的《外科实践》当时被认为是300年来少有的杰作。该著作成书于1180年，是首部从解剖学角度论述治疗方法的著作，描述了头颈、手臂、胸部、腹部和腿部疾病的诊断和治疗方法。罗杰的研究工作包括检测脑膜撕裂（瓦氏动作）和重新排列受损组织（再吻合）的方法。

医学院的快速扩张

12世纪，欧洲又迅速建立了很多医学院，如法国蒙彼利埃、意大利博洛尼亚和帕多瓦、葡萄牙康布里亚、奥地利维也纳和德国海德堡的医学院，这些医学院基本都秉承着萨莱诺的理念而建。法国外科医生居伊·德·肖利亚克就曾在蒙彼利埃和博洛尼亚医学院学习，后被任命为欧洲最负盛名的人——教皇克莱门特六世的私人医生。肖利亚克的《外科全书》涵盖了一系列领域，包括解剖学、麻醉学、放血、药物、骨折和外伤等。这本七卷本的拉丁文著作后被翻译成多种语言，并成为外科"圣经"。直到17世纪，随着新的医学理论出现，该书的权威性才受到挑战。■

黑死病

黑死病是指14世纪中期在亚洲、欧洲和北非暴发的毁灭性鼠疫，造成了2500万至2亿人死亡，是人类历史上最严重的传染病之一。黑死病可能最早起源于中亚或东亚，然后向西传播，于1347—1351年在欧洲达到顶峰，并导致了欧洲近一半的人口死亡，城市的死亡情况尤为严重。据记载，在此期间，意大利佛罗伦萨的人口从11万下降到5万。大多数感染黑死病的人会在几天内死亡。

当时，黑死病的起因尚不明确，一些医生称其为"空气中的大瘟疫"（瘴气理论）。现在人们已经知道，导致这种疾病的细菌是由老鼠、跳蚤携带并传播的。在拥挤、不卫生的城市里，老鼠非常常见，甚至有时还会跟随船只从一个港口到达另一个港口。隔离的想法最早出现在1377年的城邦拉古萨（今克罗地亚杜布罗夫尼克）。

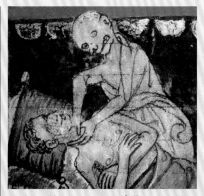

这是一副描绘14世纪死神勒死一名黑死病感染者的画。居伊·德·肖利亚克的研究让人们区分开了腺鼠疫和肺鼠疫。

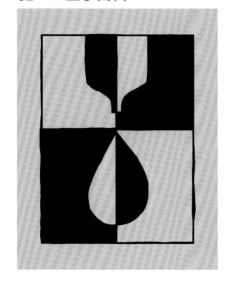

医学界的吸血鬼
放血疗法和水蛭

放血疗法，即通过放血来治疗一些疾病，起源于公元前3000年前的古埃及。放血疗法在公元前5世纪传入古希腊。在希波克拉底提出血液是保持身体健康必需的四种体液之一后，放血疗法正式成为一种广受认可的治疗方法。

到了中世纪，放血疗法在欧洲已经变得十分普遍。1163年，教会开始禁止神职人员（也是医生）实施这种疗法。所以，理发师们开始用有刀柄的刀片、针来实施放血疗法或其他手术，并用医用水蛭吸血和麻醉伤口。

弥补差距

13世纪50年代开始，意大利的布鲁诺·达·朗戈布科（Bruno da Longobucco）等医生开始反思，放血疗法不应该只能由理发师实施。此后，负责治病救人的神职医生和直接在人身上放血的理发师之间的分隔逐渐缩小。直到19世纪，放血都是一种非常重要的治疗手段。法国医生弗朗索瓦·布鲁塞斯（François Broussais）非常笃信水蛭放血疗法，被当时的人称为"医学界的吸血鬼"。

直到今天，在一些手术中，医生依然使用水蛭来清除淤血，比如治疗血色素沉着（一种铁代谢异常的疾病）。■

放血疗法能抑制发热，赋予身体力量。

美国医生本杰明·拉什
（Benjamin Rush）

参见： 古希腊医学 28~29页，古罗马医学 38~43页，中世纪的医学院和外科医学 50~51页，血液循环 68~73页。

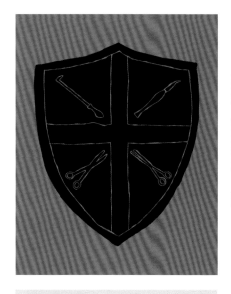

战争促进了 医术的发展

战场医学

自古以来，战场上有人受伤就需要医生。公元前17世纪古埃及的《史密斯外科纸草书》详细记载了因战斗受伤的治疗方法。古罗马军队在战场上也积累了很多宝贵的医学经验。到了中世纪，医学发展就几乎停滞不前了，大多数比较严重的伤口会导致死亡，死因或为休克，或为细菌感染。

开创性的技术

在1537年的一场战斗中，传统用于治疗枪伤的热油没了，法国军队的军医安布鲁瓦兹·帕雷（Ambroise Paré）就开始用蛋黄、玫瑰油和松子油这些民间疗法来治疗伤员，他发现伤口愈合得更快，疼痛也减轻了很多。帕雷后来又率先使用结扎而非灼烧来密封截肢部位，并发明了一种叫作"乌鸦嘴"的止血钳，用于在手术过程中固定结扎血管。他还有许多其他伟大的发明，如从伤口中取子弹的长钳，

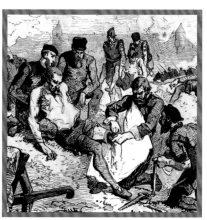

安布鲁瓦兹·帕雷的结扎技术（截肢手术时将股动脉结扎以止血）是一项重大的外科学突破。

以及在手术中使用的止疼药等。

帕雷的发明还启发了其他人。拿破仑战争期间，法国外科医生多米尼克-让·拉雷（Dominique-Jean Larrey）开创了用军用救护车运送伤员到后方的先河，并率先提出了"分级诊疗"的概念——通过评估病人的紧急程度安排就医的先后顺序。■

参见：整形手术 26~27页，古罗马医学 38~43页，外科学 88~89页，分级诊疗 90页，输血和血型 108~111页。

大自然的处方之道

天然药房

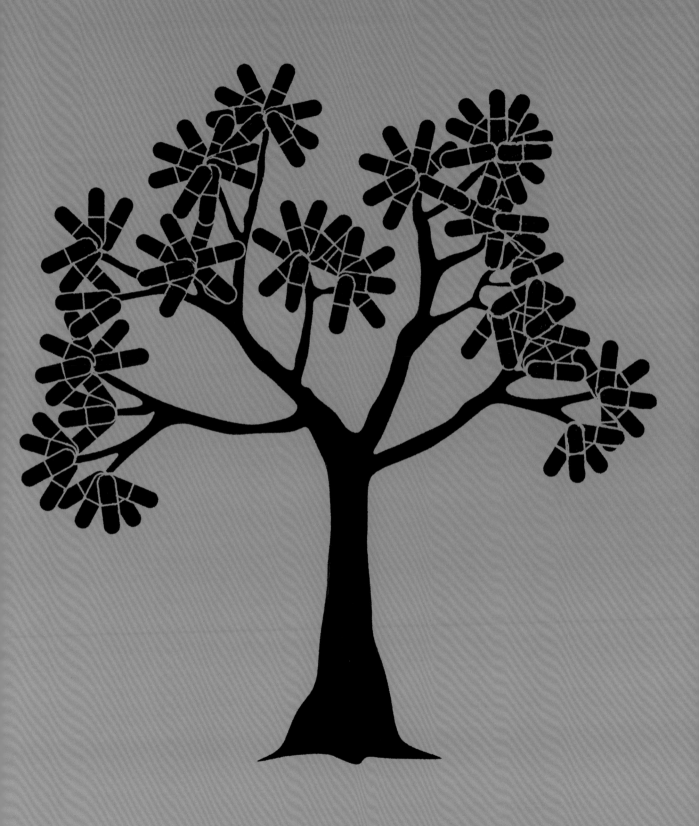

此前

约70年 狄奥斯科里迪斯撰写了《药物论》。

约780年 贾比尔·伊本·海扬发明了提纯和混合药物的方法。

1498年 《佛罗伦萨处方书》成为西方第一部公共药典。

此后

1785年 英国医生威廉·威瑟林（William Withering）开展了第一个临床药物研究，证明了洋地黄素的药效。

1803年 路易斯·德罗思（Louis Derosne）分离出了第一个生物碱——吗啡。

1828年 弗里德里希·维勒（Friedrich Wöhler）用无机化合物合成了尿素。

19世纪60年代 克劳德·伯纳德（Claude Bernard）证明了药物在体内有特定的作用部位。

身体和疾病的实体都是化学物质。

↓

疾病可以通过正确的化学物质来治愈。

↓ ↓

药学家可能会在自然界天然存在的化合物中寻找治疗药物。

药学家也可能不得不合成新的化合物以寻求治疗药物。

药学是一门研究通过特定物质治疗或预防疾病以纠正身体功能的学科。如今，人们理所当然地会认为，如果生病了，服用了医生开的药，就会好起来。这种需求使制药工业成为一个非常大的产业，市场空间达到约1.5万亿美元。

16世纪初，瑞士医生菲利普斯·冯·霍恩海姆（Philippus von Hohenheim），也叫帕拉塞尔苏斯，是药学最早期的支持者。帕拉塞尔苏斯是一名炼金术士，严格意义上讲不能算是现代科学家，因为他的理论颇具神秘色彩。但是，他将化学研究用于治疗疾病，并由此开创了全新的药物学领域。

古代的药物起源

用特定物质治疗疾病的设想可以追溯到史前时代，甚至有些动物在生病时都会本能地寻找某些植物或矿物来给自己"治病"。有记载显示，古埃及的医生为病人制定了治疗用的食谱，还认识到一些植物（如塞纳叶和蓖麻油）可以用作泻药。民间医生也会将使用草药的经验一代一代传承下来。70年前后，古希腊军医狄奥斯科里迪斯写的《药物志》是一本记录医疗方法的纲要，其中大部分是草药。在18世纪以前，这本书一直是记载药物最全面的图书。

这类知识依赖发现自然界中存在的物质，特别是草药。制造化学药物的构想最早起源于8世纪的伊斯兰世界。波斯化学家贾比尔·伊本·海扬在他的实验室里开展了结晶和蒸馏等实验，合成了新的化合物。作为一名医生，他还在自己

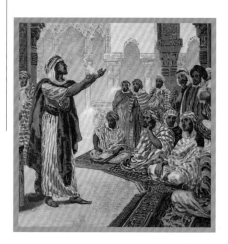

贾比尔·伊本·海扬被称为"早期化学之父"。8世纪，他通过教学、写书和做实验推动了社会人群更好地理解化学过程。

参见：草药 36~37页，古罗马医学 38~43页，伊斯兰医学 44~49页，阿司匹林 86~87页，顺势疗法 102页，微生物理论 138~145页，生理学 152~153页，靶向给药 198~199页，抗生素 216~223页。

的病人身上进行新药试验。他主要对药物的化学性质及在人体内的反应感兴趣。在他写的数百篇论文中，已经出现了最早的化学物质分类方法。

第一部药典

中世纪欧洲的大部分医生依然坚持盖伦的理论，即通过重新平衡人体体液来治疗疾病，对药物都不太感兴趣。药剂师只负责分发化学药物，其中很多是无效的，有些甚至是有害的。在1478年以前，狄奥斯科里迪斯的《药物志》只能以手抄本的形式流传，但随着该书的印刷版本出现，人们对使用配方治疗疾病产生了兴趣。

1498年，为了规范药剂师的工作并驱逐"江湖术士"，意大利佛罗伦萨当局出版了第一本药典《佛罗伦萨处方书》。该药典是药物的官方处方，给出了药物的作用和使用方法，并且至今还在被医生使用。

病人就是你的教科书，病床就是你的书房。
帕拉塞尔苏斯的座右铭

"医学界的马丁·路德"

16世纪，帕拉塞尔苏斯彻底改变了化合物的制备和使用。同时代有一位德国牧师，叫马丁·路德（Martin Luther），他挑战了当时盛行的教会正统观念。帕拉塞尔苏斯因为试图改革正统的医学观念而被称为"医学界的马丁·路德"。他认为医学界不应该依赖盖伦和伊本·西那等人的传统理论，并否定了体液学说。

帕拉塞尔苏斯并不认为是体液失衡导致了疾病，相反，他认为可能是某些东西侵入了身体才导致了疾病，这在某种程度上预见了微生物理论的出现。他还认为书本中的知识在治疗病人的时候用处不大，重要的是从临床观察和实践中学习。他开创了现代制药的方法，做了很多合成药用化合物的实验，比如加热和提炼金属，并将这些物质转化为治疗疾病的药物。他的众

炼金术士制备的药物通常会有微量的有毒成分，并且用到了蒸馏等工艺，这都标志着现代药物生产工艺雏形的形成。

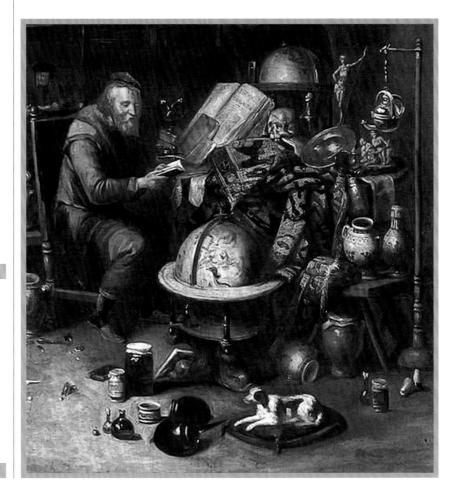

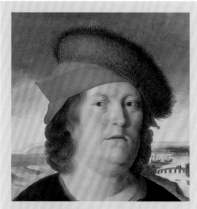

帕拉塞尔苏斯

菲利普·冯·霍恩海姆于1493年出生在瑞士爱因西德伦，后在奥地利、瑞士和意大利的大学学习医学。随后他以帕拉塞尔苏斯的名字（意为"超越塞尔苏斯"）来表明自己对古罗马医学教学的排斥。

帕拉塞尔苏斯在上大学期间发现自己所学与现实社会严重脱节，于是他花了数年的时间周游各地，并向民间的江湖游医和炼金术士学习。1524年，当他回到奥地利时，他的医术已经非常高超了，并且他本人也远近闻名。他向所有人开堂讲座，焚烧古代的医学文件，并一再强调实践的价值。他一生致力于寻求化学和金属疗法，但由于打破了传统和痴迷神学，他也树敌众多。1536年，他出版了《伟大的外科手术书》，挽回了自己的声誉，并变得广受追捧。1541年，他在萨尔茨堡的酒店中神秘去世。

主要作品

1536年 《伟大的外科手术书》
1538年 《第三道防线》

多发现之一就是将鸦片粉末浸泡在酒里得到了鸦片酊。在19世纪发现吗啡之前，鸦片酊一直被用于缓解剧烈疼痛。此外，他是早期用水银治疗梅毒的医生之一。尽管有严重的副作用，但在20世纪之前，水银一直是治疗该病的唯一"药物"。

有效成分

帕拉塞尔苏斯去世后，他的思想因他的著作而继续流传。之后的两个世纪，他的追随者推动了医学化学领域的发展，这是药物化学的雏形。

17世纪以前，医学界对医学化学的抵制依然存在（特别是一些化合物具有很高的毒性）。但到了17世纪后期，法国的科学家开始认可帕拉塞尔苏斯的主张，即植物中存在一些有效的药物成分或关键化学物质具有药用价值。他们假设，如果能提取或提纯得到这些物质，就能像帕拉塞尔苏斯认为的那样大规模生产了。

1803年，法国药学家路易斯·德罗思（Louis Derosne）发现鸦片的有效成分是吗啡。1809年，路易·沃克兰（Louis Vauquelin）从烟草中分离出了尼古丁。不久之后，法国化学家佩尔蒂埃（Pierre-Joseph Pelletier）和卡文图（Joseph-Beinamé Caventou）从金鸡纳中发现了奎宁，从咖啡中提取到了咖啡因，从"毒坚果"树的种子中发现了马钱子碱。

有机化合物的分离、提纯让人们意识到这些有机物中都含有氮，并且表现为碱，与酸结合时会形成盐。1819年，德国药学家威廉·迈斯纳（Wilhelm Meissner）将其命名为"生物碱"。很快，人们又发现了另一类活性有机物：糖苷。这类药物包括从毛地黄中提取的心脏兴奋剂洋地黄素，以及水杨苷。水杨苷是18世纪60年代英国牧师爱德华·斯通（Edward Stone）从柳树皮中发现的，它可以止痛。后来这种药被广泛使用，并被命名为阿司匹林，是历史上第一个大规模商业化的止痛药。

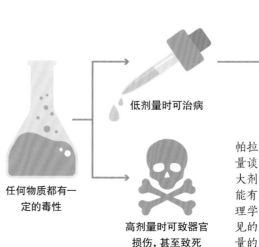

任何物质都有一定的毒性

低剂量时可治病

高剂量时可致器官损伤，甚至致死

医生应该计算安全但有效的剂量

帕拉塞尔苏斯的核心观点是"离开剂量谈毒性就是耍流氓"。任何药物在大剂量时都有毒性，但在小剂量时可能有治疗作用。这一理论在今天的药理学中也被广为认可。比如，一种常见的毒老鼠的药——华法林，在低剂量的时候就可用于预防血栓形成。

今天的制药行业使用新技术实现了药物的大规模生产，但研究过程、药物的测试和配方的开发仍然反映了帕拉塞尔苏斯的理念。

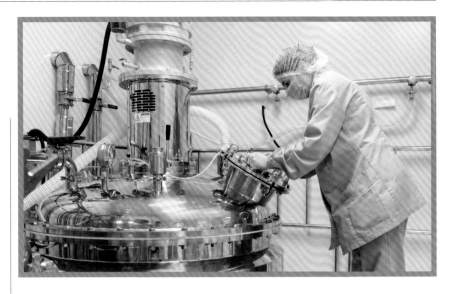

药物作用

19世纪初，化学家分离出有机化合物后，生理学家也确定了这些化合物的药理作用。1818年，法国生理学家弗朗索瓦·马让迪（François Magendie）证明了吗啡的止痛作用，随后又在1819年证明了马钱子碱能引起肌肉痉挛。那个时代的人们认为药物在全身发挥作用。但在1864年，马让迪的助理克劳德·伯纳德发现，南美洲原住民使用的一种毒药——"毒箭"在特定的部位起作用。虽然这种药物通过血液在全身传输，但它只作用于神经接触肌肉的地方，并阻止肌肉的活动。当"毒箭"击中胸部的肌肉时，药物会阻滞神经传导进而导致肌肉"瘫痪"，表现为呼吸抑制，最后死亡。伯纳德的研究表明，药物与细胞内或者细胞表面的化学结构（后来被证明是受体）相互作用来发挥药理作用。这种作用范式已经成为今天药物开发和测试的基础理论。

> 毒物和药物常常是同一种物质，只不过用途不同罢了。
>
> 彼得·梅雷·拉瑟姆
> （Peter Mere Latham）

行业大发展

随着19世纪化学和工业的进步，药物被大规模生产，并且治疗了涌入新城市的大量人口的疾病。1828年，德国化学家弗里德里希·维勒用无机物合成了一种有机化合物——尿素。这否定了人们普遍认为有机化合物只能由活的有机体产生的观点。这说明，基于有机化合物的药物可以通过无机物原料合成。

1856年出现了突破性成果，当时18岁的英国化学家威廉·亨利·珀金（William Henry Perkin）正在寻找合成奎宁的方法，结果意外地制备出了第一种合成染料。紧随其后，人们又合成了很多其他的染料，因而催生了整个新型染料和时尚产业。到了19世纪中叶，人们发现这些染料具有医疗用途。大型染料制造公司，如瑞士的汽巴嘉基（CIBA-GEIGY）（诺华前身），以及德国的赫斯特（Hoechst）和拜耳（Bayer），都开始把他们的染料当作药品来销售，并将其化学合成生产线转向合成药物的生产。

拜耳于1899年开始生产阿司匹林，赫斯特于1910年推出了第一种治疗梅毒的特效药砷凡纳明。砷凡纳明标志着一系列新的靶向"特效药"开发的起步。这些药物靶向病原体，而身体的其他部分则不会受到伤害。

20世纪，用于治疗糖尿病的胰岛素，以及疫苗和以青霉素为代表的抗生素的生产制造，让制药行业成为一个利润丰厚的全球产业。然而，将药物作为治疗疾病的核心手段、药物的大规模生产，以及药物作用的本质都借鉴了帕拉塞尔苏斯所总结的基本方法和理念。■

教学来自解剖，而非书本

解剖学

背景介绍

此前

约公元前17世纪 现存最早的古埃及医学典籍《史密斯外科纸草书》记载了器官创伤。

2世纪 盖伦出版了基于他对动物解剖理解的解剖学著作。

约1012年 波斯医生伊本·西那完成了《医典》，其中包含器官分类内容。

15世纪90年代 列奥纳多·达·芬奇（Leonardo da Vinci）在直接观察人体形态的基础上开始了他的解剖学研究。

此后

1832年 英国通过了《解剖法》，开始允许医生和医学生解剖捐献的遗体。

1858年 亨利·格雷（Henry Gray）出版了他有影响力的著作《格雷氏解剖学：描述与外科》。

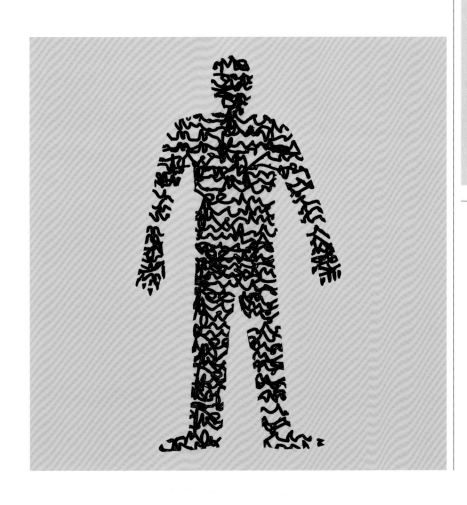

在1895年X射线用于医学成像之前，观察人体内部唯一的方法就是解剖尸体。但由于文化禁忌的阻碍，医生早期对骨骼和器官的认识都建立在动物解剖的基础上。16世纪，意大利解剖学教授安德烈·维萨里通过对人体进行解剖证明了此前许多结论是错误的，并彻底改变了解剖学的研究。通过研究绞刑后的尸体，他认识到了从第一手观察中获取精确解剖知识的重要性。其实医生早就知道，要想治疗疾病，就必须了解器官的结构

参见: 古埃及医学 20~21页, 古希腊医学 28~29页, 古罗马医学 38~43页, 血液循环 68~73页, 外科学 88~89页, 《格氏解剖学》 136页, 神经系统 190~195页。

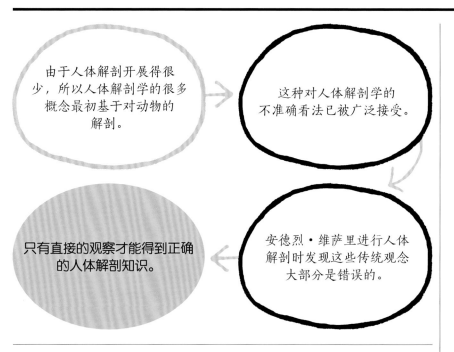

由于人体解剖开展得很少, 所以人体解剖学的很多概念最初基于对动物的解剖。

这种对人体解剖学的不准确看法已被广泛接受。

只有直接的观察才能得到正确的人体解剖知识。

安德烈·维萨里进行人体解剖时发现这些传统观念大部分是错误的。

和位置。古埃及的医学典籍记载了人体器官的知识, 这些或许是他们从木乃伊制备过程中获得的。"解剖学"这个词 (来自古希腊语ana-tome, 意思就是"切割") 是亚里士多德在公元前4世纪创造的, 他喜欢解剖动物, 并从中归纳总结。大约在公元前275年, 古希腊医生赫洛菲勒斯解剖了数百具尸体, 进一步发展了这一理论。但他解剖活体的行为引起了公众对解剖学的反感, 所以后来这些做法就基本停止了。

盖伦的学术遗产

在维萨里之前, 最具影响力的解剖学家是2世纪的古罗马医生盖伦。盖伦的知识来自对狗、猿和其他动物的解剖, 以及他在帕加马角斗士学校担任主任医师时对受伤角

斗士的检查。盖伦的理论在此后的1300多年里成为不可挑战的权威。伊斯兰医生伊本·纳菲斯在13世纪做了大量解剖, 并提出了与盖伦肺循环理论相反的结论。直到1547年, 伊本·纳菲斯的工作成果才被翻译成拉丁语。

新的兴趣

随着欧洲的大学如雨后春笋般涌现, 特别是自9世纪意大利萨莱诺医学院建立起, 人们对解剖学的兴趣开始复苏。教会对神职人员开展手术的禁令并未涉及对尸体的解剖。1231年, 罗马帝国皇帝腓特烈二世规定每5年可以开展一次人体解剖。1240年, 他还下令所有外科医生必须至少学习解剖一年, 此后解剖成为医学院的必修课。一般来讲, 进行人体解剖的是

理发师, 而非医学院的教授, 同时初级人员在开始前需要宣读盖伦的解剖守则。1315年, 博洛尼亚大学解剖学教授蒙迪诺·德·卢齐 (Mondino de Luzzi) 主持了他的第一次人体公开解剖。1316年, 他出版了《解剖学》, 但和其他同时代的解剖学论著一样, 这也是一本支持盖伦解剖学理论的书。

15世纪后期, 解剖学研究开始发生变化, 特别是在文艺复兴时期的艺术家引入了写实肖像画之后, 对人体形态的研究就更深入了。从1490年前后开始, 意大利著名的艺术家、科学家和工程师列奥纳多·达·芬奇在佛罗伦萨、米兰、罗马和帕维亚开展了一系列解剖工作, 主持绘制了详细的人体骨骼、肌肉和器官解剖草图, 还首次描述了肝硬化的临床特征。

1521年, 贝伦加里奥·达·卡尔皮 (Giacomo Berengario da Carpi) 在博洛尼亚写了一本书, 对蒙迪诺的《解剖学》做了修订。威尼斯解剖学家尼古拉·马萨

我们通过解剖尸体得到了正确的解剖知识。

安德烈·维萨里
《人体结构》

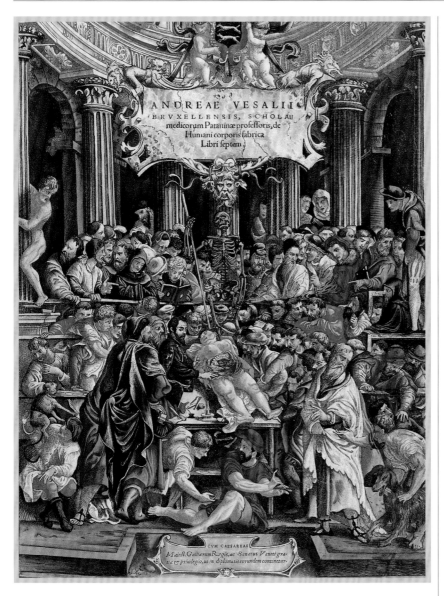

现人类的胸骨由三部分组成，而盖伦则认为有七部分；人类的肝脏有四个叶，而盖伦认为有五个；下颌骨（下颌）是由一块骨头组成的，而盖伦以为是两块。此外，维萨里还证实，肱骨（上臂的骨头）并不像盖伦所说的那样是人体内第二长的骨头，事实上，胫骨和腓骨比肱骨更长。

开拓性的工作

1543年，维萨里出版了《人体结构》，这是第一部综合了插图和文字的解剖学著作。该书严格按照瑞士巴塞尔的标准印刷出版，分为了骨骼、肌肉、血管系统、神经、胃肠系统、心脏和肺、脑七个章节，用82张解剖图谱和大约400张独立的插图做了详细说明。这些插图师的名字没有被记录下来，但有可能来自威尼斯画家提香·韦切利奥（Titian Vesalius）的画室。书中的观点与盖伦的观点相矛盾，一经出版就招致猛烈的批评，特别是来自在巴黎教他解剖的老

（Niccolò Massa）在其1536年出版的《解剖学入门》一书中加入了自己的解剖观察。然而，一般来说，这些先驱得到的结论依然难逃盖伦解剖理论的窠臼。

解剖学革命

安德烈·维萨里确立了只有通过直接观察才能正确地理解人体的观念。维萨里在意大利的帕多瓦

正如《人体结构》一书封面所展示的那样，解剖现场一部分是指导解剖的老师，一部分是围观的群众。这些人里既有政要，也有普通民众和学生。

大学工作，这所大学有着悠久的实用解剖学传统。维萨里会亲自进行解剖，并制作图表为学生讲解他的课程。他发现盖伦的解剖理论有好几处重大的错误。例如，维萨里发

师雅各布·西尔维乌斯（Jacobus Sylvius）。一些人抨击这本书里的插图都是裸体，但维萨里的大多数同龄人很快就接受了他的观点。1561年，帕多瓦的解剖学教授加布里埃尔·法洛皮奥（Gabriele Fallopio）出版了自己的书《解剖学观察》，在书中纠正了维萨里的一些错误。维萨里也回击批评了法洛皮奥。可能现在人们完全想不起来法洛皮奥是谁，但法洛皮奥在《解剖学观察》中首次描述了两侧的卵巢都有一根管子（输卵管）连接着子宫。

16世纪50年代，罗马解剖学教授巴托洛梅奥·尤斯塔奇（Bartolomeo Eustachi）打算用47张解剖图谱写一本名为《解剖争议》的书。这些图谱和《人体结构》中的图一样，都非常详细。如果尤斯塔奇没有在这本书出版前去世，那他有可能和维萨里一起被称为"解剖学之父"。他流芳后世的主要原因是发现并描述了连接中耳和上喉的咽鼓管。

《人体结构》一书中华丽的插图并不是只为取悦读者和使人感到惊奇，还给予读者更多的指引。一幅幅生动的图片让读者与真实的场景——对应起来。

新工具、新著作

17世纪早期，得益于显微镜的发明，科学家能够观察人体解剖学中肉眼看不到的细节。到了18世纪，解剖学的研究已经彻底改变了医学和外科教育。苏格兰解剖学家、产科医生，同时也是1764年夏洛特女王的私人医生威廉·亨特（William Hunter），通过在产妇分娩时进行观察总结了解了子宫的结构。1768年，亨特在伦敦建立了一所颇具影响力的私立医学院。

1858年，英国外科医生亨利·格雷出版了《格雷氏解剖学：描述与外科》一书。该书的出版标志着解剖学正式成为主流研究。后来，该书被重新命名为《格氏解剖学》。这本带有注释插图的综合手册自那时起就成为医学生的必备手册。

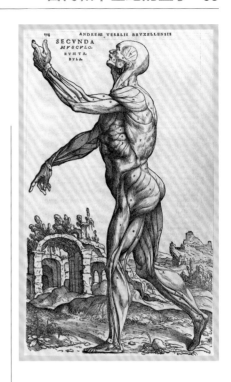

维萨里给解剖学留下的遗产不仅是《人体结构》本身，还有它背后的一系列原则——只有通过仔细地、直接地观察解剖人体，才能获得对人体结构的真正认识。■

安德烈·维萨里

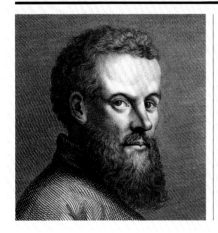

维萨里于1514年出生在比利时布鲁塞尔（当时是荷兰哈布斯堡的一部分）。他的父亲是罗马帝国皇帝查理五世和马克西米利安一世的药剂师。维萨里在鲁汶大学、巴黎大学和帕多瓦大学学习医学。1538年毕业后，他成为帕多瓦大学的外科教授。

1544年，维萨里向查理五世介绍了《人体结构》，这为他赢得了御医的职位。1559年，他又成为菲利普二世的御医，并随着菲利普二世去了西班牙。

但五年后，他为了避免异端的指控离开了西班牙。后来，维萨里听说他被重新任命为帕多瓦的牧师，需要前往意大利。在去往意大利的途中，维萨里在扎金索斯岛上遭遇了海难。由于缺医少药，1564年，他在扎金索斯岛去世了。

主要作品

1538年 《六块解剖钢板》
1543年 《人体结构》

THE SCIENTIFIC BODY
1600—1820

科学团体
1600—1820年

威廉·哈维首次准确完整地描述了人体血液循环。

疾病分类学（如何对疾病分类）的提出者、英国医生托马斯·西德纳姆（Thomas Sydenham）发表了其治疗发热的方法。

贝纳迪诺·拉马齐尼（Bernardino Ramazzini）的《论手工业者的疾病》将工作场所与疾病和健康联系了起来，奠定了职业医学的基础。

英国作家、外交官夫人玛丽·沃特利·蒙塔古夫人（Lady Mary Wortley Montagu）给她五岁的儿子接种了天花疫苗。

1628年　　**1666**年　　**1700**年　　**1718**年

1661年　　**1671**年　　**18**世纪初—**18**世纪**20**年代　　**1725**年

马尔切罗·马尔皮基（Marcello Malpighi）用显微镜发现了连接动脉和静脉的毛细血管——补足了威廉·哈维血液循环理论中"缺失的一环"。

在《助产士们的书》中，简·夏普（Jane Sharp）为怀孕和分娩提供了广泛而又实用的指导。

在荷兰，赫尔曼·布尔哈夫（Herman Boerhaave）重新修订了病人检查程序，并首次引入了系统的病历记录。

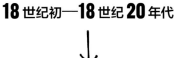

盖伊医院在英国伦敦开张，开业最初的目标是为"患不治之症的人和无可救药的疯子"提供医疗照护。

17世纪，随着科学革命加速发展，一系列巧妙的发明、创新的应用在其他科学领域兴起。在这些新兴技术的推动下，医学进步越来越快。新的科学方法影响了启蒙运动，整个社会越来越理性。人们提倡将理性思考和观察应用到社会的方方面面。这些变革随之推动了18世纪北美、法国和其他地区的政治革命。

科学方法

活跃于2世纪的古罗马医生盖伦的理论统治了欧洲医学近1500年，随着科学的发展，它正变得摇摇欲坠。在欧洲顶尖科学家的影响下，科学方法的概念开始形成：第一步，形成假设；第二步，设计实验来验证这个假设；第三步，分析结果，并得出结论。医学领域开始采用这种方法来评估诊断、治疗方案和治疗结果。

1628年，经过近20年的研究和科学实验，英国内科医生威廉·哈维出版了《心血运动论》一书，首次描述了心脏如何向全身泵血。1661年，意大利生物学家马尔切罗·马尔皮基指出哈维的描述中缺失了一环，即动脉中的血液如何进入静脉。他通过显微镜发现了一种比人类头发还细得多的小血管连接着动脉和静脉，并且把这种小血管命名为"毛细血管"。

全社会受益

英国助产士简·夏普将她几十年的观察和实践经验总结成了《助产士们的书》。这本书加深了人们对分娩过程、母乳喂养和婴儿护理的理解。意大利医学教授贝纳迪诺·拉马齐尼对54种不同种类的职业病做了仔细研究。这是对职业病的第一次重大研究，相关研究结果于1700年发表。

1747年，苏格兰医生詹姆斯·林德开展了最早的临床对照研究。当时他正在对患有坏血病的水手做系统的治疗。这种疾病如果不加治疗将是致命的。而詹姆斯的研究证实，现今广为人知的维生素C竟然可以治愈此种疾病。牧师爱德

苏格兰海军外科医生
詹姆斯·林德（James
Lind）出版了他的
《论坏血病》，并报
告了他1747年对索尔
兹伯里号上的水手进
行的临床试验。

约翰·亨特（John
Hunter）在伦敦创立了
一所解剖学院。在那里，
他提倡用新的科学方法
来研究外科。

英国化学家约翰·道
尔顿（John Dalton）
对色盲做了科学的描
述，色盲也被称为
"道尔顿症"。

爱德华·詹纳在《牛
痘产生原因及作用的
调查》中详细地阐述
了预防致命天花的救
命技术。

↑ **1753** 年　　↑ **1764** 年　　↑ **1794** 年　　↑ **1798** 年

1763 年　　　　**1793** 年　　　　**1794** 年　　　　**1816** 年
↓　　　　　　↓　　　　　　↓　　　　　　↓

在英国，爱德华·斯通
关于柳树皮治疗发热的
报告激发了人们对其有
效成分进行研究，并最
终开发出了阿司匹林。

法国军医多米尼克-
让·拉雷设计了一种
分级诊疗制度，将战
场上的伤员分为特别
紧急、紧急和非紧急
三种情况。

法国医生菲利普·皮内尔
（Philippe Pinel）在他的
《疯狂回忆录》中呼吁给
予患精神疾病的人更多的
同情和支持。

法国医生何内·雷奈克
（René Laënnec）发明了
听诊器，可以帮助医生
更有效地听病人的胸部
和肺部进而诊断疾病。

华·斯通观察发现柳树皮（含有阿
司匹林）可能对退热有帮助。他通
过观察利用柳树皮治疗发热的效
果，证实了自己的假设。

当时外科医生通常都是理发
师，并没有执业医师资格。苏格兰
海军外科医生约翰·亨特设置了严
格的守则来研究解剖学。在他的解
剖学院，他完善了手术流程，要求
只有在详细观察了解病人的情况
后，才能进行手术。而在正式开始
手术前，还需要在动物身上练习以
测试手术干预的效果。

在18世纪60年代的"七年战
争"里，亨特磨炼了自己的手术技
术。在19世纪末的法国，另一位军
医多米尼克-让·拉雷提出应该对

战场伤员按伤势的轻重缓急进行分
类，这样就可以确保那些伤势最严
重的人首先得到治疗。此后，分级
诊疗在战场上被广泛使用。1900年
前后，普通医院也开始广泛采用分
级诊疗制度。

与漫长的科学探索不同，分
级诊疗这样实用的制度实施后，
效果立竿见影。18世纪早期，医
院的出现改善了许多普通人的生
活，医院收治所有的病人，不论其
是否富有，也不论其有什么宗教
信仰。到19世纪末，在法国的菲利
普·皮内尔和英国的威廉·图克
（William Tuke）的推动下，患有
精神疾病的人也开始得到更好的医
疗看护。

疫苗的诞生

疫苗可能是人类历史上最伟
大的医学发明。1796年，英国医生
爱德华·詹纳发现接种牛痘可以预
防天花，这为后来小儿麻痹和白喉
等致命疾病的预防奠定了基础。目
前，疫苗接种每年可在全球范围内
拯救几百万人的生命。■

血液被驱动着在全身运转

血液循环

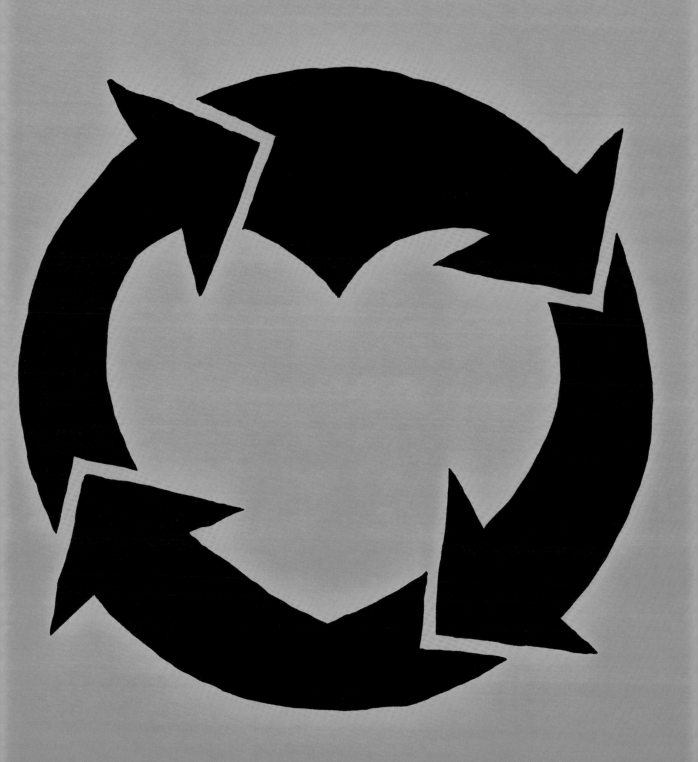

背景介绍

此前

2世纪 盖伦认为血液在肝脏中产生，然后在流向器官途中被耗尽。

1242年 伊本·纳菲斯发现了血液的肺循环。

1553年 迈克尔·塞尔维特（Michael Servetus）在他的《基督教的复兴》一书中正式提出了"肺循环"的概念。

此后

1661年 马尔切罗·马尔皮基发现了连接动脉和静脉的毛细血管。

1733年 斯蒂芬·霍尔（Stephen Hales）开创了测量血压（动脉血压）的先河。

1953年 美国心脏外科医生首次使用心肺机（完全心肺分流术）完成了一台成功的心脏手术。

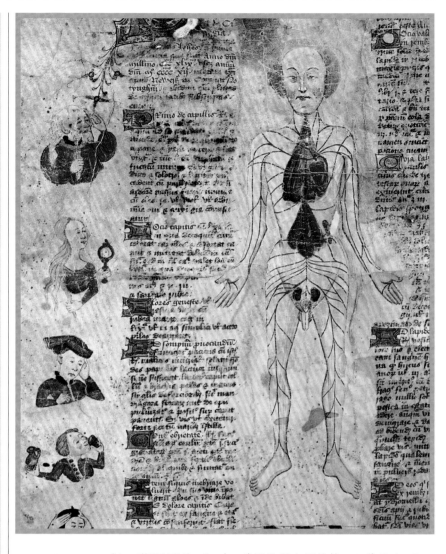

1628年，英国医生威廉·哈维发表了关于血液循环的新理论。经过十多年严谨的研究，他发现了人体内血液的来源和循环路径。他的这一观点挑战了流行近1500年的理论。

早期的理论

古代的医生就知道血液对人的生命至关重要，而且知道血液以某种方式在身体各处流动，心脏在其中发挥重要作用，但他们并不清

英国外科大师约翰·阿德恩（John Arderne）在其著作《实践》中对盖伦血液来自肝脏的理论做了详细的说明。

楚血液的流动过程。中国的《黄帝内经》认为血与气（生命的能量）混合在一起，并在身体周围传播能量。在古希腊，希波克拉底认为动脉从肺部输送空气，并且心脏有三个腔室。

最有影响力的理论是2世纪古

参见: 古希腊医学 28~29页, 传统中医 30~35页, 古罗马医学 38~43页, 伊斯兰医学 44~49页, 放血疗法和水蛭 52页, 解剖学 60~63页, 输血和血型 108~111页。

> 血液在右心室中被加热后, 从肺进入左心室。
>
> 伊本·纳菲斯
> 《伊本·西那〈医典〉解剖学评论》

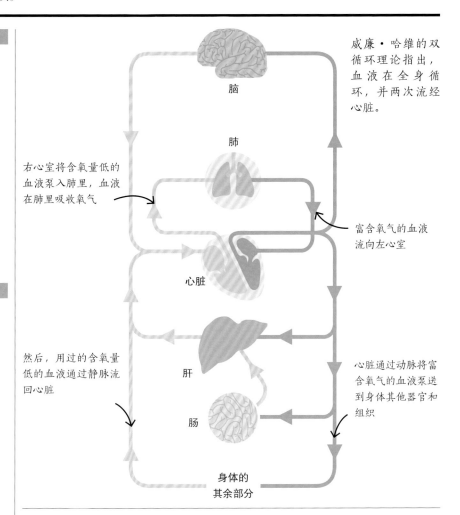

威廉·哈维的双循环理论指出, 血液在全身循环, 并两次流经心脏。

右心室将含氧量低的血液泵入肺里, 血液在肺里吸收氧气

富含氧气的血液流向左心室

然后, 用过的含氧量低的血液通过静脉流回心脏

心脏通过动脉将富含氧气的血液泵送到身体其他器官和组织

脑

肺

心脏

肝

肠

身体的其余部分

罗马医生盖伦的理论。盖伦认为人体有动脉和静脉, 但错误地认为血液在肝脏中产生, 然后由静脉输送到全身。不过关键的是, 他以为血液会被身体各处的组织吸收, 所以必须源源不断地补充血液。他不相信血液回到了肝脏或心脏, 也不相信血液会在身体各处循环。基于此, 他推测右侧心脏以某种方式滋养着肺部, 然后血液通过微小的孔洞进入左侧心脏。右侧心脏的血液与肺部的空气混合后, 最终进入动脉, 并由动脉将"元气"或"精气"输送到身体各处。

挑战权威

盖伦的理论成为此后1000多年里医学界非常基础的理论, 但他的理论也受到了挑战。13世纪的叙利亚医生伊本·纳菲斯就认为盖伦的理论有错误的地方。他认为心脏的左右心室之间没有小孔, 所以血液必须通过其他方式在心脏两侧之间流动。他猜测参与这一过程的是肺, 并因此确立了"肺循环理论", 解决了血液循环的谜团之一。

伊本·纳菲斯的研究让这一领域向前迈出了一大步。但这一理论的手稿直到1547年才被翻译成拉丁语, 然后才被欧洲学者了解。不过, 该理论也没有解决血液如何在身体中循环这个问题。1553年, 西班牙解剖学家和神学家迈克尔·塞尔维特再次强调了肺循环的观点。

但不幸的是, 他42岁时被当作异教徒烧死了, 他的著作也被焚毁, 所以他的理论没有产生太大的影响。

大约在同一时期, 意大利解剖学家雷亚尔多·科隆博(Realdo Colombo)又一次发现了肺循环的现象。科隆博于1559年发表了他基于人体解剖和动物解剖的研究结果。16世纪, 人体解剖在欧洲更加流行。但是, 由于天主教会拒绝批准, 因此想要获得尸体并非易事。

双循环系统

威廉·哈维曾在意大利帕多瓦大学学习，所以他对科隆博的肺循环理论非常熟悉。同时，他也能接触到安德烈·维萨里的解剖图。随后哈维在科隆博理论的基础上进一步考虑了肺部以外的血液如何循环这一备受关注的问题。1628年，他提出了人体双循环系统的理论，即血液流经心脏两次。他猜测血液在心脏和肺部之间流动，并从心脏流向身体的其他部位。这一发现至关重要，直接推动了后来医学领域很多方面的进展。

客观的实验

哈维的结论建立在一系列实验基础上。首先，他把注意力集中在盖伦的观点上，即血液是由肝脏产生的。他抽干了羊和猪的血液，并测量了它们的左心室。

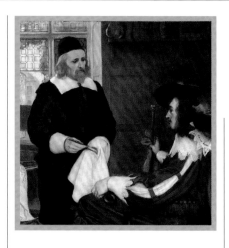

图中哈维正在向他的赞助人查理一世解释他的理论。1649年查理一世被处决后，哈维失去了圣巴塞洛缪医院主任医师的职位。

假设每一次心跳都将心室的血液排空——如盖伦所说，血液是不断产生的，而不是在体内循环的——那么每天从体内泵出的血液量将是动物体积的10倍左右。例如，一只狗的身体每天必须产生和消耗大约235升血液。这显然是不可能的。

在另一个实验中，哈维剖开了一条活蛇，并用镊子夹住静脉，然后切断心脏与镊子以下的静脉，血液流出，心脏与镊子之间的静脉瘪了，说明蛇的血液循环已经停止了。哈维还证明，当把止血带绑在人的手臂上时，静脉会充血，血液被推到心脏的方向，但不可能向反方向推。

哈维的实验表明，血液不仅在全身循环，而且是单向的。他通过计算得出，血液从左心室通过动脉向外循环，通过静脉流向右心室，然后通过肺回到左心室。他意识到动脉和静脉之间一定有细小的连接，这一切才能说得通，但他自己什么也观察不到。

在哈维证实血液在人体内循环之前，医生认为人体先产生血液，然后消耗血液。

→

哈维在大小不同的动物身上做实验，并计算出它们体内的血液量。

↓

他得出结论：流经心脏的血液量不可能像泵血那样被身体快速制造和消耗。

←

随后，他计算了心脏腔室的容积和泵血的速度。

↓

哈维在上述结论的基础上最终提出了血液双循环理论。

> 动物的心脏是它生命的基础，是器官的主要成员，是身体微观世界的太阳。所有的活动和力量都来源于心脏。

威廉·哈维
《心血运动论》

反对和质疑

1628年，哈维在他的著作《心血运动论》中公布了他的血液双循环理论。哈维的血液双循环理论一经发表就遭到了激烈的反对。医生们如此沉迷于盖伦的学说，以至于他们下意识地抵制双循环理论，许多人甚至嘲笑哈维通过客观实验得出结论的方法。

哈维最终未能找到血液从动脉进入静脉系统的路径，这成为他双循环理论的一个漏洞。所以，反对者利用这个漏洞挑战、质疑他的理论。1648年，法国医生让·里奥兰（Jean Riolan）指出，哈维的发现基本都建立在动物解剖学基础上，而动物的解剖结构可能与人体的完全不同。他质疑"这种循环是如何在不引起不适以及人体体液没有混合的情况下进行的"。

新的理解

直到1661年显微镜得到充分

改进之后，意大利生物学家马尔切罗·马尔皮基才观察到连接动脉和静脉系统的微小毛细血管网络。这时哈维已经去世4年。这个双循环理论中缺失的部分恰恰证明了哈维是对的。到17世纪晚期，心血管系统的血液双循环理论已经成为医学界新的权威理论，并完全取代了盖伦的观点。

哈维的发现为医学界带来了一系列进步。首先，它彻底地否定了放血和使用吸血水蛭清除系统中"多余"血液的古老理论。18世纪30年代，英国牧师和科学家斯蒂芬·霍尔首次描述了血压的重要性。托马斯·杨（Thomas Young）则在1808年概述了高血压的影响。"高血压"概念的出现又为心血管系统知识带来了新的突破。19世纪90年代，新型袖口血压计（一种用于测量血压的充气臂带）为医生评估心脏健康状况提供了强大的诊断工具。

威廉·哈维是医学史上的重要先驱，使存在已久的医学谜团得到了解答，并用坚实的血液循环循证观点取代了过时的理论。■

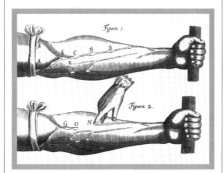

为了证明含氧量低的血液流向心脏，哈维用绳子捆住一只手臂，这样静脉就会充血鼓起来。然后，他试图把静脉里的血液向离心的方向挤压，终是徒劳。

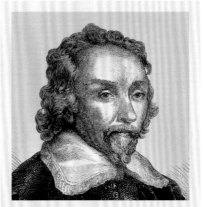

威廉·哈维

威廉·哈维出生于1578年，是肯特郡一个农民的儿子，在剑桥大学学医。毕业后，他进入帕多瓦大学学习，师从著名解剖学家希罗尼姆斯·法布里休斯（Hieronymus Fabricius）。

1602年，哈维回到伦敦，后于1609年成为圣巴塞洛缪医院的主任医师，1615年成为皇家内科医学院的讲师。1618年，他被任命为詹姆斯一世的首席医生，这让他获得了非常大的声望。在1628年发表他的双循环理论时，这一声望在一定程度上使他免于遭受社会的批评。他的另一项重要的工作是研究动物胚胎的发育。在这项工作中，哈维推翻了长期以来人们坚持的生命自发产生的理论。1657年，哈维去世。

主要作品

1628年《心血运动论》
1651年《动物的生殖实验》

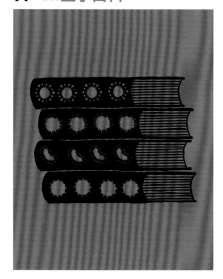

弄清病情，病除一半

疾病的分类

古希腊希波克拉底时代，到17世纪中叶英国医生托马斯·西德纳姆开始了自己的职业生涯，欧洲的医生一直以错误的四种体液作为诊断基础。

相反，西德纳姆则认为应该对症状和体征进行仔细、客观的观察，并使用同样的方法对疾病进行分类。这种疾病分类方法后来被称为"疾病分类学"。

在西德纳姆所处的时代，各种传染病（如1665年的伦敦大瘟疫）大流行，导致城市人口大量减少。因此，当时的社会迫切需要找到一种可以区分不同类型疾病的方法，以便有效地治疗这些疾病。

客观的观察

伦敦大瘟疫流行期间，拟定伦敦的死亡清单成为当务之急。这份清单列出了一些常见的死亡原因，如"出痘"等，但并没有基于详细的医学调查来得出结论。法国医生让·费内尔在他的《医学全书》中记录了关于疾病分类的内容。但西德纳姆的工作才是现代疾病分类学诞生真正的标志。

西德纳姆是早期研究猩红热的人之一，他首次将猩红热与麻疹区分开来。此外，他确定了痛风的慢性期和急性期，并将痛风和其他风湿性疾病分开。他认识到，发热

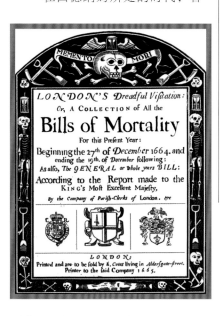

每周发布的死亡清单统计了死亡人数、（据称的）死亡原因及发病地点，以帮助人们避开疫区。

参见: 古希腊医学 28~29页, 古罗马医学 38~43页, 中世纪的医学院和外科医学 50~51页, 天然药房 54~59页, 组织学 122~123 页, 世界卫生组织 232~233页, 流行病 306~313页。

等症状并不是疾病本身,而是身体对疾病的反应,这也是他对医学的重大贡献。他于1676年撰写的《医学观察》成为此后200年医学院标准的教科书。

西德纳姆之后的疾病分类学

"疾病分类学"的概念得到了极大的发展。1763年,法国内科医生弗朗索瓦·布瓦西耶·德·索瓦勒斯(François Boissier de Sauvages)出版了《疾病分类》,将2400种躯体疾病和精神疾病分为10类,200多个属。6年后,苏格兰医生威廉·卡伦(William Cullen)出版了《系统疾病分类学概要》,这本书一直被广泛使用。

1869年,当伦敦皇家内科医学院出版了里程碑式的《疾病命名法》时,越来越多的国家认识到了建立一套统一的疾病分类系统的紧迫性。于是,1893年,国际统

> 和动植物一样,疾病也应该按"物种"(类型)进行分类。

> 首先需要提出科学假设,并尽可能客观详细地描述疾病。

> **疾病必须准确分类。**

> 由于有些疾病是季节性的,所以记录疾病发生的时间很重要。

> 疾病特有的症状与病人特有的情况(如年龄和体质)区分开来。

计学会采纳了法国统计学家耶克·贝蒂荣(Jacques Bertillon)编制的国际致死原因目录。该目录后来被重新命名为"国际疾病分类"(ICD),并由世界卫生组织管理和更新。ICD对所有已知的疾病、功能障碍和伤害,以及新发现的疾病进行了分类,就死亡原因建立了可比较的统计数据。最重要的是,它允许在全球范围内共享和比对相关信息。■

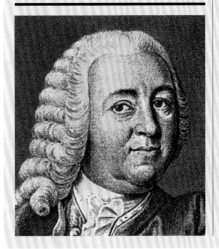

托马斯·西德纳姆

托马斯·西德纳姆出生于1624年。英国内战期间,他在奥利弗·克伦威尔(Oliver Cromwell)的军队中服役。之后,他在牛津大学完成医学专业的学习。1663年,他开始在伦敦行医。

在他1666年发表的关于发热的论文及后续研究中,西德纳姆开始发展他的疾病分类体系。这也反映了他的信念,即仔细检查和研判病人本身及疾病进程对于疾病分类非常重要。此外,他还倡导有效的草药疗法,如用柳树皮(主要成分是阿司匹林)来治疗发热,用金鸡纳皮(含有奎宁)来治疗疟疾。

许多医生反对他的理念,但其支持者也不少,其中较为著名的有哲学家约翰·洛克(John Locke)和科学家罗伯特·波义耳(Robert Boyle)。

1689年,西德纳姆去世。不久之后,他因在疾病分类学方面的创新性工作赢得了"英国希波克拉底"的美誉。

主要作品

1666年 《发热的治疗》

1676年 《医学观察》

1683年 《关节炎和水肿的治疗》

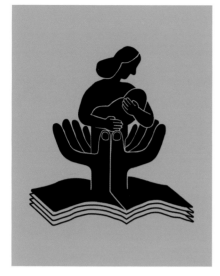

但愿分娩快而安

助产术

背景介绍

此前

1540年 英国出版的第一本助产手册是《人类的诞生》，译自德国医生尤查留斯·罗斯林（Eucharius Rösslin）的《玫瑰园》

1651年 尼古拉斯·卡尔佩珀（Nicholas Culpeper）出版了涵盖面广且实操性强的《助产士指南》一书。

此后

1902年 英国首次通过了《助产士法案》，并由此设立了中央助产士委员会来培训和发放助产士职业资格证书。

20世纪20年代 玛丽·布雷肯里奇（Mary Breckinridge）在美国肯塔基州创立了前沿护理服务（FNS）制度，并且证明了助产士可以比医生更安全地帮助产妇分娩。

1956年 英国成立了自然分娩信托基金（后来的国家分娩信托基金），以促进助产士领导的自然分娩。

一些没有受过正规训练或教育的普通妇女从接生婆那里学习接生的技能。

早期，很多助产接生的书是由男性撰写的，并且关于医学和人类生物学的书是用希腊语或拉丁语写成的。很少有女性能够阅读这些书。

简·夏普用英语写了一本《助产士们的书》，以教育女性"怀孕、生育和喂养孩子"。

简·夏普1671年出版的《助产士们的书》，是一本关于怀孕和分娩的全面手册，记录了助产士所需的经验。在此之前，英国所有关于生育的书都是由男性撰写的，其中就包括英国草药学家尼古拉斯·卡尔佩珀撰写的《助产士指南》。尽管卡尔佩珀承认自己从未参与过分娩，但他还是因这本非常流行的书而被后世称为"助产学之父"。相比之下，夏普从事了30多年助产士的工作。尽管人们对她知之甚少，但她在《助产士们的书》中对医学和人类生物学的深入见解表明她接受过正规教育。

宝贵的建议

夏普的《助产士们的书》包括几个部分：男性和女性的解剖结构、怀孕及怀孕可能带来的问题、胎儿不同的发育阶段、分娩以及分娩过程中可能出现的并发症。在分

参见: 医学界的女性 120~121页, 护理和卫生 128~133页, 避孕 214~215页, 激素避孕 258页, 体外受精 284~285页。

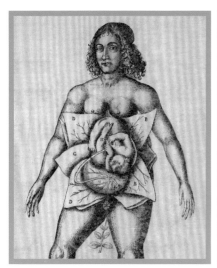

《助产士们的书》中的子宫插图展示了"孩子在出生时是如何躺在那里的"以及胎盘的作用。

娩部分, 夏普驳斥了产妇在分娩时应该保持一种姿势的固有认知, 认为产妇应该四处走动, 选择一个自己感觉最好的姿势。当时人们普遍认为后代的任何身体畸形都是上帝对父母罪愆的报复或惩罚。夏普驳斥了这一流行观点, 还解释了其中一些现象的生物学原因。

书中的最后一部分为产后生活提出了很多实用性建议, 如母乳喂养的指导, 以及如何正确养护稚嫩的婴儿。还有一些建议, 可能是针对新爸爸的, 教导他们如何安慰和照顾新妈妈, 指出新爸爸应该"因为新妈妈已经遭受了足够多的分娩之痛而尽量少给她们惹麻烦"。

只能是女性

《助产士们的书》明确指出, 助产应该是女性专属的职业。当夏普提到男性作者的助产书籍（如卡尔佩珀的《助产士指南》）时, 她能很快指出其中的错误。她还为女性助产士提供职业方面的建议, 并敦促她们接受正规教育。这样她们不仅能理解用希腊语和拉丁语写成的助产书, 还能加深对生物学和医学知识的理解。此外, 夏普还建议女性助产士学习基本的外科手术, 这样在出现分娩并发症时就不需要再请医生了。

领先于时代

到1725年时, 《助产士们的书》已经出现了4个不同的版本, 并在此后的几十年里, 一直是助产士和医生的首选图书。这本书的内容和方法显然很有远见。夏普用科学原理驳斥了很多毫无根据的宗教信条和家长式信仰, 同时还提供了很多实用的建议, 积极地推动改善女性地位。这本书见证了一位

对于人类的生存繁衍而言, 助产技术无疑是最有用和最重要的技术之一。

简·夏普
《助产士们的书》

女性闯入男性主导的科学和医学印刷领域的勇气。值得一提的是, 《助产士们的书》至今仍在出版, 经久不衰。■

夏普和两性

简·夏普的作品清晰、机智, 而且经常带有讽刺意味, 尤其是在讨论男性和女性的性行为时。夏普驳斥了"性生活不如意是由女性生殖器官导致的"这一固有观点, 并认为应当承担责任的是男性。她解释说: "的确, 运动（勃起）是必要的, 但有些男性的勃起时间很短, 而且短时间内几乎不可能再次勃起。"

夏普赞美女性的生殖器官, 惊叹于阴道和子宫颈的扩张、打开和关闭的能力, 并称之为"上帝的杰作"。她还强调了阴蒂刺激以及女性高潮在受孕中的重要性——这在17世纪几乎是闻所未闻的想法。在那个性别角色和女性性观念开放程度极其有限的时代, 夏普这种坦率的观点代表了一种重要且进步的声音。

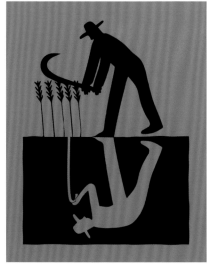

工人们的职业病

职业医学

1700年，意大利医生贝纳迪诺·拉马齐尼在摩德纳大学担任医学教授时，出版了他开创性的著作《论手工业者的疾病》。这本书详细介绍了54种不同职业中的疾病，并对可能导致这些疾病的高危因素提出了警告，比如不健康的姿势、重复和剧烈的劳作，以及灰尘、汞和硫等刺激性物质的危害。《论手工业者的疾病》代表了职业病治疗和预防方面的突破。拉马齐尼由于在这一领域的开拓性工作而经常被称为"职业医学之父"。

拉马齐尼的研究主要开展于意大利经济衰退时期，当时他所在的意大利北部的农业部门出现了严重的危机。他认为工人的疾病对社会经济有重大的影响，并着手研究如何最大限度地降低风险来改善工人的健康状况。为了开展职业病研究，拉马齐尼走访了工人的工作场所，调查了工作条件，并与工人当面交谈，了解他们的工作内容以及

职业性癌症

贝纳迪诺·拉马齐尼在调查助产士、奶妈和修女这样的女性职业风险时，发现了某些职业与癌症之间有关联。他发现修女比其他女性更容易患乳腺癌，但患宫颈癌的概率则更低，他认为这与修女单身有关。

这项研究发表于1713年，是流行病学研究的早期例子。在该项研究中，拉马齐尼首次比较了不同人群的疾病风险。1775年，英国外科医生珀西瓦尔·波特（Percivall Pott）首次证实了职业性癌症的理论。他发现，烟囱清洁工会因长期暴露在煤烟中而患阴囊癌。1788年，英国通过了禁止使用年轻男子当清洁工的法案。但是，与那些清洁工穿着防护服的国家不同，直到20世纪中叶，尽管新的加热和烹饪技术已经成为常态，英国的阴囊癌死亡率仍然很高。

参见: 古希腊医学 28~29页, 古罗马医学 38~43页, 天然药房 54~59页, 病历 80~81页, 流行病学 124~127页, 循证医学 276~277页。

在这个奇怪的医学分支中, 如清水般通透的事实常常被相互的对立、工资和工作时长的争议以及工会的争论搅得浑浊不堪。

艾丽斯·汉密尔顿
美国医生

困扰他们的健康问题。在那个医疗服务几乎完全为富人和权贵服务的时代, 这是极其不可思议的。在拉马齐尼看来, 与工人的交谈对他的研究非常重要。他甚至建议当时的医生在希波克拉底提出的问诊的基础上增加一个新的问诊题目:"你的职业是什么?"

职业病的预防和保护

拉马齐尼在书中一直强调工人所处的危险以及受到的剥削, 并给出了一系列保护措施。例如, 淀粉制造商应该将工作场所设在室外, 以减少工人与灰尘的接触; 污水池清洁人员应戴上防护口罩; 铁匠不应该长时间盯着熔炉。

在今天被人们称作"人体工程学"的科学中, 拉马齐尼建议工人不要坐或站太长时间, 特别是那些从事重复性或繁重任务的人, 应该定期休息, 而那些"需要靠眼睛完成工作……的人, 要时不时地放下手头的工作, 把目光转移到别处以给予眼睛充分的休息"。如果无法采取这些预防措施, 职业就可能会对健康状况造成长期影响。拉马齐尼还建议为受到伤害的工人寻找其他工作。

出版于理性时代的《论手工业者的疾病》标志着公众的健康问题逐渐得到关注。工业革命的进行从根本上影响了人们的生活和工作方式, 这本书后来也被翻译成多种语言, 相关的建议也很快得到进一步响应并被应用到了实践中。■

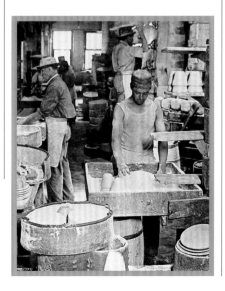

关于20世纪早期工业中毒的报道强调, 这些陶器制造工人由于长期接触铅釉而患上了一些慢性病。

贝纳迪诺·拉马齐尼在《论手工业者的疾病》一书中首次描述了职业病及其危害。

18世纪中叶, 工业化的加速进一步导致了工作环境的变化。

随着社会改革活动家和劳工运动游说, 职业病的发生以及带来的伤害得到了重视, 职业医学也逐渐成为一个成熟的领域。

立法工作尝试将职业危害降到最低, 并要求雇主创造安全的工作环境。

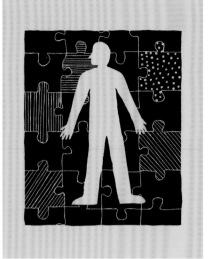

病人的特殊情况

病历

背景介绍

此前

约175年 古希腊以弗所的医生鲁弗斯（Rufus）写了《审查病人》一书。

约900年 拉齐强调医生需要根据对病人的问诊结果做出诊断。

1592年 意大利物理学家和天文学家伽利略（Galileo）发明了最原始的温度计。

此后

1761年 利奥波德·奥恩布鲁格（Leopold Auenbrugger）发明了叩诊技术，并将它作为物理检查的一种手段。

1827年 法国医生路易斯·马丁内（Louis Martinet）出版了《病理学手册》，其中包括了起草病历的最佳方法。

1893年 美国约翰·霍普金斯医学院开设了一门临床实践课程，要求学生参加两年的病房临床实践，包括记录病人病史等。

早在公元前5世纪古典医学时代，希波克拉底就强调了疾病检查的重要性，比如向病人提问以及认真记录疾病症状。2世纪，以弗所的鲁弗斯医生提出，向病人问诊的同时还应该将把脉作为物理检查的手段。到了中世纪，医生又引入了检测尿液等诊断技术，这进一步完善了疾病诊断体系。然而，这些方法普遍缺乏一致性，导致患相同疾病的不同病人之间的症状不能进行比较，比如无法比较病例之间的差异或共同特征，而且当时也没有医生尝试做一些疾病记录以供将来参考研究。

病历记录的诞生

1701—1729年，荷兰医生赫尔曼·布尔哈夫在荷兰莱顿大学担任教授并负责教授临床医学。在布尔哈夫医生的努力下，病历记录制度开始被确立下来。

作为医学教学改革的一部分，布尔哈夫坚持让学生在病床旁观察带教老师检查病人，并记录这些资深医生当天的诊断意见。布尔哈夫每天都会和他的学生一起查房：他对病人开展新的检查，比如检测病人的尿液，然后和学生一起回顾先前的病历记录。布尔哈夫特别强调尸检作为最终诊断的实用性。他利用这项技术找出了荷兰海军上

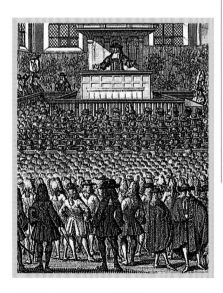

布尔哈夫是一位有天赋的演讲者，图中他正在向广大听众宣传临床检查和病历记录的重要性，他的知识传遍了整个欧洲。

参见: 古希腊医学 28~29页, 古罗马医学 38~43页, 伊斯兰医学 44~49页, 疾病的分类 74~75页, 医院 82~83页, 听诊器 103页, 癌症筛查 226~227页。

将范·瓦森纳尔男爵（Baron van Wassenaer）的死因：因暴饮暴食导致食管撕裂而死（这种疾病后来被命名为"布尔哈夫综合征"）。

新技术

许多留学生慕名来到荷兰莱顿大学，并在布尔哈夫的指导下学习。这让布尔哈夫记录病历的新方法从荷兰迅速传遍了整个欧洲。然而，布尔哈夫和他的继任者发现诊断工具的缺乏严重阻碍了他们的诊断。比如，温度计不够先进，甚至无法准确读数。

1761年，奥地利医生利奥波德·奥恩布鲁格发明了通过敲击身体表面来诊断疾病的技术，即叩诊。19世纪早期，医生会利用反射锤、听诊器和叩诊板等进行诊断。物理诊断设备的发明迅速革新了他们的诊断方法。19世纪中期，法国医生皮埃尔·查尔斯·亚历山大·路易斯（Pierre Charles Alexandre Louis）在布尔哈夫工作的基础上又前进了一步。他在巴黎的一家医院里进行了详细的临床研究，通过比较收集到的数据对病人的病情做出了准确的评估。路易斯坚定地认为，医生需要了解病人以前的健康状况、职业史和家族史，以及他们当前症状的细节——所有这些都要在病人治疗期间记录和更新，并在尸检时予以参考。时至今日，临床医学实践依然在使用病历记录的方法，可见布尔哈夫的理论仍然是现代医疗实践的核心。■

病人向医生提供他们的个人信息、主要问题或症状、病史和手术史等详细信息，以及目前服用的药物。

↓

医生将所有这些细节整理成正式的病历，并随着治疗进行更新。

↓

病人的病历可提供给其他医生，以备进一步治疗。

赫尔曼·布尔哈夫

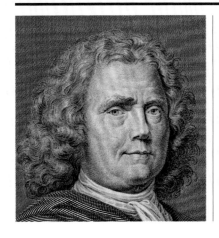

赫尔曼·布尔哈夫于1668年出生在荷兰，被称为"荷兰的希波克拉底"。他主攻哲学和医学，并在莱顿大学教授植物学、医学和化学课程，后来又担任该大学的教授、校长。

布尔哈夫在教学和临床方面的创新实践吸引了来自欧洲各地的学生，这也直接提高了莱顿大学的声誉。为了对过去两个世纪的医学发展进行系统的总结，他修订出版了前人的一些著作，比如安德烈·维萨里的《人体结构》。布尔哈夫认为，身体内的液体通过弹性血管在体内循环，当这种循环受到干扰时，疾病就会发生，他认为这时需要清除多余的血液。布尔哈夫于1738年去世。

主要作品

1708年 《医学研究机构》

1709年 《理解和治疗疾病的箴言》

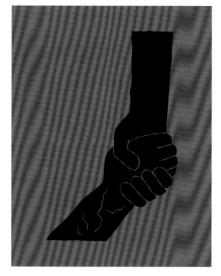

让病人尽快康复

医院

背景介绍

此前

约50年 古罗马军队在温多尼萨（今瑞士温迪施境内）建立了一家军队医院。

805年 哈里发哈伦·拉希德在巴格达建立了历史上首家综合医院。

1123年 圣巴塞洛缪修道院医院在伦敦成立，这是英国现存最古老的医疗机构。

此后

1725年 普鲁士的《医学诏令》规定了医学学位课程。

1790年 作为向所有人提供免费医疗运动的一部分，纽约药房成立了。

1824年 美国第一家专科医院——马萨诸塞州眼耳专科医院成立了。

在人类历史的大部分时间里，病人都是在家里由家人看护的。在古希腊时期，神庙里的治疗活动是某种形式的社区医疗保健的最早证据。然而，直到1世纪古罗马军队开始建造军队医院——这是一种治疗生病和受伤的士兵的医疗机构，才出现了现代意义上的医院，即一种配备医务人员的专门机构。

带有病房的医院在9世纪才开始在伊斯兰世界出现，其中一些医院还可以为老年人和患有精神疾病的人提供服务。在中世纪欧洲的基督教世界里，对病人的照顾主要与基督教的精神关怀和贫困救济有关。

中世纪欧洲的医疗服务主要与宗教机构的精神关怀和慈善理念相关。

科学的进步促进了"专业医疗服务"概念的形成，并使医疗服务与社会支持和宗教机构逐渐分离。

慈善个体和政府建立的医疗服务机构大大增加了所有人获得专业医疗看护的机会，并提高了相应的服务标准。

医院成为教学、创新和研究的中心。

参见: 伊斯兰医学 44~49页, 中世纪的医学院和外科医学 50~51页, 病历 80~81页, 外科学 88~89页, 分级诊疗 90页, 卫生学 118~119页, 护理和卫生 128~133页, 姑息治疗 268~271页。

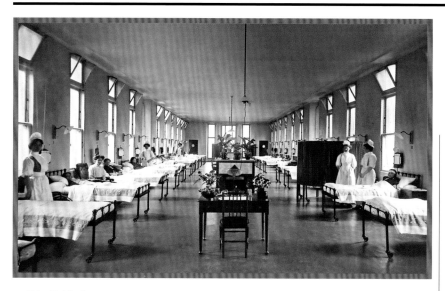

对公共卫生设施理解的加深改变了包括伦敦国王学院医院在内的许多医院的设计和布局。1913年, 伦敦国王学院医院从狭窄的环境搬到了现代化的卫生场所。

世俗化模式

16世纪的宗教改革削弱了宗教与医疗服务之间的联系, 许多修道院及其附属医院逐渐消失了。虽然有些医院被市政府接管, 但当时存在一种根深蒂固的观念, 即医院是穷人的收容所。这样一来, 政府接管医院意味着幸存下来的医院可能会成为一个把穷人和有传染病的病人拒之门外的地方。

在17世纪和18世纪, 富裕且有意做慈善的富人开始出现, 城市快速发展, 科学迎来巨大的突破, 这些变化直接催生了现代医院的诞生。在英国伦敦, 由托马斯·盖伊 (Thomas Guy) 于1721年建立的盖伊医院是早期的综合医院之一。盖伊是一位富裕的出版商, 也是一位商人, 他是通过南海公司的股票发财的, 该公司靠奴隶贸易起家。这家当时先进的医院希望能为 "患不治之症的人和无可救药的疯子" 提供医疗照护。这家医院有100张

病床和50名员工, 包括一名专职消杀臭虫的员工, 于1725年开始向病人开放。

类似的由富人建立的医院、慈善机构、公民信托机构以及大学, 首次为普通民众创造了一个不用考虑宗教信仰或是否有钱而可以随意进出的地方。美国的第一家综合医院于1751年在费城成立。纽约

的贝尔维尤医院最初设立在一间破旧的房子里, 但到了1816年, 它已经发展为可以广泛提供医疗服务和医生学习培训的医疗机构之一。在德国, 柏林夏里特医学院最初只是一家为瘟疫受害者设立的检疫医院, 后来成为军队医院, 1828年开始成为欧洲最大的大学附属教学医院。

时至今日, 我们可以理所当然地认为医院是使用最先进的医疗技术, 致力于治愈病人的地方。但是, 如果没有盖伊医院这样的先驱医院, 以及盖伊等先驱倡导的病人护理和科学结合的理念, 也许这一切会来得更迟。■

教育和创新中心

18世纪, 伴随着伦敦盖伊医院等机构的建立, 以及启蒙思想家对科学研究的推动, 医院发展的焦点开始发生改变。

普鲁士1725年的《医学诏令》为医生培训制定了标准。这标志着, 医院除了看护病人, 还将成为教育中心。到了1750年, 爱丁堡的皇家医院迎来了首个在临床病房实习的医学生。18世纪70年代, 维也纳的实习医生开始在病房里学习。

到了19世纪, 医院已经发展为创新中心和教育中心。1847年, 匈牙利医生伊格纳兹·塞梅尔维斯 (Ignaz Semmelweis) 提出了通过洗手减少疾病传播的方法。弗洛伦斯·南丁格尔 (Florence Nightingale) 在19世纪60年代也提出过类似的建议。这些建议给医疗实践带来了深刻的变化, 至今仍然是现代医院护理的基础。

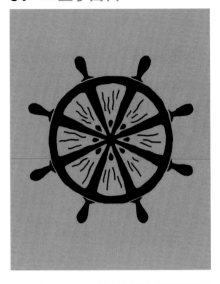

此水果不为人知的奇效

预防坏血病

1747年，苏格兰医生詹姆斯·林德在英国海军索尔兹伯里号上担任外科医生时，对12名患有坏血病的水手进行了一项临床对照研究。林德把病人分成6组，每组2人。他给每对受试者服用不同的补充剂，比如醋、海水、苹果酒、橘子和柠檬、稀释的硫酸、大蒜和芥末子的混合物。林德认为这些补充剂有可能成为治疗该疾病的方法。研究发现，那些吃柑橘类水果的人康复得最快，而接受其他"治疗"的病人则恢复缓慢或根本就没有恢复。

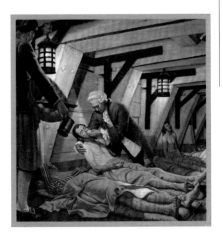

我们现在已经知道坏血病是由体内缺乏维生素C（抗坏血酸）造成的，并且缺乏维生素C约一个月就会开始出现症状。早期症状有极度嗜睡和关节疼痛等，如果不及时治疗，会进一步出现牙龈出血、牙齿松动、皮肤出血等严重症状，甚至会导致死亡。

这种疾病在水手中很流行。1520年，葡萄牙探险家斐迪南·麦哲伦（Ferdinand Magellan）在一次横渡太平洋的探险中失去了大部分船员。到18世纪中期，随着航运、海军活动和航行距离的增加，这个问题变得棘手起来。15—19世纪，这种"海上瘟疫"可能导致了200多万名水手死亡。这一数字甚至比死于风暴、战斗和其他疾病的人数加起来还要多。

詹姆斯·林德1747年的实验也是史上最早的临床对照研究之一。严格控制相同的条件，不同的仅有补充剂。因此，林德可以准确地比较不同的食物对坏血病的影响。

参见： 古希腊医学 28~29页，古罗马医学 38~43页，维生素和饮食 200~203页，循证医学 276~277页。

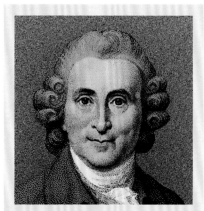

尽管坏血病的症状早有记载，但导致该病的原因一直不清楚。

越来越多的证据表明水手食用柑橘类水果可以治疗和预防坏血病。

林德用橙子、柠檬以及其他的补充剂做了严格的临床对照研究，证明了柑橘类水果在预防坏血病方面的作用。

医学界坚持认为坏血病是一种消化系统疾病，而不是由营养不良导致的疾病。

目前已经鉴定出柑橘类水果中特定的抗坏血病化合物是己糖醛酸（也叫"抗坏血酸"）。

詹姆斯·林德

1716年，詹姆斯·林德出生于苏格兰爱丁堡，15岁时他成为一名外科实习医生。1739年，他加入英国皇家海军。他在英国皇家海军索尔兹伯里号上对一群患有坏血病的水手进行临床对照研究后，于1753年在《论坏血病》一书中发表了他的发现。林德提议给水手喝柑橘类水果汁以预防坏血病，这也使得英国水手被人戏称为"绿柠檬"。

后来，林德回到他的家乡爱丁堡行医。1758年，他又被说服加入汉普郡戈斯波特新开的哈斯拉皇家海军医院，并担任主任医生，直到25年后退休。他提出了许多改善水手健康的保健措施。他也经常因为这些措施实施进展缓慢而感到沮丧。许多历史学家认为他是现代最早的临床研究者之一。林德于1794年在戈斯波特去世。

主要作品

1753年 《论坏血病》

一种"久负盛名"的疾病

坏血病的症状在古埃及文献中有过记载，希波克拉底也在其著作中描述过。事实上，在林德做临床对照研究之前，已经有一些人知道食用柑橘类水果可能可以预防坏血病。葡萄牙探险家瓦斯科·达·伽马（Vasco da Gama）就是其中之一。1497年，在他的船员们得了坏血病后，他成功地用橙子治好了他们。

尽管有不少类似的报道，但医疗机构坚持认为坏血病只是一种消化系统疾病，并且是由组织中缺乏"固定的空气"引起的。同时也因为很难在船上长时间携带新鲜水果，所以柑橘类水果在抗坏血病方面的作用一直未受到重视。幸运的是，林德去世后不久，英国海军迫于海军医生的压力，开始向在船上服役的水手提供柠檬汁。到19世纪初，其他的海洋国家也采取了类似的措施。■

去除根深蒂固的偏见不是一件容易的事情。

詹姆斯·林德
《论坏血病》

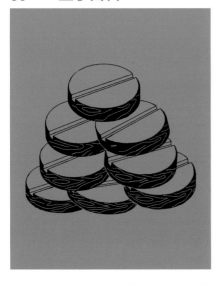

树皮也能奏效

阿司匹林

背景介绍

此前

约公元前1600年 古埃及医学典籍中提到了柳树具有消炎作用。

1676年 英国医生托马斯·西德纳姆公布了鸦片酊的配方，并称它可用于治疗疼痛。

此后

1887年 德国医生约瑟夫·冯·梅林（Joseph von Mering）首次在人体上试验对乙酰氨基酚。

1961年 英国药剂师斯图尔特·亚当斯（Stewart Adams）首次发现了布洛芬。

1998年 一项有26个国家18790名高血压病人参与的临床试验，证实了阿司匹林可以有效减少心脏病和脑卒中等心血管疾病的发生。

2015年 美国预防服务工作组提倡低剂量服用阿司匹林，以预防心血管疾病和一些癌症的发生。

阿司匹林是世界上使用最广泛的药物之一，从缓解疼痛、消炎到预防脑卒中和治疗一些心血管疾病都有它的身影。

治疗疟疾的方法

数千年来，柳树的药用价值一直为人们所熟知。公元前5世纪，古希腊医生希波克拉底研发了柳叶茶用于治疗发热和疼痛，特别是用于女性分娩时的镇痛。

18世纪，英国牧师爱德华·斯通外出散步时，咬了一口柳树皮，惊讶地发现柳树皮的味道和当时治疗疟疾的唯一特效药——奎宁特别像。而奎宁正是从金纳树皮中提取到的！斯通推断柳树可能可以用于治疗发热。因为发热往往与潮湿或者湿地环境有关，而这正是柳树生长的环境。

在接下来的几年里，斯通治疗了50名发热或疑似疟疾的病人。他把小剂量的柳树皮粉浸泡在水中，让病人每4小时服用1次。他

爱德华·斯通

爱德华·斯通是一名农民的儿子，1702年出生于英国白金汉郡的王子里斯伯勒镇。18岁时，斯通考进了牛津大学瓦德姆学院，并于1728年被任命为执事和牧师。两年后，他成为该学院的院士。

1745年，斯通搬到牛津郡的奇平诺顿，并在布鲁恩修道院担任牧师，还在几个教区教堂担任牧师。作为牧师的斯通，对医学和科学也非常感兴趣。1755年，斯通被任命为牛津郡的治安法官。1764年，斯通因布鲁恩修道院的一场大火结束了自己的牧师生涯。1768年，斯通在奇平诺顿去世，死后被葬在霍森登的教堂墓地。

主要作品

1763年 《柳树皮成功治好疾病的案例》

参见: 古希腊医学 28~29页，草药 36~37页，天然药房 54~59页，癌症治疗 168~175页，心电图 188~189页，抗生素 216~223页。

阿司匹林的合成过程

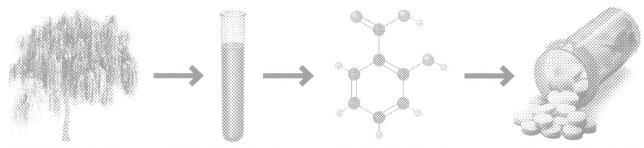

斯通在咀嚼柳树皮时，偶然发现柳树皮有镇痛和抗炎作用。

化学家分离出了柳树皮的活性成分——水杨酸，这是一种天然化合物。

水杨酸的化学结构确定后，化学家就可以人工合成了。

水杨酸经过修饰后会产生一种更安全的化合物——乙酰水杨酸，就是人们熟知的阿司匹林。

发现这种治疗方法对病人非常有效。1763年，斯通致信英国皇家学会，介绍了其6年来用柳树皮治疗发热的经历，并发表了一篇题为《柳树皮成功治好疾病的案例》的里程碑式论文。

柳树皮的活性成分

斯通的论文发表后，越来越多的药剂师开始将柳树皮当作药物。1827年，德国化学家约翰·毕希纳（Johann Buchner）成功分离出了这种带有苦味的物质，并将其命名为水杨苷，活性成分是水杨酸。两年后，法国药剂师亨利·勒鲁（Henri Leroux）成功从1.5千克的柳树皮中提取到了30克纯化的水杨苷。

1897年，德国拜耳制药公司的化学家费利克斯·霍夫曼（Felix Hoffmann）通过改变水杨酸的结构，发明了一种全新的药物——乙酰水杨酸，并将其命名为"阿司匹林"。1853年，法国化学家查尔斯·格哈特（Charles Gerhardt）就曾用乙酰氯和水杨酸合成了不纯的乙酰水杨酸钠。在霍夫曼的导师亚瑟·艾兴格林（Arthur Eichen-grün）的安排下，霍夫曼合成的乙酰水杨酸首次被用于医疗中。

拜耳制药公司从1899年起以阿司匹林为商品名在德国销售这种药物。它起初只是一种降温和消炎的粉末，随后因出色的镇痛效果开始风靡全球，并成为历史上第一款镇痛药。■

> 许多补救办法离其产生的原因并不是很远。这在柳树皮这一特殊的情况中是如此的合理，以至于我忍不住想要试用它。

爱德华·斯通
致英国皇家学会的一封信

1935年意大利的一则广告展示了服用阿司匹林片治疗不同类型疼痛的疗效。

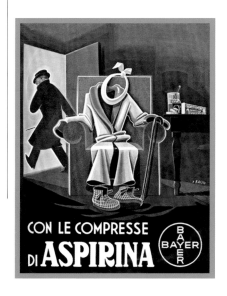

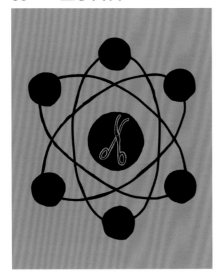

外科手术已成为一门科学

外科学

背景介绍

此前

约公元前17世纪　古埃及《史密斯外科纸草书》中记载了治疗伤口的手术。

约1150年　阿拉伯外科医生伊本·苏尔（Ibn Zuhr）在一只山羊身上进行了气管切开术，证明了该手术对人类是安全的。

1543年　安德烈·维萨里出版了他的《人体结构》，以前所未有的细节展示了人体内部的解剖结构。

此后

1817年　约翰·亨特的学生阿斯特利·库珀（Astley Cooper）进行了第一次结扎腹主动脉的手术。

1846年　美国牙医威廉·莫顿（William Morton）首次在手术中使用乙醚作为麻醉剂。

2001年　美国首次使用机器人开展了远程手术。

外科手术是第一个真正取得进展的医学学科。公元前17世纪，古埃及的《史密斯外科纸草书》中记载了多种不同的外科手术。到公元前1世纪前后，古罗马军医就完善了外科手术制度，而到了文艺复兴时期，解剖学取得了关键的进展。然而，由于缺乏麻醉或疼痛缓解措施，内部手术受到阻碍。人们对手术的长期影响也知之甚少。一台手术的成功或失败对医生来讲，可能非常容易判断，但很少有人会详细审查手术潜在的影响。

手术原则

18世纪，苏格兰外科医生约翰·亨特首次建立了科学、系统的外科学基础。作为一名军医，约翰·亨特在18世纪60年代七年战争期间充分磨炼了自己的外科技术。特别是从对枪伤的研究中，亨特得

> 如果传统的手术方法不奏效，外科医生会利用解剖学的知识重新组织手术。

> 新的手术会先在动物身上试验，再在病人身上实施。

> 需要详细记录术中以及术后（或死后）观察到的现象。

> 基于这些观察，不断改进手术技术。

参见: 整形手术 26~27页, 战场医学 53页, 麻醉 112~117页, 手术中的抗菌剂 148~151页, 机器人和远程手术 305页。

出结论:因取出子弹碎片而打开受损组织(这在当时是非常常见的做法)实际上会加重感染,而不是减少感染。

退伍回到伦敦后,亨特基于对解剖学和生理学的理解,调整了他的手术方式。他一方面对活着的病人进行详细的疾病观察,另一方面对去世的病人进行尸体解剖。亨特会根据对疾病的观察,在对病人进行手术之前,先在动物身上进行练习。这种严谨和归纳的方法使他最终成为现代外科学的奠基人。

1785年,亨特为一名45岁的马夫做了一台非常著名的手术。这名马夫的腘动脉上有一颗动脉瘤。巨大的动脉瘤覆盖了马夫整个膝盖的后部。亨特没有选择切开伤口来挖出动脉瘤,而是打开肌肉,插入结扎器。这些结扎器通过压迫血管来稳定血液流动。术后病人很快就恢复了行走,但随后不久就因高热不退而死亡。亨特尸检后发现,病人的动脉瘤已经消失,而且没有感染的迹象。

1786年,亨特首次发现了肿瘤的转移路径。他在临床中注意到一名男性病人肺部的肿瘤与马夫大腿上的肿瘤相似。这为肿瘤学发展奠定了坚实的基础。

持久的影响

亨特通过自己的观察完善了外科手术的实践,同时也赢得了极大的声誉。他的许多同行以及学生,如约瑟夫·李斯特(Joseph Lister),也开始模仿亨特的方法,即外科手术(以及新手术的发展)必须以科学为基础,而不是简单地继承传统。直到21世纪,该方法都在持续影响外科学的发展。■

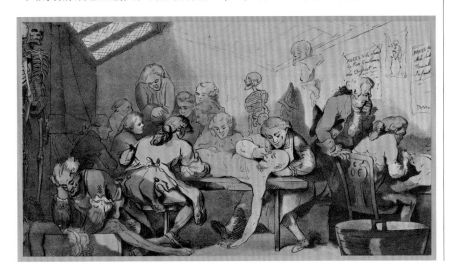

亨特的兄弟威廉和约翰在威廉解剖学校的解剖过程被完整地记录了下来。任何人只要愿意花钱,都可以观察和学习他们的外科手术技巧。

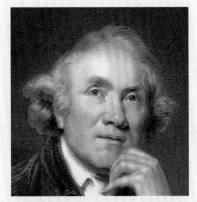

约翰·亨特

1728年,约翰·亨特在苏格兰出生,21岁时搬到伦敦,并与他的兄弟、解剖学家威廉一起生活。后来亨特进入圣巴塞洛缪医院学习外科,并在1760年被委任为军医,开始获得临床实践经验。

1764年,亨特在伦敦建立了自己的解剖学校,并开始推广其所学的知识,如比较解剖学、产妇和胎儿的血液循环系统、性病和牙齿移植的知识。疫苗先驱爱德华·詹纳便是其高足。

1767年,亨特成为皇家学会会员,1776年成为国王乔治三世的私人外科医生。1793年,亨特去世,其家人将他收集的一万多份解剖标本捐给了皇家外科学院。

主要作品

1771年 《人类牙齿自然史》
1786年 《论性病》
1794年 《论血液、炎症和枪伤》

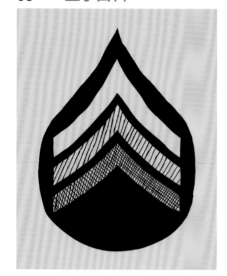

救治也分轻重缓急

分级诊疗

背景介绍

此前

约公元前1000—公元前600年 亚述人"Asu"是首位被载入史书的照顾伤员的军医。

约公元前300—公元400年 古罗马军队发展出了一套用于疏散和治疗伤员的系统。

16世纪 赤脚医生在战场上大显身手。随着治疗技术的日渐成熟，外科医生的医疗水平也迅速提升。

此后

1861—1865年 联邦外科医生乔纳森·莱特曼（Jonathan Letterman）在美国南北战争期间创建了一套新的战场紧急治疗体系。

1914—1918年 比利时医生安托万·德佩奇（Antoine Depage）设计了"分诊次序"，成为第一次世界大战期间救治伤病的指南。

1939—1945年 第二次世界大战期间，军医进入前线的移动救护站，按伤情紧急程度分诊、救治伤员。

1793年，在跟随拿破仑（Napoléon）打仗期间，法国军医多米尼克-让·拉雷男爵首次使用了一种称为"分级诊疗"（"分诊"）的系统来管理、治疗战场上受伤的士兵。他将他们分为十分紧急、紧急和非紧急三类。这样一来，无论什么军衔，所有重伤者都会被拉雷发明的"飞行救护车"送往附近的医疗帐篷。

医疗环境中的分级诊疗

拉雷的分级诊疗系统，加上医护人员的救助，大大减少了拿破仑士兵的总死亡人数。在随后的19世纪和20世纪，"分级诊疗"这一概念在战场中得到进一步发展。20世纪初，随着西方国家医院管理效率的提高，急诊也开发了一套分级诊疗系统，既可以决定入院病人的治疗顺序，也可以在现场对发生重大事故或灾难后最需要紧急医疗护理的病人进行优先治疗。

> 分诊护士需迅速做出决定，这些决定可能关乎生死。

> 林恩·塞尔·维瑟
> （Lynn Sayre Visser）
> 美国分诊护士和分诊制度推行者

今天，分级诊疗在医疗环境中已经被广泛使用。在不同的国家，分级诊疗可能分为3~5个级别。■

参见：战场医学 53页，医院 82~83页，外科学 88~89页，护理和卫生 128~133页。

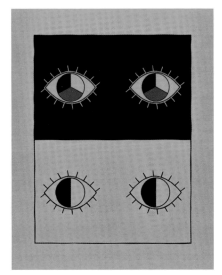

怪异的视觉现象

色盲

1794年，英国化学家约翰·道尔顿发现自己和弟弟都是色盲患者。道尔顿发现自己很难察觉红色，而橙色、黄色和绿色似乎也融合在了黄色和米色的阴影中。这是一种无法识别红色和绿色的视觉缺陷，被命名为"色盲"，更准确地说是色觉缺陷，后来也被称为"道尔顿症"。

道尔顿对色盲的描述立刻引起了科学界的兴趣。过了10年，英国物理学家托马斯·杨提出，人眼中有三种视锥细胞（具有编码色觉能力的视网膜感光细胞）——蓝、绿、红各一种。这三种原色的组合可以提供完整的彩色光谱。如果其中一种受体（比如道尔顿的绿色受体）有缺陷，人就会出现色觉缺陷。

有限的色谱

1995年，从道尔顿眼睛中提取的DNA显示，他患有红绿色盲，是三种色盲之一。由于缺乏对中波长光产生反应的M视锥细胞，他只能分辨两种或三种颜色，而不是正常视力可见的全光谱。罕见的蓝黄色盲（三色异常和三色盲）的人则难以区分蓝色和绿色以及黄色和红色。

虽然现在的筛查测试可以帮助眼科医生识别色觉缺陷，但该病仍然没有任何治疗措施。■

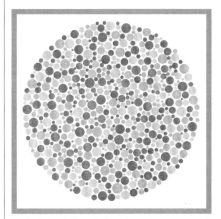

这个色点测试板是由日本医生石原信设计的，可以用于红绿色盲的检测。患有红绿色盲的人看不见图中的数字"57"。

参见: 伊斯兰医学 44~49页，解剖学 60~63页，遗传特征与状况 146~147页，生理学 152~153页。

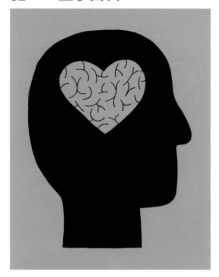

知之愈深，畏之越浅

精神卫生保健

背景介绍

此前

约公元前8000年 在摩洛哥塔弗拉尔洞穴出土的一具头骨上有人为钻的孔，这可能是为了治疗某种精神疾病。

1406年 西班牙瓦伦西亚开设了第一家精神病院。

此后

1927年 奥地利精神病学家曼弗雷德·赛克尔（Manfred Sakel）首次提出了胰岛素昏迷疗法，用于治疗精神分裂症。

1949年 葡萄牙神经病学家安东尼奥·埃加斯·莫尼兹（António Egas Moniz）开始使用脑白质切开术来治疗严重的精神疾病，他因此获得了诺贝尔奖。但这一疗法后来因会导致病人性格大变而受到业界质疑。

20世纪50年代 法国科学家发明了抗精神病药物来治疗精神分裂症和双相情感障碍。

18世纪之前，人们普遍害怕精神病人，这些人在社会上备受歧视。

社会剥夺了精神病人作为人的尊严，以至于他们的处境非常糟糕。

后来的启蒙运动启发了民众的"普世、自由、共同"的人道主义价值观。

随后，学界便引入了精神病人的人道治疗，即所谓的道德治疗。

期对精神疾病的认识不到位，给精神疾病的诊断和治疗带来了一系列挑战，特别是如何鉴定评估什么样的行为是"正常"的。在整个中世纪，各种迷信盛行，社会上弥漫着对瘟疫、饥荒和战争的恐惧。人们普遍认为精神病人可能是被某种恶魔附身了，必须将恶魔从身体内驱逐出去才能治好疾病。即便在后来歧视有所好转的情况下，精神病人依然会遭到整个社会的差辱与歧视。

时间来到16世纪，人们修建了越来越多的收容所，用以收容精神病人。大多数精神病人被强行关起来，甚至被锁起来，被当作没有逻辑能力的动物。精神病院不会帮助精神病人康复，而病人只能默不作声地过着悲惨的生活。

道德治疗

直到17世纪，对精神疾病的认识都没有任何进展。但在18世纪，欧洲的社会改革者开始将注意力转向精神疾病。18世纪80年代，意大利医生文森佐·基亚鲁吉

参见: 锂盐和双相情感障碍 240页, 氯丙嗪和抗精神病药物 241页, 认知行为疗法 242~243页。

> 这些机构的管理者往往知识匮乏, 缺乏人性。
>
> 菲利普·皮内尔
> 《论精神错乱》

(Vincenzo Chiarugi) 把镣铐从他的精神病人身上取了下来, 并鼓励他们保持良好的卫生、娱乐, 甚至为他们提供了一些职业培训。18世纪90年代, 在巴黎行医的菲利普·皮内尔试图证明一个假设, 即如果给予精神病人同情, 他们的病情就会好转。由此他提出了道德治疗——一种改善精神病人营养和生活条件的制度。

1796年, 英国慈善家威廉·图克沿着类似的道德治疗路线建立了约克疗养院。图克坚信体力劳动会给精神病人提供治疗价值。

皮内尔和图克倡导的道德治疗在19世纪初传入美国。道德治疗的重点是精神和道德发展, 以及病人的康复, 鼓励病人从事体力劳动

和进行娱乐活动。然而, 到了19世纪末, 收容所人满为患, 无法再提供个人护理, 道德治疗在很大程度上被放弃了。

心理卫生

19世纪末, 美国改革家克利福德·比尔斯 (Clifford Beers) 推动的精神卫生运动逐步取代了道德治疗。比尔斯自己抑郁和焦虑后接受的治疗体验非常糟糕, 他由此萌生了改革精神疾病治疗的想法。他提出了一种关注病人整体健康的治疗方法。比尔斯的著作《一颗找回自我的心》和他在1909年创立的全国心理卫生委员会 (美国) 对全球心理健康服务产生了深远影响。比尔斯治疗精神疾病的理念时至今日依然是心理健康服务的核心内容。■

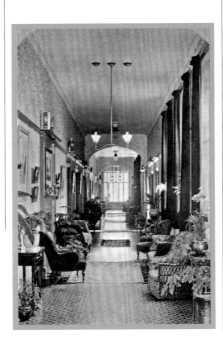

1887年建立的约克疗养院基于对精神病人进行的道德治疗。在这里, 病人被同情, 被当作客人, 而非囚犯。

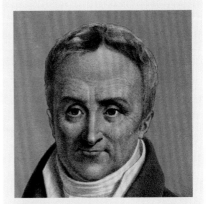

菲利普·皮内尔

菲利普·皮内尔于1745年出生在法国的琼奎德雷斯, 父亲是一名外科医生。1770年, 皮内尔放弃神学的学习, 进入了法国顶尖医学院蒙彼利埃大学学习。在学习期间, 他靠翻译医学和科学文献以及教授数学来养活自己。

1778年, 皮内尔搬到巴黎, 并在那里成为医学杂志《圣女公报》的编辑, 定期发表一些关于精神疾病的文章。1793年, 他被任命为比塞特临终关怀医院的院长, 两年后, 他成为萨尔贝提耶尔医院的主任医师, 这是一家拥有600张床位的精神病专科医院。他在比塞特和萨尔贝提耶尔两家医院设计的道德治疗方案, 彻底解放了被束缚了几十年的精神病人。皮内尔余生都在萨尔贝提耶尔医院工作, 最终于1826年去世。

主要作品

1794年 《疯狂回忆录》
1801年 《论精神错乱》

训练免疫系统

疫苗

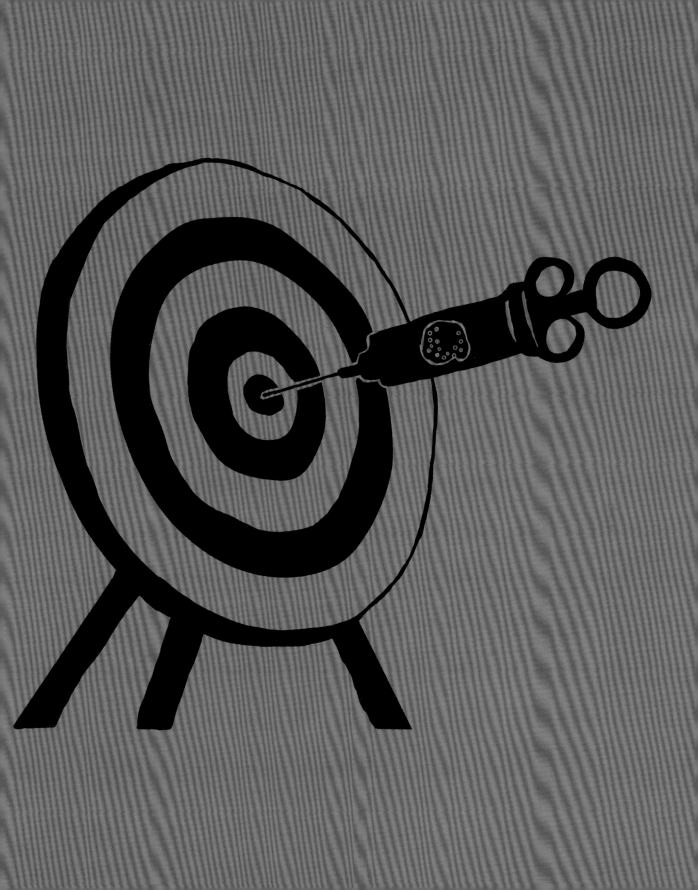

背景介绍

此前

约590年 中国的医生开始练习接种"疫苗"。

1713年 伊曼纽尔·提摩尼（Emmanuel Timoni）首次记述了君士坦丁堡的大规模疫苗接种。

1718年 玛丽·沃特利·蒙塔古夫人让她的小儿子在君士坦丁堡接种了疫苗。

1721年 在北美殖民地，牧师科顿·马瑟（Cotton Mather）呼吁接种天花疫苗来预防天花。

此后

1921年 法国科学家阿尔伯特·卡尔梅特（Albert Calmette）和卡米尔·介朗（Camille Guérin）发明了史上第一款可以预防结核病的疫苗——卡介苗。

1953年 美国病毒学家乔纳斯·索尔克（Jonas Salk）发现了一种可以预防脊髓灰质炎的疫苗。

1980年 世界卫生组织宣布"人类根除了天花"。

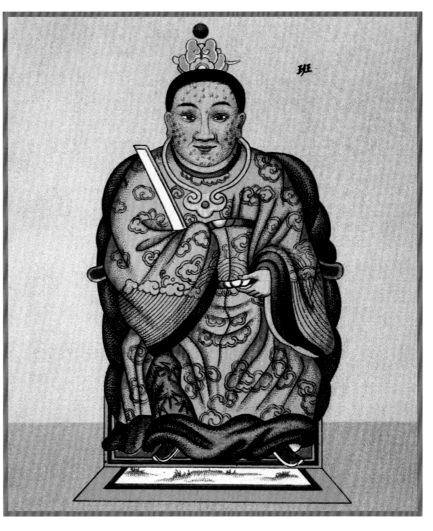

余化龙是中国传说中的痘神。在许多神话传说中，天花都被视为神对人类的惩罚。

疫苗可以说是有史以来最伟大的医学发明之一。疫苗在预防传染性疾病方面发挥了强有力的作用，以至于人们都忘了曾经天花、白喉、脊髓灰质炎和破伤风是多么可怕的疾病。

疫苗接种是指将灭活的病原体（或减毒的病原体）注射到体内来启动身体的免疫系统进而预防疾病的一种方法。接种疫苗让免疫系统获得了抵抗疾病的免疫力——在群体中，获得这种免疫力的人越多，疾病就越不容易传播。疫苗研发成功的关键是"安全无毒"，这是1796年英国医生爱德华·詹纳发明天花疫苗所取得的重大突破。

致命的天花

天花是一种由天花病毒引起的严重传染性疾病，有两种亚型。目前天花已经从世界上完全消失了。但在詹纳的疫苗出现之前，该病对人类的打击几乎是毁灭性的。18世纪，仅欧洲每年就有近50万人死于这种疾病。随着欧洲的探险者、商人和旅居者散布全球，天花和其他传染性疾病也传播到了全球各个地方。这些疾病导致了以前从未接触过这些病原体的人口大量死亡。

那些从天花中幸存下来的人通常会留下终生的伤疤，脸上有麻

参见：微生物理论 138~145页，免疫系统 154~161页，病毒学 177页，减毒活疫苗 206~209页，全球根除疾病 286~287页，人类免疫缺陷病毒和自身免疫性疾病 294~297页，流行病 306~313页。

> 天花如此致命，在我们中间又如此普遍，而人痘接种的发明对人体则完全无害。
>
> 玛丽·沃特利·蒙塔古夫人
> 给朋友的一封信，1717年

子。这些麻子正是可怕的脓包或"痘"留下的。此外，约三分之一的天花幸存者最终失明。在18世纪的英国，由于天花的暴发，只有三分之一的孩子活过了5岁。

不过早在古罗马时代，人们就知道了那些从天花中幸存下来的人会以某种方式获得免疫力。据记载，以前的天花幸存者常常会被要求照顾病人。长期以来，亚洲（尤其是中国）、非洲和欧洲的公共卫生工作人员一直在试图通过接种疫苗来复制这种自然免疫力。接种疫苗的方法是故意让健康的人感染上患有轻度传染性疾病病人身上的某种物质。

天花接种通常包括将粉碎的天花疮痂刺入手上的伤口，或将其吹入鼻孔中。在一种被称为"种痘"的做法中，父母会购买疮痂或被污染的衣服来"感染"自己的孩子。

接种疫苗后，人们会在几天内患上轻中度的天花，然后完全康复并获得终身免疫力。当然，也会有不少接种者因此死亡，所以这也是一个高风险的方法。此外，接种后存活下来的人也可能成为这种病毒的携带者。但天花如此致命，多数人还是会冒着死亡的风险接种疫苗。

皇家试验

接种疫苗这种想法在1700年前后就引起了欧洲医生的注意。1713年，希腊医生伊曼纽尔·提摩尼描述了他在天花流行期间看到希腊女接种员成功地为君士坦丁堡的数千名儿童接种了疫苗。1715年，威尼斯医生雅各布·皮拉里尼（Jacob Pylarini）在该市进行了疫苗接种，并写了一本书来记录接种的过程。后来，英国作家玛丽·沃特利·蒙塔古夫人也看到了这种做法，有趣的是她还曾被这种疾病毁了容。

接种的显著疗效给玛丽留下

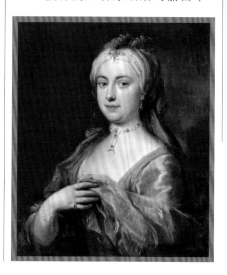

> 1736年，我的一个儿子死于天花。我非常后悔当初没有给他接种疫苗。
>
> 本杰明·富兰克林
> （Benjamin Franklin）
> 美国政治家

了深刻的印象。1718年，她请大使馆外科医生查尔斯·梅特兰（Charles Maitland）监督一名希腊女接种员为她5岁的儿子爱德华接种疫苗。此后，她成为这项技术的有力倡导者，回到英国后，她要求梅特兰为她的女儿也接种疫苗。

在不久之后的1721年，梅特兰受皇家委员会的委托进行了世界上首次临床试验，目的是向英国皇室证明接种疫苗是有效的。在英国医生汉斯·斯隆（Hans Sloane）的监督下，梅特兰为纽盖特监狱的6名死刑犯接种了疫苗。作为合作的条件，他们会在接种疫苗后被释放。几个月后他们活了下来，梅

天花幸存者玛丽·沃特利·蒙塔古夫人将疫苗接种的方法引入了英国，并成功引起了医生对疫苗接种的广泛关注。她的弟弟在20岁时不幸死于天花。

特兰在一些孤儿身上重复了这项试验。梅特兰临床试验获得成功的消息迅速传开，接种疫苗预防疾病的策略在整个欧洲和美洲殖民地开始广泛推广。1721年，马萨诸塞州牧师科顿·马瑟和医生扎布迪尔·博伊尔斯顿（Zabdiel Boylston）也开始在其所在区域大力倡导接种疫苗。1738年，卡罗来纳州暴发了严重的天花疫情，大约1000人接受了疫苗接种。同年，英国米德尔塞克斯也有近2000人接种了疫苗。

接种天花疫苗的过程非常危险，每30人中至少会有1人直接死于这种疾病。但大规模接种表明，接种疫苗的死亡风险比死于瘟疫大流行的风险要低得多。1757年，一名8岁的男孩接种了天花疫苗，而他的名字叫爱德华·詹纳。

更安全的疫苗

詹纳后来被誉为"免疫学之父"，在医学史上声名赫赫。但在18世纪70年代，他还只是一名乡村

> 我希望有一天，在人类身上接种牛痘的方法会传遍世界——当那一天到来的时候，这个世界将不再有天花。
>
> 爱德华·詹纳

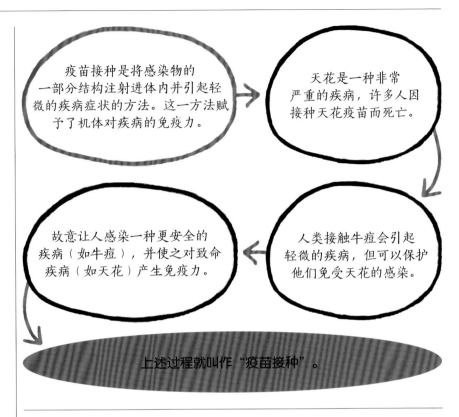

疫苗接种是将感染物的一部分结构注射进体内并引起轻微的疾病症状的方法。这一方法赋予了机体对疾病的免疫力。

天花是一种非常严重的疾病，许多人因接种天花疫苗而死亡。

人类接触牛痘会引起轻微的疾病，但可以保护他们免受天花的感染。

故意让人感染一种更安全的疾病（如牛痘），并使之对致命疾病（如天花）产生免疫力。

上述过程就叫作"疫苗接种"。

医生，和那个时期的其他医生一样，给很多病人接种疫苗，以防止他们感染天花。他对挤奶女工从奶牛身上感染牛痘之后对更致命的天花产生了免疫力的事很感兴趣。由于牛痘只是一种非常轻微的感染，所以他想知道牛痘能否提供一种比现有减毒疫苗更安全的接种方法。

据说，有一天，詹纳无意中听到一个挤奶女工吹嘘说："我永远不会得天花，因为我得过牛痘。我永远不会有一张丑陋的麻子脸。"此后，他开始认真地收集资料。在近30个病例中，他发现有过牛痘感染史的人似乎都对天花有免疫力。当时的詹纳还不知道，牛痘是由牛痘病毒引起的，而牛痘病毒可以传播给人类，并且与导致天花的天花病毒有密切的关联。

1796年，挤奶女工萨拉·内尔姆斯（Sarah Nelmes）去找詹纳，让他看她右手上的皮疹。詹纳诊断出她患有牛痘，并当即决定用他园丁8岁的儿子詹姆斯·菲普斯（James Phipps）作为他的"小白鼠"来验证他的理论。詹纳在男孩的一只胳膊上抓了几下，随即又把从那个挤奶女工右手的皮疹上取下来的牛痘物质揉搓进小男孩手臂上的伤口中。几天后，这个男孩果然得了牛痘，但很快就康复了。

在确定牛痘可以在人与人之间传播之后，詹纳开始了他的下一步试验，就是测试牛痘是否真的能使詹姆斯免受天花的侵害。詹纳用天花新病灶的提取物为这名小男孩接种了人的天花病毒。后来证实，詹姆斯自始至终都没有出现过天花

相关的症状。

随后詹纳继续收集更多的病例，并不断地更新他最初的试验。这一研究最终证实了他最初的猜想，即牛痘确实可以预防天花。1798年，他把自己的发现整理成册并出版了《牛痘产生原因及作用的调查》。这种牛痘感染人的疾病发现于英格兰西部的一些郡，尤其是格洛斯特郡。这种在皮肤下植入物质以预防疾病的技术就是后来广为人知的疫苗接种，而这个词来自"奶牛"的拉丁文名字vacca。

广为传播

詹纳把疫苗分发给任何有需要的人。在其他医生的大力支持下，牛痘疫苗在英国迅速传播开来。到1800年，这种技术已经在大多数欧洲国家和美国得到了实践验证。次年，詹纳又发表了一篇文章，名为《疫苗接种的起源》。在文章中詹纳总结了他的发现，并表示希望"这种疫苗技术实践最终的结果一定是天花这一人类史上最致命疾病的终结和消失"。

虽然詹纳是第一个对疫苗接种及其效果进行系统科学研究的人，但他可能不是第一个发现这种技术的人。1774年，当英国多塞特郡暴发天花疫情时，当地农民本杰明·杰斯蒂（Benjamin Jesty）决心保护自己的家人。他从一头感染牛痘病毒的奶牛的乳房上取下疮痂，并用一根小针将其注射到他妻子和两个儿子的胸部（杰斯蒂已经得过牛痘了，所以他没有给自己注射）。最终这个家庭成功躲过了这一次的天花疫情。又过了25年，詹纳一系列的研究和对疫苗接种的不懈推广才彻底改变了人们预防疾病的方式。

褒贬不一

詹纳的发现并没有得到普遍的认可。最强烈的反对声音来自一些神职人员，他们认为天花是上帝对人类罪愆的惩罚，任何干预上帝意图的企图都是亵渎行为。也有一些人害怕从病牛身上提取的物质

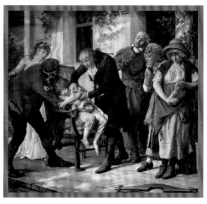

加斯顿·梅林格（Gaston Melingue）的这幅画描绘了1796年詹纳为詹姆斯·菲普斯接种疫苗的过程。詹纳非常感激这个男孩，后来在男孩的家乡伯克利为他建了一所房子。

进入他们的身体。1853年，牛痘疫苗接种成为强制性规定，一度引发了反疫苗运动人士的抗议游行，他们要求自主决定是否接受疫苗的接种。

在詹纳突破性发现之后的几十年里，疫苗的主要来源都是受感染的挤奶女工手臂上的牛痘痂。很少有人接种直接从牛身上提取的牛痘提取物。19世纪40年代，意大

爱德华·詹纳

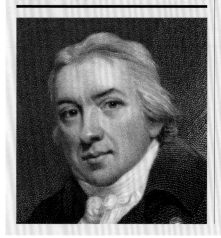

爱德华·詹纳于1749年出生在英国格洛斯特郡的伯克利，5岁时成为孤儿，和哥哥一起生活。1764年，他成为当地一位外科医生的学徒，21岁时成为伦敦著名外科医生约翰·亨特的学生。

詹纳的兴趣非常广泛：他帮助植物学家约瑟夫·班克斯（Joseph Banks）从南太平洋带回的新物种进行分类；自己造了一个氢气球；研究了布谷鸟的生命周期。此外，他还会拉小提琴、写诗。詹纳于1788年结婚，生了4个孩子。他在他家花园里的一间小屋里为穷人免费接种疫苗。这间小屋被尊称为"牛痘神庙"。詹纳一生赢得了广泛的认可，他于1823年去世。

主要作品

1798年 《牛痘产生原因及作用的调查》

1799年 《关于牛痘的进一步调查研究》

1801年 《疫苗接种的起源》

许多人害怕接种疫苗。这幅1802年詹姆斯·吉尔雷（James Gillray）创作的漫画描绘了詹纳给一个紧张的女人接种疫苗的场景。在女子周围，奶牛从接种牛痘的人身体里长了出来。

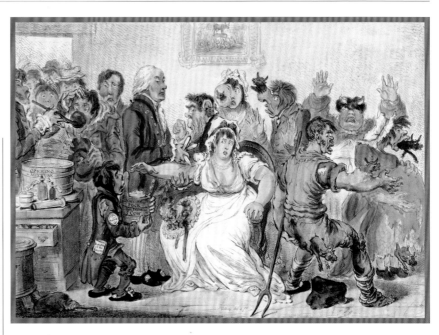

利医生朱塞佩·内格里（Giuseppe Negri）是最早使用牛材料直接为人接种疫苗的人之一。但直到1864年，法国医生古斯塔夫·拉努瓦（Gustave Lanoix）和欧内斯特·尚本（Ernest Chambon）才将一头感染牛痘病毒的小牛从意大利那不勒斯运送到巴黎，并开始提供"动物疫苗"服务。

从动物身上获取疫苗原材料有明显的优点。在几周的时间里，一头小母牛就可以提供足够的疫苗，最多可以提供数千剂。一小群牛就能给整个城市的人接种疫苗。还有一个好处，就是接种者与捐赠者的其他疾病没有交叉感染的风险。19世纪末，尚本把他的这一想法带到了美国，建立了"病毒农场"。1902年，大约四分之一的纽约人接种了疫苗。到19世纪

> 在此之前，医学还从未产生过这般重大利好。
>
> 托马斯·杰斐逊（Thomas Jefferson）
> 美国第3任总统

70年代，天花是唯一一种可以通过接种疫苗预防的疾病。但当法国的微生物学家路易斯·巴斯德和德国的罗伯特·科赫发现疾病是由微小的微生物引起的时，一切都变了。1877年，巴斯德认为，如果能找到针对疾病的疫苗，就能对付所有疾病。

减毒的细菌

为了证明他的理论，巴斯德试图给鸡接种霍乱弧菌，但大多数鸡死了。1879年，他有了一个惊人的发现。在他去度假之前，他指示他的助手用一种新鲜的细菌培养物给这些鸡接种，但助手忘记了。等他回来时，巴斯德给鸡接种了旧的培养物。这些鸡只得了轻微的病，并存活了下来，同时还产生了免疫力。巴斯德开始意识到，将细菌暴露在氧气中可以降低它们的致病能力。使用弱化细菌的想法并不罕见，但在实验室中特意削弱细菌的

致病能力后将其用作安全疫苗的想法却是一个巨大的突破。

另类疫苗

巴斯德立刻开始寻找其他疾病的疫苗。1881年，他研制出了一种炭疽疫苗，并成功地在绵羊、山羊和奶牛身上使用。1885年，他开始寻找狂犬病疫苗。

与霍乱和炭疽不同，狂犬病（巴斯德当时不知道）是由一种病毒而不是细菌引起的疾病，所以在实验室里很难培养。并且这种病毒变异很快，在人类使用之前需要通过不同的物种传播来降低毒性。巴斯德通过风干感染了狂犬病的兔子的脊髓获得了减毒狂犬病疫苗。

在狗身上试验成功后，巴斯德被说服在一名9岁男孩约瑟夫·迈斯特（Joseph Meister）身上试验疫苗。这名男孩当时被一只患狂犬病的狗咬伤，很可能会死亡。巴斯德每天给这个男孩注射一系列减

毒的兔脊髓混合物。最后这招奏效了，男孩恢复了健康。巴斯德坚持认为，他的这种方法也应该被称为"疫苗接种"。

受到巴斯德成功的启发，世界各地的科学家开始寻找其他的"减毒活疫苗"。科学家坚信，按照这种方法，他们能够找到疫苗，并根除每一种疾病。自那以后，人们陆续发现了结核病、黄热病、麻疹、腮腺炎和风疹等疾病的疫苗。

做对的事情

接种疫苗的关键在于找到合适的疫苗。疫苗必须刺激免疫系统产生正确的抗体，但它不应该使人生病。科学家毫不怀疑，对付大多数传染病的最好办法就是找到一种疫苗。

对于某些疾病，一种疫苗似乎就足以提供长期免疫力。但对于一些疾病，如流行性感冒，病毒的新变种一直出现，就必须不断开发新的疫苗来对抗每一个变种——而

那些易患冬季流行性感冒的人则需要每年秋天接种新的疫苗，以保护他们免受当年流行性感冒的侵害。另外一些疾病很难研制出有效的疫苗，如艾滋病，这是因为人类免疫缺陷病毒直接攻击人的免疫系统。

疫苗接种挽救了数亿人的生命。天花已被彻底根除，许多其他传染病也在减少。例如，在美国，白喉病例从1921年的206939例下降到2004—2017年的2例；百日咳从1934年的265269例下降到2018年的15609例；麻疹病例从1941年的894134例下降到2019年的372例。

人们一直在成功地阻击新的疾病。例如，20世纪90年代引入b型流感嗜血杆菌（Hib）疫苗以来，曾导致数万名儿童死亡的脑膜炎在欧洲和美国的发病率分别下降了90%和99%。■

疫苗如何发挥作用

当身体暴露于病原体（一种致病的有机体）时，身体会通过释放大量针对特定病原体的抗体来应对。产生抗体需要一段时间，在免疫系统发起反击之前，身体可能会出现一系列感染的症状。最终，如果病原体被打败，人就会活下来，身体最终也会康复。

然而，当身体再次遭遇这种病原体时，抗体会在疾病发展起来之前就将其消灭。接种疫苗是通过使免疫系统接触减毒的、灭活的病原体的一部分来增强免疫力的方法。这些"安全"的病原体会触发机体产生抗体，但通常不会引起疾病。对于某些疾病而言，一次免疫就足够了。对于其他疾病，则需要通过一系列疫苗逐渐建立免疫力，或通过"加强"注射来建立免疫力。

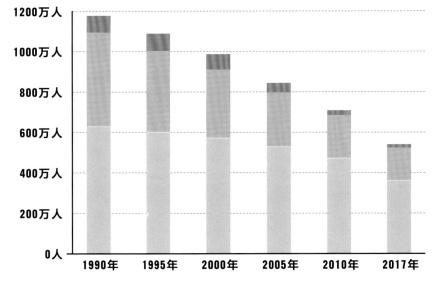

疫苗接种大大提高了全球5岁以下儿童的预期寿命。每个条形图的高度表示死亡总人数，彩色部分表示可以通过疫苗预防的死亡人数。

图例：死亡原因

■ 可通过疫苗预防的死亡原因
1. 破伤风
2. 百日咳
3. 麻疹

■ 可通过疫苗部分预防的死亡原因
1. 脑膜炎和脑炎
2. 腹泻
3. 急性呼吸道感染

■ 其他死因（疫苗无法预防）

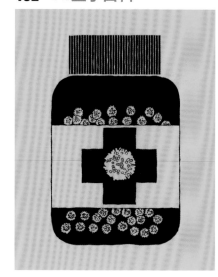

以毒攻毒

顺势疗法

德国医生塞缪尔·哈内曼（Samuel Hahnemann）在他1796年写的论文《确定药物疗效的新原则》中首次提出了"同类治疗"的药物体系。在将苏格兰医生威廉·卡伦1781年的《本草讲座》翻译成德语后，哈内曼对卡伦的观察结果进行了验证，即服用金鸡纳树皮粉末（后来从中提纯了奎宁）会产生与疟疾相似的症状，但人们已经知道金鸡纳树皮粉末可以治疗疟疾。恰好哈内曼也得过疟疾，这使他得出了"以毒攻毒"的原则。这是顺势疗法的关键原则，由哈内曼在1807年创造。

因为坚信剂量越低，效果越好，所以哈内曼常常开出高度稀释的药方。在欧洲各国和美国，顺势疗法很快成为一种流行的替代疗法，取代了清洗和放血等传统疗法。到1900年，美国已经出现了1.5万名顺势疗法医师。这个系统至今依然有很多追随者。但是，传统医学警告道，没有可靠的证据支持顺势疗法，所以不建议用顺势疗法来治疗慢性或严重的疾病。由于一些顺势疗法产品会与传统药物发生反应，因此计划采用顺势疗法的人士应先咨询专业的医生。虽然许多使用者报告了积极的结果，但这些可能是安慰剂效应，很大程度上是由于顺势疗法从业者的整体观念所致的。■

顺势疗法产品的效果并不比安慰剂更好。

英国下议院
科学技术委员会

参见: 阿育吠陀医学 22~25页，古希腊医学 28~29页，草药 36~37页，中世纪的医学院和外科医学 50~51页，天然药房 54~59页。

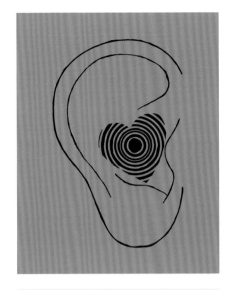

去听心脏跳动的声音

听诊器

背景介绍

此前

公元前17世纪 古埃及的《史密斯外科纸草书》提到，可以通过体内的声音听出疾病的迹象。

约公元前375年 希波克拉底提议，可以通过摇晃病人，并将耳朵贴在他们的胸部来倾听异常情况。

1616年 威廉·哈维指出，从胸腔处能听到流经心脏的血液脉冲。

此后

1852年 美国内科医生乔治·菲利普·卡曼（George Phillip Cammann）完善了他柔性双耳听诊器的设计。

1895年 法国的产科医生阿道夫·皮纳德（Adolphe Pinard）发明了一种可以检测子宫内胎儿活动的听诊器。

1998年 美国3M公司推出了一种新的利特曼听诊器，这种听诊器可以通过电子放大的方式检测难以被传统听诊器察觉到的声音。

1816年，法国医生何内·雷奈克发明了史上第一个听诊器。他发现把耳朵贴在病人胸口听心肺的做法既低效又尴尬，特别是在检查女性病人时。雷奈克发现，把一张纸卷成圆柱体，压在病人胸部或背部，能使声音更清晰。他的第一个听诊器是一个直径3.5厘米，高25厘米的中空木管，一端连接着一个小耳机。他称之为"听诊器"（stethoscope），这个词来自希腊语中的"胸部"（stethos）和"观察"（skopein）。

广泛使用

1819年，雷奈克出版了《论间接听诊》，讨论如何通过听诊器听到心肺疾病及异常的声音。这引起了医学界极大的兴趣，并在接下来的30年里极大地促进了该仪器的广泛使用。1826年雷奈克去世后，人们将其进一步改造成了包括一个可弯曲的管子、两个耳机，以及

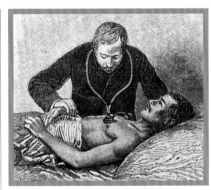

一幅19世纪的雕刻作品表明听诊器的形式几乎没有变化。在现代医院里，医生开始使用掌上超声波扫描仪来替代听诊器。

紧贴背部和胸部的双钟（一个中空的钟用来检测低频声音，一个隔膜用来接收高频声音）的仪器。20世纪60年代初，美国教授大卫·利特曼（David Littman）开发了一种更轻、声学效果更好的听诊器。2015年，巴勒斯坦医生塔雷克·路巴尼（Tarek Loubani）发明了第一个3D打印的听诊器，进一步弥补了听诊器的不足。■

参见： 血液循环 68~73页，病历 80~81页，心电图 188~189页，超声波 244页，心脏起搏器 255页。

CELLS AND MICROBES

1820—1890

细胞和微生物
1820—1890年

英国产科医生詹姆斯·布伦德尔（James Blundell）为一位分娩后严重出血的母亲成功输血，但这个过程存在许多严重的风险。

美国牙医威廉·莫顿成功地实施了以乙醚作为麻醉剂的第一台手术。

瑞士生理学家阿尔伯特·冯·科立克（Albert von Kölliker）意识到，所有的组织都是由细胞组成的，而细胞又由其他细胞发育而来。随后他出版了《组织学手册》，并开创了细胞生物学这一医学领域。

在克里米亚战争期间，弗洛伦斯·南丁格尔在斯库塔里护理伤员。她1859年出版的《护理札记》开创了现代护理医学的先河。

1829年　　**1846**年　　**1852**年　　**1854**年

1843年　　**1846—1860**年　　**1854**年　　**1858**年

美国医生奥利弗·霍姆斯（Oliver Holmes）提供的证据表明，产褥热具有传染性，但可以通过严格的卫生措施进行预防。

在19世纪的六次霍乱大流行中，第三次也是最严重的一次蔓延到亚洲、欧洲、北美洲和非洲，造成了数百万人死亡。

英国医生约翰·斯诺（John Snow）将伦敦苏荷区暴发严重霍乱的原因追溯到一个水泵。这一调查研究过程为后来流行病学的发展奠定了基础。

鲁道夫·魏尔啸（Rudolf Virchow）的《细胞病理学》展示了医学应该如何通过检查单个细胞来发现疾病的起因。

19世纪，光学显微镜让医学取得了巨大的进步。放大倍率提高到了数百倍，而且清晰度更高。随着研究人员对人体的研究越来越深入和精细，细胞和亚细胞层面的研究开始受到关注。瑞士解剖学家阿尔伯特·冯·科立克研究了大量的动物材料样本，后来又开始研究人类样本。他观察了几乎所有类型的组织：皮肤、骨骼、肌肉、神经、血液和内脏。他的第一部作品《组织学手册》于1852年出版，很快成为生物学和医学领域的必读图书。

仅仅6年后，德国病理学家鲁道夫·魏尔啸在1858年出版的《细胞病理学》中，便通过应用组织学（微观解剖学的研究）来理解疾病。疾病的起因、诊断及治疗的进展都可以通过对细胞的观察来实现。"生命从非生命物质中自发产生"等古老理论正在逐渐失去市场，取而代之的是细胞理论。后者有三个关键结论：所有生物体都是由一个或多个细胞组成的；细胞是生命的基本结构单位；细胞来自已有的细胞。

在法国和德国，科学家的进一步研究不仅关注人体自身的细胞，还关注身体的入侵者。19世纪50年代，法国微生物学家路易斯·巴斯德开始通过对微生物的研究来帮助当地的啤酒和葡萄酒工业发展。这些领域的产品总是受到变质和酸味的影响。巴斯德的结论是，造成这些问题的是微小的有机体——细菌，而不是化学变化或自然原因。

进步与挑战

巴斯德开始关注动物疾病，包括蚕病，以及农场牲畜的霍乱和炭疽。他创造性地以显微镜为基础开展研究，并且研究得十分透彻。他认为这些有害的微生物也可能导致人类的许多疾病。在巴斯德的研究下，微生物理论逐渐形成了。

大约在这个时候，德国微生物学家罗伯特·科赫开始声名鹊起。1875年，他发现了导致炭疽的细菌——炭疽杆菌，随后又发现了导致结核病和霍乱的细菌。巴斯德和科赫还努力针对他们发现的细菌研制疫苗。1881年，巴斯德成功研

法国科学家路易斯·巴斯德发表了他的微生物理论。他怀疑许多疾病是由通过多种途径传播的微生物引起的。

法国医生克劳德·伯纳德描述了他"内环境稳态"的概念，这成为后来生理学发展的关键理论。

约瑟夫·李斯特声称在手术中用石炭酸作防腐剂取得了非常积极的效果。

俄国研究员伊拉·梅契尼科夫认为，白细胞是人体防御机制的一部分，而不是实实在在地传播疾病。

1861 年 　　 **1865** 年 　　 **1867** 年 　　 **1882** 年

1865 年 　　 **1865** 年 　　 **1870** 年代 　　 **1884** 年

奥地利牧师格雷戈尔·孟德尔（Gregor Mendel）在植物杂交试验中发现了遗传定律。但孟德尔遗传定律的价值直到1900年才被认识到。

伊丽莎白·加勒特-安德森（Elizabeth Garrett-Anderson）是英国第一位获得医生资格的女性。1874年，她与伊丽莎白·布莱克威尔（Elizabeth Blackwell）共同创办了伦敦女子医学院。

互为竞争对手的路易斯·巴斯德和罗伯特·科赫宣布发现了炭疽和霍乱等疾病的起因，从而证实了微生物理论。

法国医生阿方斯·拉韦朗（Alphonse Laveran）率先提出，引起疟疾的寄生虫是由蚊子传播的。

制出了一种炭疽疫苗。

工业化带来了城市化的便利，却也导致了城市和工厂中拥挤、不卫生等负面的问题。疾病模式因此发生了变化，霍乱、伤寒和痢疾等问题愈加突出。社会开始建立医疗组织、制定管理实践和护理标准的条例，以应对这些问题。英国于1800年设立了皇家外科医学院。1808年，法国大学将医学院列为六个院系之一。然而，当时这些职业在很大程度上是由男性主导的。1847年，在美国，伊丽莎白·布莱克威尔抓住了大学招生这个千载难逢的机会，注册了一个医学学位。她的做法很快就被其他女性先驱效仿。

环境卫生和外科手术

1854年，英国改革家弗洛伦斯·南丁格尔和她的护理团队前往土耳其的斯库塔里，照顾克里米亚战争期间受伤的士兵。拥挤、不卫生的病房条件导致死于疾病的人比死于战争的人多10倍。南丁格尔的努力极大地减少了人员的非正常死亡。回到英国后，她继续游说相关机构，并于1859年出版了《护理札记》。该书是公认的现代护理实践的基础。

19世纪另一个进展很大的领域是麻醉。几个世纪以来，外科医生一直被清醒的痛苦尖叫和在刀下挣扎的病人所限制，因此必须非常迅速地完成手术。最初医生利用一氧化二氮为麻醉剂进行手术，从19

世纪40年代开始，美国的医生开始用乙醚麻醉。随后乙醚麻醉迅速传到欧洲。随着发展，氯仿又成为首选的麻醉剂。从此，外科医生不必再着急忙慌，可以从容地开展更复杂的手术了。

尽管如此，术后感染仍然是手术的常见风险。19世纪60年代，英国外科医生约瑟夫·李斯特开始使用石炭酸作为杀灭病原体的防腐剂。他通过一系列研究发现，在用石炭酸对手术器械和环境消毒后，术后感染大大减少了。然而，即使证据如此明确，他还是遭到了一些医疗机构的拒绝，这些机构的教条继续阻碍着医学的进步。■

将健康的血液注入病人体内

输血和血型

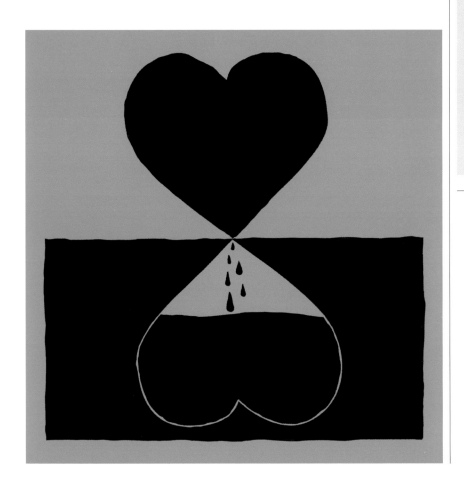

背景介绍

此前

1628年 威廉·哈维出版了《心血运动论》一书，他在书中描述了血液的循环。

1665年 理查德·洛尔（Richard Lower）尝试在两条狗之间输血。

1667年 让-巴蒂斯特·丹尼斯（Jean-Baptiste Denis）将羊羔的血液输注到人体内。

此后

1914年 阿道夫·休斯汀（Adolph Hustin）开发了长期抗凝血药物。

1916年 第一次世界大战期间，美国陆军军医奥斯瓦尔德·罗伯逊（Oswald Robertson）建造了"血库"。

1939年 卡尔·兰德斯坦纳（Karl Landsteiner）和亚历山大·韦纳（Alexander Weiner）发现了Rh血型系统。

成人体内大约有5升（11品脱）血液。严重失血会导致休克、器官受损，甚至死亡。失血是外伤死亡的主要原因，也是几个世纪以来产妇分娩死亡的常见原因。输血的概念——就像英国产科医生詹姆斯·布伦德尔在1829年所尝试的那样，用另一个人的血液代替病人失去的血液——似乎是一种显而易见的治疗方法。但开始的时候因为安全问题，输血屡遭失败，直到1901年奥地利医生卡尔·兰德斯坦纳发现并命名了三种血型才揭

参见: 放血疗法和水蛭 52页,战场医学 53页,血液循环 68~73页,免疫系统 154~161页,器官移植手术 246~253页,单克隆抗体 282~283页。

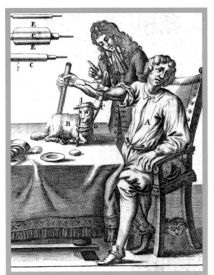

在早期将羊血输给人的实验中,医生将羊颈动脉中的血液转移到人肘部内侧的静脉中。

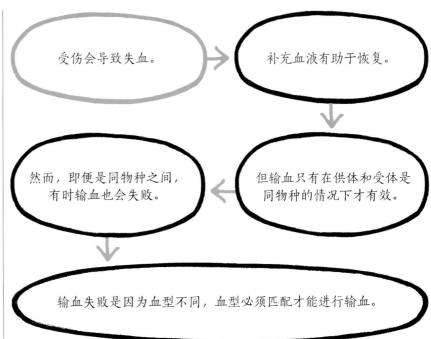

受伤会导致失血。 → 补充血液有助于恢复。

然而,即便是同物种之间,有时输血也会失败。 ← 但输血只有在供体和受体是同物种的情况下才有效。

输血失败是因为血型不同,血型必须匹配才能进行输血。

开了血液安全问题产生的原因。

早期的实验

医生很早就在论文或论著里描述了输血的治疗意义,但第一次有记录的输血是由英国医生理查德·洛尔在1665年进行的。他将一只狗的血抽干,"直到它的力气几乎耗尽",再从另一只狗身上取血,并将血输入第一只狗体内使它复活。最后第一只狗康复了,但供血的那只狗死了。在洛尔的实验之后,英国和法国的医生开始在人身上尝试这种手术。考虑到抽血可能会致使捐赠者死亡,所以他们采用了动物的血液。结果显而易见,伴随而来的是一系列输血后死亡的报告。

1667年,法国医生让-巴蒂斯特·丹尼斯给一名病人注射了羔羊血,之后这名病人死亡了。丹尼斯面临谋杀的指控。随着死亡人数越来越多,许多医生开始谴责这种做法,次年伦敦皇家学会禁止了这种做法。

利科克和布伦德尔

19世纪,医生们开始再次研究人类输血的可能性。1816年,巴巴多斯一位种植园主的儿子约翰·亨利·利科克(John Henry Lea-cock)在苏格兰爱丁堡对狗和猫进行了输血实验,并确定输血的供血者和受血者必须是同物种。利科克还在两只狗之间创造了一个交叉循环,然后改变了血液流动的速度,观察了阻碍的效果,重新建立了双循环。他还建议用人体输血来治疗出血。不过,他是否真的进行了人体输血目前尚无定论。

詹姆斯·布伦德尔知道利科克

一种动物的血液不能大量用于替代另一种动物的血液。

詹姆斯·布伦德尔
《生理和病理生理学研究》

的实验后，做了进一步的研究。他发现，因失血过多而"表面死亡"的狗可以通过输入其他狗身上的血而复活。用人血复活狗的尝试并不成功：在他的实验中，有5只狗死亡，只有1只恢复了健康。布伦德尔的实验方式与利科克的不同，他输的是静脉血，而不是动脉血，此外他用注射器输送血液，而不是用管子连接供体和受体。布伦德尔计算了他的输血方法中血液凝固所需的时间，得出的结论是：血液在注射器中停留不能超过几秒钟。

人与人之间输血

第一次有记载的人与人之间输血是1818年由布伦德尔主导的。在外科医生亨利·克莱恩（Henry Cline）的帮助下，布伦德尔给一名胃癌病人输血。他每隔5分钟向病人体内注射约400毫升（0.7品脱）来自不同献血者的少量血液。病人最初表现出好转，但两天后去世了。不过当时的分析认为这可能是因为病人本身已经濒临死亡。

		供体血型							
		O+	O-	A+	A-	B+	B-	AB+	AB-
受体血型	O+	✓	✓	✗	✗	✗	✗	✗	✗
	O-	✗	✓	✗	✗	✗	✗	✗	✗
	A+	✓	✓	✓	✓	✗	✗	✗	✗
	A-	✗	✓	✗	✓	✗	✗	✗	✗
	B+	✓	✓	✗	✗	✓	✓	✗	✗
	B-	✗	✓	✗	✗	✗	✓	✗	✗
	AB+	✓	✓	✓	✓	✓	✓	✓	✓
	AB-	✗	✓	✗	✓	✗	✓	✗	✓

这张图表显示了哪些组合的血型是相容的。O型血被称为万能供血者，可以输给任何人。然而，O型血的人只能接受O型血的人的血液。AB+型血的人是万能受体，他们可以接受任何人的血液。

图注：
● 相容
✗ 不相容

在接下来的10年里，布伦德尔和他的同事又进行了几次输血，但都没取得太大的突破。10个接受治疗的病人中只有4个存活下来。1829年，《柳叶刀》杂志报道了首例成功输血的病例——一名产后大出血的妇女。医生从她丈夫的手臂上抽取了大约250毫升（0.4品脱）血液，经过3小时的手术，她从严重的产后出血中恢复了过来。意识到输血的严重风险后，布伦德尔开始主张只在治疗危急病人时才输血。其他尝试给病人输血的医生也报告了令人沮丧的失败率。虽然少数病人对治疗有积极的反应，但多数人在几天内就去世了。

卡尔·兰德斯坦纳

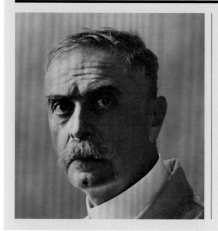

卡尔·兰德斯坦纳于1868年出生在奥地利维也纳，父亲是一名著名的记者和报纸出版商，在兰德斯坦纳6岁时就去世了。在母亲的抚养下，兰德斯坦纳在维也纳大学学医，并于1891年毕业。之后，他花了5年时间在实验室里进一步学习了生物化学知识，然后在维也纳总医院开始了医生的职业生涯。

1896年，兰德斯坦纳成为维也纳卫生研究所细菌学家马克斯·冯·格鲁伯（Max von Gruber）的助手，在此期间他进行了血清的免疫反应研究。在1901年发现了血型后，他又发现了导致梅毒的微生物，以及导致脊髓灰质炎的病毒。1930年，他获得了诺贝尔生理学或医学奖。兰德斯坦纳75岁时仍在工作，于1943年死于心力衰竭。

主要作品

1928年　《输血的个体差异》

血型

直到20世纪初，医生才明白出现不同输血反应的原因。他们观察到，当不同人的血液在试管中混合时，红细胞有时会聚集在一起。当时的人们普遍认为这是由疾病引起的，所以没有进行认真的研究。1900年，奥地利医生卡尔·兰德斯坦纳决定看看健康的血液混合在一起会发生什么。他从自己和5名同事身上采集了样本，并记录了血液混合在一起时发生的情况。

兰德斯坦纳在1901年发表了他的研究结果，并将人类的血液分为三种类型。他发现，根据血型的不同，抗原也不同，而且当供体的红细胞与受体的红细胞类型不同时，血液就会凝结。如果一种血型的血液被输入另一种血型不相容的受体体内，就会引发免疫反应：受

新冠疫情暴发后，印度尼西亚的献血者献血。从感染中康复的人血液中富含抗体，他们的血浆被用于治疗仍在与病毒抗争的病人。

体的免疫系统会攻击外来的血细胞，导致它们爆裂。破裂细胞积聚，随后血栓会引发受体血管的栓塞，甚至导致死亡。

兰德斯坦纳将血型分为三种：A、B和C（C血型后来被重新命名）。1902年，兰德斯坦纳的学生发现了第四种血型：AB。1939年，兰德斯坦纳和亚历山大·韦纳又发现了Rh血型系统。Rh+（Rhesus阳性）或Rh-（Rhesus阴性）表示红细胞表面存在或不存在影响血液相容性的遗传蛋白。

新的可能性

兰德斯坦纳的发现使安全输血成为一种常规疗法。1907年，纽约市西奈山医院内科医生和血液学家鲁本·奥滕伯格（Reuben Ottenberg）根据兰德斯坦纳的血型理论进行了第一次成功的输血。此外，对血型的全新认识也为器官移植铺平了道路，因为器官移植依赖供体和受体的血型相容。■

血库

在兰德斯坦纳研究的基础上，输血的快速发展促进了血液的安全储存。1914年，比利时医生阿道夫·休斯汀发现，在血液中加入少量柠檬酸钠可以阻止血液凝固。两年后，纽约市洛克菲勒研究所的佩顿·劳斯（Peyton Rous）和约瑟夫·特纳（Joseph Turner）发现，如果在柠檬酸钠中加入葡萄糖，血液就可以安全储存14天。

1916年，美国陆军军医奥斯瓦尔德·罗伯逊建立了第一个血库。利用劳斯和特纳的方法，他创造了血液的供应系统，以在第一次世界大战的战场上进行手术。

1921年，英国红十字会工作人员珀西·奥利弗（Percy Oliver）建立了世界上第一个献血者服务机构——一个自愿献血者的血库。1937年，伯纳德·凡图斯（Bernard Fantus）博士在芝加哥库克县医院建立了血库，并发明了"血库"一词。

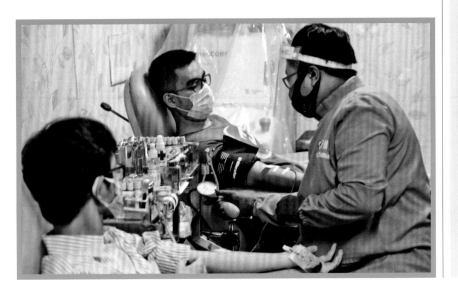

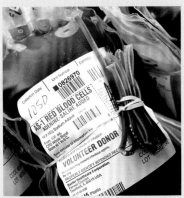

现代血库可以在献血后将血液保存数周。血浆则可以储存长达3年。

舒缓、安静、令人无比愉悦

麻醉

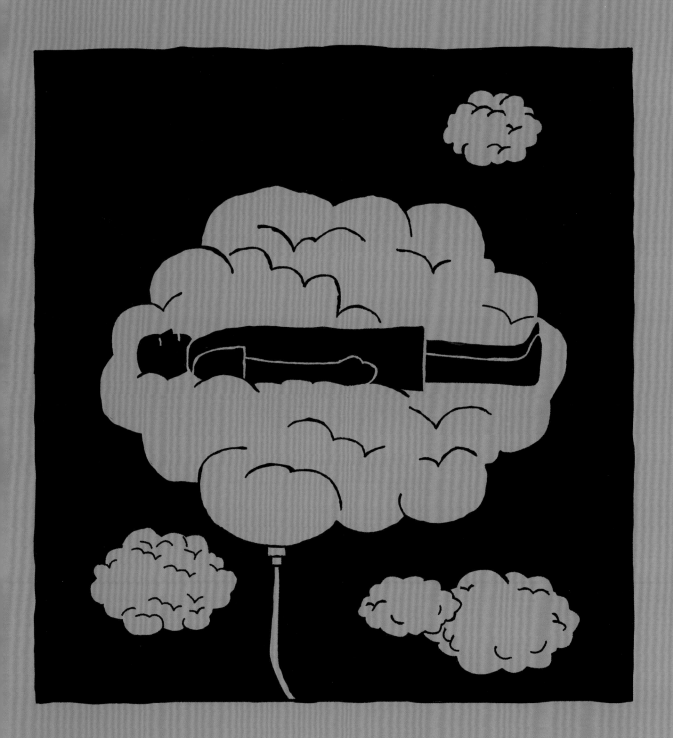

背景介绍

此前

公元前6世纪 据《妙闻本集》记载,古印度医生妙闻主张用大麻和酒来麻醉手术中的病人。

2世纪 中国医生华佗使用含有鸦片的麻醉剂(麻沸散)。

约1275年 西班牙医生拉里斯(Raymundus Lullius)发现了乙醚,并称其为"甜硫酸"。

此后

20世纪40年代 美国神经精神病学家A. E. 贝内特(A. E. Bennett)用肌肉松弛剂箭毒来治疗接受电休克疗法(ECT)的脊柱骨折病人。

1960—1980年 氯胺酮和依托咪酯取代了早期可能引发心脏不良反应的巴比妥类药物,成为新的麻醉剂。

20世纪90年代 七氟醚作为一种安全有效的吸入麻醉剂,得到了广泛的应用。

在外科手术中使用镇静剂的历史可以追溯到几千年前。医生使用一系列从植物中提取的麻醉物质,如曼德拉草等。古希腊医生狄奥斯科里迪斯在1世纪根据曼德拉草的作用创造了"麻醉"这个词,意为"感觉的缺失"。然而,直到19世纪中期,大多数在欧洲接受手术的病人才有了有效的镇痛措施。

19世纪初,英国出现了一种新的麻醉剂,但尚未投入临床使用。1798年,年轻的化学家汉弗莱·戴维(Humphry Davy,后来因发现了氯和碘以及发明了矿用安全灯而闻名于世)受命研究笑气——一氧化二氮的麻醉效果。笑气是约瑟夫·普里斯特利(Joseph Priestley)在1772年发现的一种氮氧化物。戴维发表了一篇论文,描述了这种物质产生的快感和减轻疼痛的效果——他在自己长出的智齿上测试了这一特性。戴维建议在手术中使用这种气体。他的助手、科学家迈克尔·法拉第(Michael Faraday),在随后研究了吸入乙醚的效果,而今天乙醚的镇静作用已经广为人知。

娱乐性麻醉剂

"笑气派对"和"乙醚狂欢"成为维多利亚时代上流社会的新潮流。戴维就常常在自己的客厅里举行这类聚会。那些吸了几口这种气体的人说,吸完笑气后感到非常愉悦。词典编纂者、内科医生彼得·马克·罗格(Peter Mark Roget)是《罗格同义词词典》的作者,他在书中描述道,这是一种失重、快速下降的感觉。诗人塞缪尔·泰勒·柯勒律治(Samuel Taylor Coleridge)则描述这种感觉就像从雪地里散步回到温暖房间里。然而,从派对气体到手术麻醉剂的跃迁,并没有立即实现,主要原因可能是剂量难以控制。法拉第在1818年报告说,一名被乙醚麻醉的病人过了24小时都没有醒来。

大约在同一时间,美国的医学生和年轻知识分子也开始玩起了同样的游戏。内科医生克劳福德·朗(Crawford Long)有一天晚上和朋友一起吸入乙醚,然后观察效果。第二天早上,朗发现自己身上有新的瘀伤,但他不记得是什么动作造成了这些瘀伤,也记不起来受伤时的疼痛。他由此猜想,乙醚可能会是一种消除手术疼痛的良药。随后他很快有了验证这一

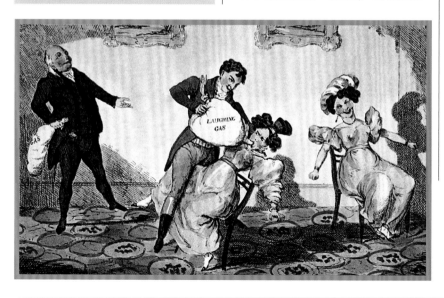

在1830年的一幅英国讽刺画中,笑气(一氧化二氮)被比喻为"骂人的妻子"。当时,这种麻醉剂主要因吸入后产生快感而"臭名昭著"。

参见： 整形手术 26~27页，传统中医 30~35页，草药 36~37页，手术中的抗菌剂 148~151页，微创手术 298页，纳米技术 304页，机器人和远程手术 305页。

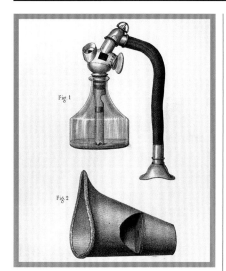

1846年，在巴黎的一次手术中，乙醚首次被用作了麻醉剂。早期的基础版面罩很快就被更有效的面罩取代，比如这张记载于19世纪法国医疗手册中的面罩。

猜想的机会。

乙醚早期的医学应用

　　1842年，一名年轻人找到克劳福德·朗，问他是否可以帮他切除脖子上的皮脂腺囊肿。克劳福德·朗用乙醚麻醉了他，手术非常成功。为此，克劳福德·朗开心极了。此后他开始在其他手术中使用乙醚作为麻醉剂，但直到1849年，克劳福德·朗才向世人报告了他的发现。此时其他人已经在推广这种新麻醉剂的效果了，朗也因此永久失去了成为乙醚麻醉发现者的机会。

　　霍勒斯·韦尔斯（Horace Wells）是美国康涅狄格州哈特福德市一位不知名的牙医，他在观看了一氧化二氮和乙醚的效果后，认

识到了它们的潜力。为了在自己身上进行测试，韦尔斯在一位牙医同事给他拔牙之前吸入了一氧化二氮。结果，在整个拔牙过程中，他都没有感到疼痛。于是，他和他的商业伙伴威廉·莫顿开始在他的诊所使用这种气体。到1845年，韦尔斯已经有足够的自信在哈佛医学院

展示这种麻醉气体了。在那里，在一群观众面前，一名医学生自告奋勇同意拔牙。韦尔斯让他吸入一氧化二氮，但手术一开始，这名学生就痛得尖叫了起来。这种反应是表演，还是因为使用的一氧化二氮太少，目前已不得而知。但这件事几乎彻底毁了韦尔斯的事业和

在麻醉出现之前，外科医生以极度危险的速度进行手术，病人在惊吓之余经常会因剧烈的疼痛或术后感染而死。

↓

维多利亚时代的科学家研究探索了一氧化二氮和乙醚的麻醉特性，并将二者用于娱乐。

↓

美国内科医生克劳福德·朗吸入乙醚取乐，后来发现自己身上有瘀伤，但自己对疼痛一点记忆都没有。

↓

在美国，威廉·莫顿公开报道了乙醚的镇痛作用，这有助于说服医生相信乙醚在外科手术中的作用。

↓

英国外科医生开始将乙醚作为麻醉剂使用。维多利亚女王在分娩时曾吸入"神圣的氯仿"来镇静，这极大地推动了麻醉剂的广泛使用。

不同类型的麻醉剂

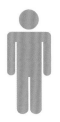

全身麻醉：通过吸入或静脉注射麻醉剂，或两者都用以使全身镇静，让病人在整个手术过程中失去知觉。

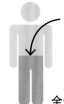

麻醉剂被注射到下背部，从腰部以下麻醉身体

全脊髓麻醉

局部麻醉（有三种）：只让身体的一部分失去知觉。麻醉剂被注射到连接相关区域和大脑的神经附近，以阻止疼痛信号的传递。

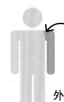

外周神经的阻滞常用于肩部的手术

外周神经阻滞

通过导管（管）注射麻醉下半身的麻醉剂，这样就可以重复给药

硬膜外麻醉

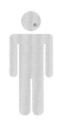

局部麻醉常用于小的皮肤或口腔手术。麻醉剂被注射到某一部位以暂时麻痹该区域的组织。

名誉。1846年10月，韦尔斯的同事莫顿，在波士顿的麻省总医院又做了一次演示。这次他给一位病人注射了乙醚，主治医生约翰·沃伦（John Warren）在这位病人的脖子上实施了肿瘤切除术。在整个手术过程中，病人一直处于昏迷状态，沃伦顺利完成了手术。据说，当时沃伦就得意扬扬地向听众宣布："先生们，这不是骗人的！"手术期间安全、有效的疼痛缓解成为一个里程碑式的事件。

争取获得认可

莫顿在放弃了与霍勒斯·韦尔斯一起工作后，就去了哈佛大学学习医学。和韦尔斯在一起时，莫顿第一次看到了一氧化二氮缓解疼痛的真实案例。随后他又从他的化学导师查尔斯·杰克逊（Charles Jackson）那里了解到了乙醚的特性，于是他对乙醚是否也有同样效果产生了兴趣。

在完成医学训练之后不久，莫顿就开始对乙醚进行研究。他测试了乙醚对昆虫、鱼、狗的影响，最后还在自己身上做了试验。尽管几乎可以肯定莫顿与杰克逊讨论过他的研究，但没有证据表明杰克逊参与了乙醚研究工作。而随着乙醚麻醉在外科手术中的应用越来越广泛，两位昔日的师生为了争夺是谁首先发现了乙醚的麻醉作用而展开

我倾向于将乙醚的新应用视为继疫苗接种之后医学界最有价值的发现。

约翰·斯诺
《乙醚蒸气的吸入》

了一场激烈的争斗。据说，当看到莫顿的墓碑上写着"麻醉吸入剂的发明者和发现者"时，杰克逊本就脆弱的精神受到了极大的打击，导致他人生最后7年都在精神病院度过。

麻醉药的迭代

美国人使用乙醚作为麻醉剂的消息很快就传开了。1846年12月，苏格兰外科医生罗伯特·李斯顿（Robert Liston）成为英国第一位对病人实施麻醉的外科医生。在截断病人的腿后，他宣称："这种新玩意儿打败了催眠术！"李斯顿还发现氯仿也是一种非常有用的麻醉剂。1853年，在利奥波德（Leopold）王子出生期间，皇家外科医生约翰·斯诺第一次给维多利亚女王注射了氯仿。女王使用麻醉剂（她在八次分娩期间均有使用，发现它"令人无比愉悦"）平息了一些持怀疑态度的医生的反对意见，也提升了公众对

麻醉的信心。

　　随着麻醉被越来越多的人接受，外科医生开始同时使用几种不同的麻醉剂——这预示着现代医学的药物组合的出现——而不是增大潜在毒性更大的单一药物的剂量。随后医生还试验了局部麻醉，将麻醉药物应用于身体的某一区域，最初使用的是南美的一种生物碱——可卡因。

　　1942年，加拿大医生哈罗德·格里菲斯（Harold Griffith）发现，箭毒是一种有效的肌肉松弛剂。箭毒是南美原住民狩猎时在飞镖尖上涂抹的一种毒药。这一发现彻底改变了麻醉学，使得外科医生可以安全地进入胸腔和腹部开展手术。在此之前，医生在手术前需要用大剂量全身麻醉放松这些区域，但这会抑制病人的呼吸和血液循环，死亡率很高。肌肉松弛剂的注射使气管平滑肌充分放松，气管插管得以顺利进行，这样医生就可以在术中人为地控制病人的呼吸。

一个新专业的出现

　　到了20世纪中期，外科手术越来越复杂，急需熟练的麻醉师，麻醉学逐渐成为医学专业的一个细分领域。麻醉师的工作职责是选择合适的麻醉剂，小心监测病人的生命体征，并确保整个手术过程中病人都不会感到疼痛。

　　现代麻醉药早已取代乙醚，但一氧化二氮仍会用于牙科和其他小型手术。进行长时间大手术的人需要接受全身麻醉，但现在局部麻醉可以做到使身体的大片区域麻木，而不会使全身完全失去知觉。关键的科技进步（如麻醉机诱导和维持麻醉的连续流动）和由计算机控制的、可以显示病人呼吸和心跳信息的监视器，也早已让麻醉和手术变得更加安全。纳米技术和更便捷的自动化似乎也预示着未来的麻醉会更安全、更有效。■

在全身麻醉中，病人静脉注射麻醉剂后失去意识，然后吸入麻醉剂以诱导或维持麻醉状态。

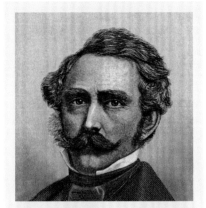

威廉·莫顿

　　1819年，威廉·莫顿出生于美国马萨诸塞州查尔顿，在成为牙医之前，他曾做过工人、推销员和商店老板。1842年，他与霍勒斯·韦尔斯一起开了一家牙科诊所，但在与伊丽莎白·惠特曼（Elizabeth Whitman）订婚后，他决定重新学习医学。他在查尔斯·杰克逊教授的化学课上了解到了乙醚的作用。

　　在韦尔斯尝试证明一氧化二氮的麻醉效果失败一年后，莫顿首次成功地证实了乙醚的麻醉效果，这使得乙醚在外科手术中得到了更广泛的应用。然而，在接下来的21年里，莫顿付出了高昂的代价才获得了官方承认，成为乙醚麻醉的发现者。但这一荣誉最终还是被授予了霍勒斯·韦尔斯和乡村医生克劳福德·朗。莫顿中风后于1868年去世。

主要作品

1847年　《硫酸醚吸入给药的正确方式》

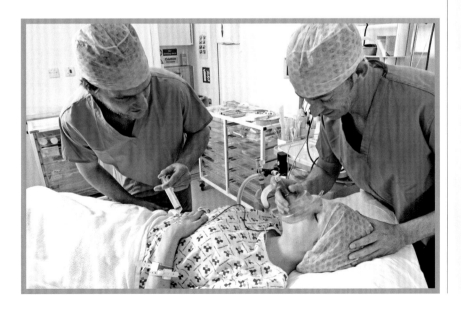

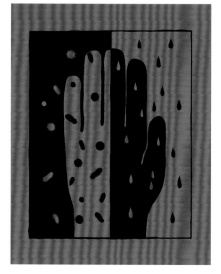

洗手，消毒

卫生学

背景介绍

此前

约公元前13世纪　先知摩西（Moses）制定了关于个人清洁和宗教净化的法律。

约公元前400年　希波克拉底强调了卫生的重要性。

约1012年　在《医典》中，伊本·西那将卫生和清洁与终生健康联系在一起。

此后

1858年　在研究发酵时，路易斯·巴斯德将细菌与腐烂的有机物联系了起来。

1865年　约瑟夫·李斯特用石炭酸（苯酚）清洁伤口，随后在《柳叶刀》杂志上发表了他的研究结果。

20世纪80年代　英国和美国为医药卫生从业者发布了第一个国家手部卫生指南。

各国的古文献中早有关于经常洗澡和剃掉头发以防止虱子滋生的记载，这表明古代人就很清楚卫生的重要性，但卫生对健康的重要意义在随后的2000年里都没有得到重视。从中世纪开始，随着城镇人口的增加，公共卫生面临着严峻的挑战：接连不断的瘟疫夺去了数百万人的生命。终于，时间来到了19世纪40年代，两位富有远见的医生——在奥地利工作的匈牙利人伊格纳兹·塞梅尔维斯和在美国工作的奥利弗·霍姆斯认识到卫生条件差与传染病之间有密不可分的联系。

悬壶济世，拯救苍生

1846年，塞梅尔维斯开始在维也纳的一家教学医院担任产科助理。当时，产褥热是一种致命的妇科生殖器官感染，许多产妇在分娩后几天内就去世了。人们将其归因于空气中的"腐烂物"、过度拥挤的医院、糟糕的饮食以及贫苦和疲劳。然而，医院的卫生条件很差。那时候很少有外科医生在术前或检查时洗手。

塞梅尔维斯观察发现，一个由医生和医学生为妇女检查并接生的诊所的死亡率比另一个只有助产士帮助妇女分娩的诊所的死亡率高了2~3倍。他指出，与助产士不同，医生和医学生会进行尸检，并

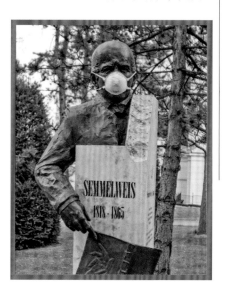

为纪念塞梅尔维斯200周年诞辰，维也纳医科大学外竖立起了塞梅尔维斯的雕像。在新冠疫情期间，人们为这座雕像戴上了口罩。

参见：医院 82~83页，流行病学 124~127页，护理和卫生 128~133页，微生物理论 138~145页，手术中的抗菌剂 148~151页，流行病 306~313页。

且通常处理的就是产褥热病人的尸体，然后不洗手就去给产妇做检查。他总结说，这可能就是疾病传播的方式。

当塞梅尔维斯在1847年向他的学生和初级医生介绍了一种用氯化石灰溶液洗手的方法后，他们所治疗的产妇死亡率显著下降。尽管有了洗手可以降低死亡率的充足证据，但他还是未能说服那些更资深的同事。他的上司将死亡率的降低归因于医院新换的通风系统。

在这之前的几年，一位杰出的年轻美国医生奥利弗·霍姆斯，听说一位医生在对发热病人进行尸检后一周也死了，便决定开始研究产褥热。在他1843年发表的论文《产褥热的传染性》中，霍姆斯列出了他收集到的大量证据。他列举了一个接一个的妇女感染和死于产褥热的案例，这些案例都是由以前诊治过产褥热病人或对病人进行过尸检的助产士或医生传染给

> 这种被称为'产褥热'的疾病具有很强的传染性，经常由医生和护士在病人之间传播。
>
> 奥利弗·霍姆斯
> 《产褥热的传染性》

她们的。论文还收录了一些医生的观点，即严格遵守卫生规定可阻止疾病传播。在结论中，霍姆斯为医生制定了行动指南，比如，完成尸检后"彻底清洗"和彻底更换衣服，以及在与产褥热病人接触"几周"后再接触新的产妇。

刻骨铭心的教训

霍姆斯和塞梅尔维斯都是他们那个时代的无名英雄。他们认为，不洗手的医生要为这么多女性的死亡负责，这让他们的同事感到十分不安。霍姆斯的论文在1855年重新出版之前基本上没有引起人们的注意，而在接下来的20年里，维也纳的医学专家依然拒绝承认塞梅尔维斯的研究成果。

随着法国微生物学家路易斯·巴斯德、德国微生物学家罗伯特·科赫和英国微生物学家约瑟夫·李斯特等人的研究取得进展，以及人们对微生物理论和消毒技术的接受程度不断提高，洗手的卫生意义终于被人们所接受。即便在当今社会，洗手在预防流行性疾病方面的意义依然不言而喻。∎

伊格纳兹·塞梅尔维斯

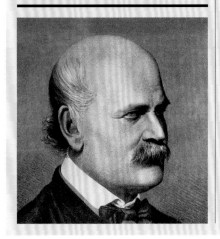

伊格纳兹·塞梅尔维斯于1818年出生在匈牙利布达（现在的布达佩斯），在八个孩子中排行老五。在父亲的建议下，他于1837年在维也纳大学学习法律，但于1838年回到匈牙利，并在佩斯大学学习医学。

塞梅尔维斯于1844年毕业，专攻产科。作为约翰·克莱因（Johawn Klein）教授的助手，他在维也纳总医院的产科病房工作。1846年，他在这家医院工作时首次将卫生不良和产褥热联系起来。然而，1848年，在参加了与匈牙利失败的民族主义起义有关的活动后，他失去了在维也纳的职位。回到佩斯大学后，作为该大学产科的系主任，塞梅尔维斯继续推广他的洗手制度。晚年的他受到精神健康问题的困扰，于1865年被关进精神病院，同年去世。

主要作品

1849年　《产褥热的起源》
1861年　《产褥热的病因、概念和预防》

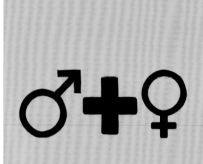

医学需要男人，也需要女人

医学界的女性

背景介绍

此前

1570年　英国国王亨利八世批准了一项成立医疗理发师公司的特别许可证，并且禁止妇女加入。

1754年　多萝西娅·埃克斯莱本（Dorothea Erxleben）成为德国历史上首位医学女博士，但8年后她就去世了。

此后

1866年　美国宾夕法尼亚女子医学院是第一所由女性担任院长的医学院。

1876年　英国议会通过了一项法案，这项法案允许女性接受医学训练。

1960年　避孕药问世。在接下来的20年里，妇女解放运动在医疗保健和社会的各个方面蓬勃发展，为妇女争取到了很多权利。

2019年　美国医学院毕业生中女性占到了50.5%。

19世纪40年代，女性不得进入医学院学习，更不可能获得医生资格。但伊丽莎白·布莱克威尔决定逆流而上，她申请了美国众多医学院。在被拒绝无数次后，她又申请了纽约乡下的日内瓦医学院。学院向全是男生的学生团体征询意见，并且想当然地以为他们会直接拒绝。然而，就像开了一个玩笑，学生们竟然投了赞成票，于是布莱克威尔在1847年开始了她的学业。两年后，她成为第一位获得美国医学院学位的女性。这也为

如果当前社会不允许妇女自由发展，那就直接改造社会。

伊丽莎白·布莱克威尔
《致艾米丽·柯林斯的信》

妇女争取成为医生的权利铺平了道路。

对女性不开放

随着科学研究的蓬勃发展，19世纪被普遍视为现代医学的开端，然而医生这一职业依然不允许女性从事。一些男性医生认为，高等教育可能会异常扩大女性的大脑，而另一些人则认为女医生无法看到血液。1862年，《英国医学杂志》指出："就不应该尝试为女性专门开辟职业绿色通道。"布莱克威尔这样的女性则强烈驳斥了这一观点。

挑战根深蒂固的偏见

布莱克威尔发现了英国1858年发布的《医疗注册法案》中的一个漏洞：该法案没有明确禁止拥有外国医学学位的女性在英国执业。不久之后，她成为第一个在英国医学总会正式注册的女性。

回到美国后，布莱克威尔于1857年创办了纽约妇女儿童医院，并于1868年在该医院隔壁创办了一

参见： 助产术 76~77页，医院 82~83页，护理和卫生 128~133页，避孕 214~215页，激素避孕 258页。

在中世纪和文艺复兴时期出现的专业医疗机构中，妇女只能从事非正式的医疗工作，如治疗师、草药医生和助产士等。

↓

19世纪，妇女开始利用立法漏洞获得接受医学教育的机会。

↓

伊丽莎白·布莱克威尔等女性率先获得执业医师资格，并确立了女性在医学上与男性平等的理念。

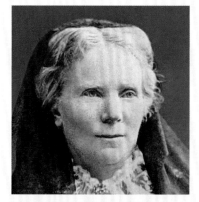

伊丽莎白·布莱克威尔

伊丽莎白·布莱克威尔于1821年出生在英国布里斯托尔，1832年随家人移居美国。父亲去世后，她的家庭变得一贫如洗，17岁的布莱克威尔成为一名教师。然而，一位朋友的去世动摇了布莱克威尔的职业选择，她决定弃文从医。

1849年，布莱克威尔成为第一位从医学院毕业的美国女性。在她的余生中，她选择与包括索菲亚·杰克斯–布莱克、伊丽莎白·加勒特–安德森、玛丽·扎克泽夫斯卡（Marie Iakrzewska）以及她的妹妹艾米丽·布莱克威尔（Emily Blackwell）等在内的女性医学先驱一起工作，持续与大西洋两岸的性别歧视做斗争。1907年，布莱克威尔从楼梯上摔了下来，导致残疾。3年后，她因中风去世。

主要作品

1856年《妇女医学教育的呼吁》
1895年《为女性进入医疗行业所做的开创性工作》

所女子医学院。这所新式医学院提供4年制的学位，以及比现有的男性学院更高水平的临床培训。

英国妇女紧跟布莱克威尔的脚步。伊丽莎白·加勒特–安德森利用药剂师协会章程中的漏洞，于1865年获得行医执照，成为英国第一位女医生。

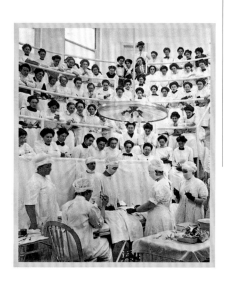

1911年，女学生在美国宾夕法尼亚女子医学院上课。这是一家成立于1850年、最早被授权培训女医生的机构之一。

4年后，索菲亚·杰克斯–布莱克（Sophia Jex-Blake）和其他6名女性（被称为"爱丁堡七人组"）被爱丁堡大学医学院录取，成为英国大学中第一批女学生。

1874年，加勒特–安德森、杰克斯–布莱克和已回到英国的布莱克威尔建立了伦敦女子医学院，这是英国第一个允许女性学习和行医的机构。这促使女医生数量稳步增长：1881年，英国只有25名女医生，到1911年，这一数字上升到495。

布莱克威尔于1877年退休，但之后她仍然积极活跃在妇女权利、计划生育、医学伦理和预防医学改革等方面的社会活动中。■

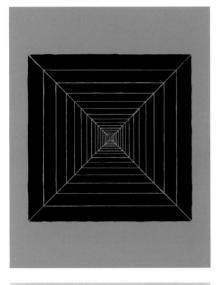

一切细胞均来自细胞

组织学

背景介绍

此前

17世纪60年代 马尔切罗·马尔皮基使用放大透镜来研究鸡的胚胎和青蛙的肺。

1676年 安东尼·范·列文虎克（Antonie van Leeuwenhoek）用自制显微镜观察细胞和细菌。

1830年 英国光学专家约瑟夫·杰克逊·李斯特（Joseph Jackson Lister）提出了他的新设计——一种几乎没有图像失真的复合显微镜镜头。

此后

1873年 卡米洛·高尔基（Gamillo Golgi）发明了一种银染色法，可以在显微镜下研究神经元。

1931年 德国物理学家恩斯特·鲁斯卡（Ernst Ruska）发明了电子显微镜的原型。

20世纪90年代 光学相干断层扫描（OCT）的发展使原位细胞的显微成像成为可能，并且不需要组织活检。

组织学起源于17世纪，是一门专门研究组织微观结构的学科。意大利科学家马尔切罗·马尔皮基、英国科学家罗伯特·胡克（Robert Hooke）和荷兰科学家安东尼·范·列文虎克使用原始显微镜来观察植物和动物的组织。由于显微镜镜头质量差，无法观察到清晰的图像，这门新生的科学停滞了一个多世纪。直到19世纪30年代，随着镜头的改进，这门科学才开始快速发展。

1852年，瑞士解剖学家阿尔伯特·冯·科立克出版了《组织学手册》，组织学开始真正走向成熟。科立克是早期认识到所有组织都是由细胞组成的科学家之一。在他的研究中，显微解剖学可谓理

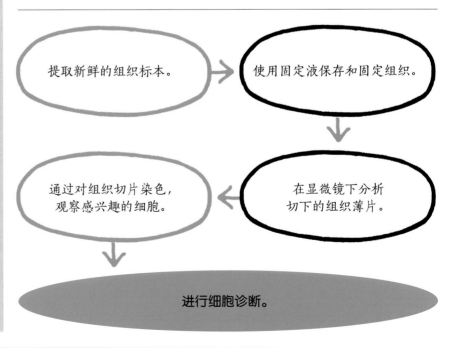

提取新鲜的组织标本。 → 使用固定液保存和固定组织。

↓

通过对组织切片染色，观察感兴趣的细胞。 ← 在显微镜下分析切下的组织薄片。

↓

进行细胞诊断。

参见: 细胞病理学 134~135页,神经系统 190~195页,癌症筛查 226~227页,循证医学 276~277页,纳米技术 304页。

解医学的核心,并且为组织病理学(在细胞水平上诊断疾病)和神经科学等新领域提供了支撑。

进一步优化流程

科立克的手册正式将组织学研究的程序确定了下来,并向科学家介绍了固定、切片和染色等组织学研究方法。

组织样本必须先"固定",这样才能保持结构,并抑制真菌和细菌的生长。1843年,丹麦病理学家阿道夫·汉诺威(Adolph Hannover)使用铬酸溶液作为固定液,首次对癌细胞进行了明确的描述。大约50年后,德国病理学家费迪南德·布鲁姆(Ferdinand Blum)发现甲醛是一种非常好用的固定液。时至今日,甲醛依然是最常用的固定液。

要使光能够穿过样本,就必须把样本切得非常薄。1770年,苏格兰发明家亚历山大·卡明斯

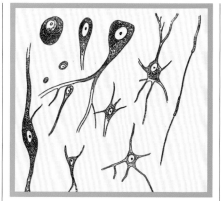

在科立克1852年出版的一本手册中,用显微镜观察到的细胞手绘插图改变了人们对组织结构和神经系统的认知。

(Alexander Cummings)制造了第一台切片机,可以将样本切得足够薄,且可以放到显微镜载玻片上。现代的超显微镜甚至可以制备厚度仅为30nm的薄切片。

因为染料可以与特定物质结合而不与其他物质结合,所以染色可以突出重要的组织特征并区分细胞结构。19世纪中期化学工艺和

染料合成的发展,进一步革新了组织学染色方法。1858年,德国解剖学家约瑟夫·冯·格拉赫(Joseph von Gerlach)发明了细胞核和细胞质的差异染色方法。19世纪80年代,科立克利用意大利生物学家卡米洛·高尔基新发明的银染色法研究了神经元的结构。19世纪90年代,有人将苏木精与酸性化合物伊红结合,发明了一种有效的组织染色剂。时至今日,科学家仍在广泛使用这种染色剂。

染色相关的技术

19世纪末,伴随着性能更好的显微镜、更好的样本处理方法的出现,以及像科立克这样优秀的科学家的工作,现代医学组织学时代开启了。电子显微镜等新兴技术的出现也使得分析微小的细胞结构成为可能。进一步的技术创新,如显微镜细胞三维成像、光学相干断层扫描推动着该领域的发展。■

阿尔伯特·冯·科立克

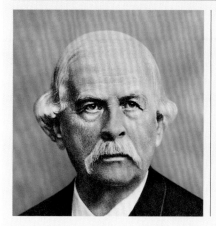

1817年,阿尔伯特·冯·科立克出生于瑞士苏黎世,随后进入苏黎世大学学习医学。在那里,他对胚胎学产生了浓厚的兴趣。1844年,他成为苏黎世的解剖学教授,不久之后,他又转到了德国的维尔茨堡大学。在德国,他将余生都奉献给了教学和研究工作,并在组织的微观研究方面取得了巨大的进展。

通过一系列研究,科立克提出,细胞核可能是携带遗传物质的关键结构。在显微镜观察的研究中,他首次注意到了横纹肌细胞内的小体(后来被确定为线粒体)。此外,他还证明了神经纤维是神经元的一部分。他在80多岁的时候依然进行科学研究,最后于1905年去世。

主要作品

1852年 《组织学手册》

1861年 《人与高等动物胚胎学》

误把浓烟当作火

流行病学

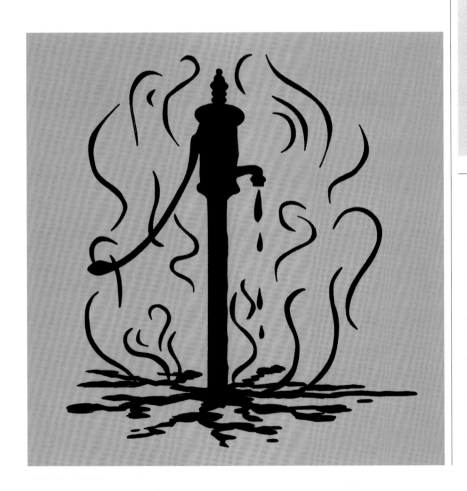

背景介绍

此前

约公元前400年　希波克拉底尝试解释疾病可能只是环境因素导致的一个结果。

1662年　英国统计学家约翰·格朗特（John Graunt）发表他对死亡率数据的分析，具有里程碑意义。

1847年　伊格纳兹·塞梅尔维斯通过在病房建立洗手制度，大大减少了产科病房的感染。

此后

1866年　英国工程师约瑟夫·巴泽尔杰特（Joseph Bazalgette）设计的新下水道网络将伦敦的大部分地区连接在了一起。

19世纪70年代　罗伯特·科赫的研究表明，特定的微生物感染会导致特定的疾病。

1913年　巴氏灭菌法被证明在控制疾病传播方面卓有成效。

霍乱是一种胃肠道感染，症状包括腹泻、恶心和呕吐，严重者会脱水，甚至死亡。时至今日，在卫生条件差的地区，霍乱依然是非常严重的公共卫生问题。

约翰·斯诺对19世纪伦敦流感（流行性感冒）传播做了系统性研究，并改变了人们对疾病原因、传播方式的认识。此外，他还提供了一套如何研究这一过程的方法，这就是流行病学。

空气中有什么

"疾病是由瘴气或'空气中的

参见: 古罗马医学 38~43页, 中世纪的医学院和外科医学 50~51页, 病历 80~81页, 麻醉 112~117页, 卫生学 118~119页, 护理和卫生 128~133页, 微生物理论 138~145页, 病毒学 177页, 流行病 306~313页。

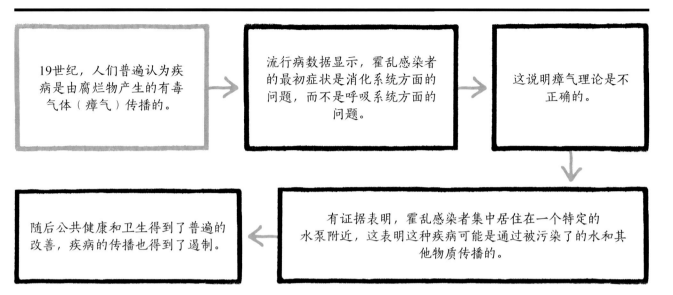

19世纪, 人们普遍认为疾病是由腐烂物产生的有毒气体(瘴气)传播的。

流行病数据显示, 霍乱感染者的最初症状是消化系统方面的问题, 而不是呼吸系统方面的问题。

这说明瘴气理论是不正确的。

有证据表明, 霍乱感染者集中居住在一个特定的水泵附近, 这表明这种疾病可能是通过被污染了的水和其他物质传播的。

随后公共健康和卫生得到了普遍的改善, 疾病的传播也得到了遏制。

有害物质'引起的"这一观点由来已久。所谓的空气腐败, 归因于废弃有机体腐烂、沼泽或沼泽中散发的"气体", 或者从其他地方带来"坏空气"的强风。巧合的是, 人们发现疾病往往在春末夏初暴发, 而这个时候, 到处都是垃圾分解的气味。于是, 为了遏制疾病的传播, 人们采取了一些无效的干预措施, 如点燃篝火, 人们期盼烟雾能阻断鼠疫和霍乱的传播。

19世纪中期, 随着城市的极速扩张, 大量工业废物得不到妥善处置。人们将街道当作露天排水沟, 将水道当作露天下水道, 城市中弥漫着难闻的气味, 各种疾病肆意传播, 公共卫生问题日益严重。

在英国, 人们对于霍乱等疾病的起源仍争论不休。社会改革家托马斯·索斯伍德·史密斯(Thomas Southwood Smith)、公共卫生改革家埃德温·查德威克

和现代护理学的创始人弗洛伦斯·南丁格尔都是瘴气理论的坚定支持者。作为伦敦热病医院的内科医生, 索斯伍德·史密斯确信, 许多人所处的贫民窟环境与他们所患的传染病之间存在密切的关联。这一观点得到了他的好友埃德温·查德威克的认同。

每年因污染和通风不良造成的生命损失比任何战争造成的损失都要大。

埃德温·查德威克

查德威克认为, 疾病的起源并不神秘, 就是环境因素, 比如, 卫生条件差就是其中之一, 而这些因素往往是可以纠正的。他认为, 改善生活条件对改善经济意义重大——因为生病的人根本无法工作。1838年, 查德威克在索斯伍德·史密斯等人的协助下, 开始给济贫委员会写报告。索斯伍德·史密斯提倡熏蒸消毒以及改善建筑物的通风; 另一些人则指出, 从居民区将一些"有害职业"(如屠宰场)移除以及改善排水系统、下水道和污水池, 对防止疾病的传播也十分重要。

1842年, 查德威克发表了关于英国劳动人口卫生状况的报告, 并得到了《泰晤士报》等报纸的鼎力支持。该报告详细描述了英国各地生活条件的狭窄、不卫生, 引发了一系列社会变革。

1848年, 英国政府专门成立

了卫生总局来解决这个问题，成员就包括查德威克和索斯伍德·史密斯。在卫生总局运作的第一年，伦敦就暴发了一场新的霍乱疫情。他们立即采取紧急措施，并清除垃圾、清洁街道。

追踪疾病的蔓延

1853年，《柳叶刀》的主编托马斯·威克利（Thomas Wakley）在一篇关于霍乱的文章中写道："霍乱是一种真菌？昆虫？瘴气？电干扰？还是一种臭氧缺乏？我们对此一无所知，我们犹如一叶浮萍，在各种猜测的旋涡里挣扎。"1854年8月，伦敦苏活区暴发了严重的霍乱疫情，导致至少600人死亡。疫情暴发时，在苏活区工作的医生约翰·斯诺逐渐对疫情的起因

形成了自己的见解。

斯诺感染过霍乱。1831年，英格兰东北部暴发了霍乱疫情，当时斯诺正在泰恩河畔纽卡斯尔附近的基林沃斯煤矿照顾病人。他指出，许多矿工在地下工作时死于霍乱，他好奇霍乱是如何在地下传播的。他开始怀疑既往认为的霍乱传播途径可能有问题。疫情期间斯诺所做的观察为他后来的工作奠定了基础。

1848年9月，斯诺尝试追踪伦敦霍乱疫情发展的过程，以查明这种疾病是如何传播的。他发现，第一个病例是一名商船海员，于9月22日乘船从汉堡抵达伦敦，之后很快出现症状并死亡。斯诺后来得知，就在这名船员死后几天，他的房间被租给了另一个人，随后这个

> 我发现，几乎所有的死亡事件都发生在距离（宽街）水泵很近的地方。
>
> 约翰·斯诺
> 《医学时报》和《公报》

人也因为感染霍乱死了。斯诺认为第二例死亡是证明霍乱可能是一种传染病的有力证据。随着越来越多的病例出现，斯诺发现，所有的病人都主诉他们的第一个症状是消化方面的问题。他认为这一现象表明这种疾病可能是通过被污染的食物或水传播的。他认为，如果瘴气是传播媒介，那么最初的症状肯定会出现在呼吸系统，而非消化系统。他怀疑作为该病特征的严重腹泻可能是传染的源头。传染物一旦污染供水系统，哪怕就几滴水，也可能使疾病传播到整个社区。

1849年8月，斯诺出版了一本名为《论霍乱的传播方式》的小册子。在这本小册子中，斯诺列出了一系列论点和论据来阐述自己的理论。他举了一个伦敦街道的例子：

约翰·斯诺绘制了一份霍乱病例的标点地图，可以显示感染病例的分布情况。这种统计疾病图谱的新方法使斯诺能够比较不同的人群，也成为现代流行病学的关键分析方法。

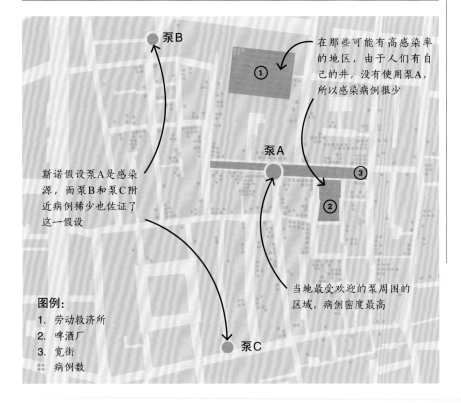

泵B

在那些可能有高感染率的地区，由于人们有自己的井，没有使用泵A，所以感染病例很少

①

泵A

③

斯诺假设泵A是感染源，而泵B和泵C附近病例稀少也佐证了这一假设

②

当地最受欢迎的泵周围的区域，病例密度最高

泵C

图例：
1. 劳动救济所
2. 啤酒厂
3. 宽街
病例数

约翰·斯诺

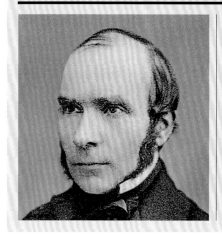

1813年,约翰·斯诺出生在英国约克郡一个较贫穷的地区,是9个孩子中的老大。他的父亲是一名煤场工人。斯诺14岁时成为一名学徒外科医生,于1836年搬到伦敦开始接受正规医学教育,1844年从伦敦大学毕业。1849年,斯诺发表了有关霍乱传播的理论,并指出当时流行的瘴气理论是错误的。他对1854年伦敦苏活区霍乱疫情的研究进一步支持了他的理论。除了流行病学,斯诺还是麻醉学领域的先驱。

1853年,他给维多利亚女王服用了氯仿(一种麻醉剂)以缓解分娩疼痛。斯诺是一名素食主义者和禁酒主义者,他常年为禁酒协会而奔走。后来,一些慢性病导致他在1858年英年早逝,去世时他年仅45岁。

主要作品

1849年 《论霍乱的传播方式》

街道左边的许多居民感染了霍乱,而右边只有一个人因感染而死。斯诺报告说,左边房子里的居民把污水排入沟渠,之后污水流入了他们取水的井里。他认为,为了防止霍乱传播,水井和淡水管道必须与输送废物的管道严格隔离开,但他的想法并没有得到同行的支持。

宽街水泵

1854年苏和区霍乱疫情暴发后,斯诺认为传染源就在供水系统中。通过与当地居民交谈,并使用当地医院和公共记录的信息,他在该地区的地图上标出了霍乱病例所在的每个住宅,他发现它们都集中在宽街的一个特定水泵周边。今天,这种显示病例地理分布的地图被称为"标点地图"。斯诺推测这个泵是霍乱的源头。他在给《医学时报》和《公报》的一封信中写道:"在伦敦地区,除了有前述用水习惯的人所在的区域,其余地区并没有霍乱暴发。"

斯诺将他的发现带上了当地议会,并说服议员们把水泵的把手拿掉,让人们无法使用。不久之后,疫情结束了。后来发现,疫情的起因是有人将一名在其他地方感染了霍乱的婴儿的脏尿布扔在了水泵附近的粪坑里。

宽街的手动水泵并不是唯一的水源。斯诺开始调查伦敦南部霍乱的发病率,并逐渐将疫情与南华克自来水公司和沃克斯豪尔自来水公司联系了起来。这两家公司从泰晤士河水被污染的地区抽水,并将

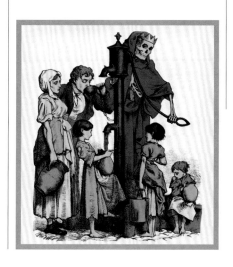

1866年,一篇讽刺伦敦污水供应的文章表明,人们不再相信疾病是通过瘴气传播的,转而相信疾病是由特定的病原体引起的。

水输送到千家万户。

斯诺详细的统计分析是一种非常令人信服的方式,证明了水源污染程度与霍乱病例之间的相关性。疫情结束后不久,斯诺就向伦敦医学会提出了他的观点,但遭到了几位知名医生的反对。

又过了若干年,法国化学家路易斯·巴斯德提出了传染病都是由病原体导致的,随后微生物理论开始被人们接受。遗憾的是,斯诺在1858年死于脑卒中,没能活着见证自己的理论被世人认可。直到1884年,罗伯特·科赫才发现了引起霍乱的是弧形状的霍乱弧菌。■

医院的守护之则

护理和卫生

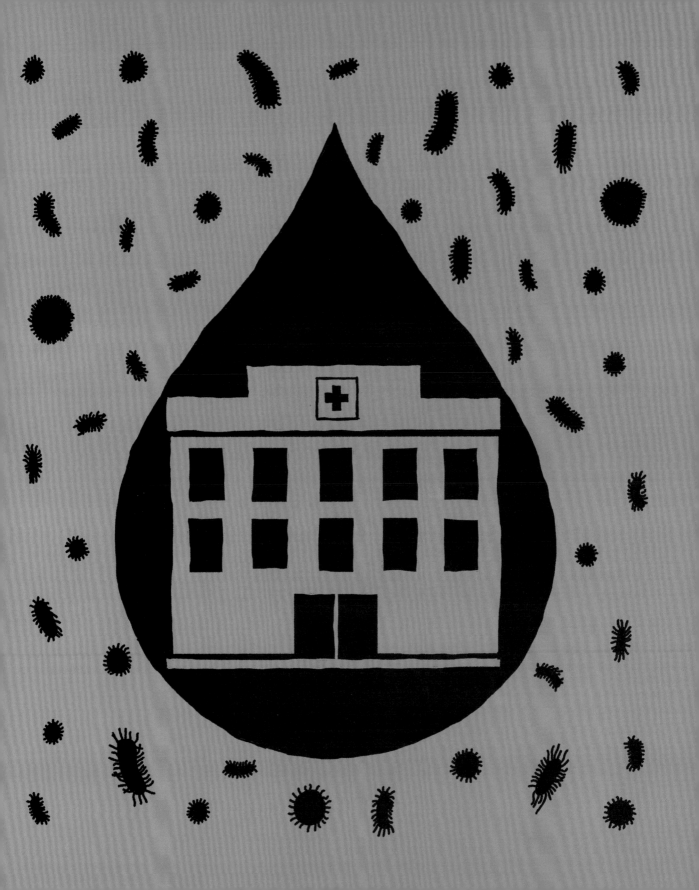

背景介绍

此前

约390年 古罗马建立了第一家综合医院。

1633年 首个天主教妇女组织仁爱会在法国成立，主要负责照顾生病的穷人。

此后

1901年 新西兰成为第一个实行国家注册制度的国家，要求护士具备从业资格。

1916年 世界上最大的护士组织——皇家护理学院在英国成立。

1948年 英国首次启动了由公共资金资助的国民医疗服务体系。

医院里卫生条件糟糕，环境十分拥挤，这直接导致了疾病的传播。

院内感染疾病死亡率很高，这是导致死亡的主要原因。

医院应该尽可能保护病人使其免于二次伤害。

改善卫生条件以及提高个人卫生可明显减少疾病的传播，从而降低死亡率。

很难说护理学是从什么时候开始的。照顾病人和伤者是人类生存的自然组成部分，但在很长一段时间里，这类行为与宗教信仰联系在一起。在欧洲，护理通常由修女和僧侣等神职人员实施和执行。鲁法伊达·萨阿德（Rufaida Al-Aslamia）是伊斯兰世界公认的首位治疗伤员和指导培训其他妇女卫生护理的护士。然而，现代护理学的历史真正始于弗洛伦斯·南丁格尔——一位不知疲倦的社会改革家。她不仅积极采用科学的护理方法，还意识到了医学统计学的重要性。

19世纪中期，护理被认为不适合作为受过良好教育女性的职业，出身富裕家庭的南丁格尔就曾因从事护理工作而遭到家里强烈的反对。南丁格尔在同家人和朋友一起去欧洲和埃及旅游时，有机会接触到不同的医院系统。1850年年初，她开始在埃及亚历山大的圣文森特·德·保罗学院接受护理训练，后来又在德国和法国进一步接受了培训，其间她学会了观察、组织管理和疾病护理。1853年回到伦敦后，南丁格尔接任了"伦敦患病贵妇护理院"院长一职。在那里，她开始施展抱负，采取了许多措施，并很快改善了该机构的条件。

提灯女神

1854年3月，英国、法国、土耳其联军与俄国在克里米亚交战，克里米亚战争爆发。英国军队医疗条件恶劣并且缺乏护理人员，受到了媒体的严厉批评，被吐槽"无效和不称职"。南丁格尔主动申请担任伦敦国王学院医院的护士主管，并被邀请担任护理管理员，监督英国军队医院护士的部署。

1854年11月，南丁格尔率领38名女护士和15名修女抵达了君士坦丁堡（现在的伊斯坦布尔）附近的斯库塔里。她发现士兵们挤在光秃秃的地板上，没有通风设备，也没有食物，并且在极其恶劣的条件下接受手术；医疗设备供应也不充足，而此时霍乱、斑疹伤寒等疾病还在医院肆虐。

起初，男军医对这种"入侵"感到非常不满，认为这是一种蔑视他们专业的行为。但这些女护士很快就用行动证明了自己的价值。在她们到达一线几天后，大量在重大战役中受伤的士兵涌入医院，医

参见: 战场医学 53页, 医院 82~83页, 卫生学 118~119页, 医学界的女性 120~121页, 流行病学 124~127页, 微生物理论 138~145页, 循证医学 276~277页。

> 他们身上和衣服上都爬满了害虫, 很多虱子爬来爬去。有几个人甚至因发热和痢疾而完全倒下了。
>
> 亨利·贝鲁 (Henng Bellew)
> 斯库塔里医院助理外科医生的描述

院几乎要被压垮了。南丁格尔利用《泰晤士报》提供的资金为医院购买设备, 并鼓励士兵的妻子来到前线为他们清洗衣物。此外, 护士们还帮助士兵们给家里写信, 想办法让他们不去想自己的困境。以上这些措施不仅满足了士兵们的生理需求, 还满足了他们的心理需求。

疾病对克里米亚战争产生了巨大的影响。在1854—1855年的冬天, 有2.3万名士兵因病不能执行任务。1855年, 英国政府派出了一个卫生委员会来调查医院的情况, 委员会发现, 斯库塔里的医院建在一条破损的下水道旁边, 病人喝的水就来自这条被污染了的下水道。

这是克里米亚战争期间斯库塔里医院的场景, 弗洛伦斯·南丁格尔在晚上拿着她标志性的灯检查病房。

在南丁格尔的督促下, 医院对下水道反复进行冲洗, 厕所和洗涤设施也得到了升级, 医院的拥挤状况得到了极大的缓解。随后, 死亡率快速下降。南丁格尔刚到时, 死亡率达到了惊人的41%, 而到战争结束时, 死亡率仅为2%。这段在克里米亚的经历对南丁格尔产生了深远的影响, 回到英国后, 她开始为改善医院的卫生条件而积极奔走呼吁。

南丁格尔和她的护士们在与克里米亚肮脏的环境做斗争的过程中取得的成就, 使南丁格尔一下子成为全英国的名人, 并被亲切地称为 "提灯女神"。这一描述最早出现于《泰晤士报》上的一篇文章中: "当所有的医务人员都已入眠休息, 寂静和黑暗笼罩着这几英里躺在病床上的病人时, 人们总能看到一个孤独的身影, 手里提着一盏小灯, 独自巡视。"

1856年, 南丁格尔从克里米亚战场上载誉归来, 但不幸染上了 "克里米亚热"。尽管这种疾病影响了她的余生, 但她还是决定避免她所目睹的灾难性生命损失在未来再次发生。在维多利亚女王的支持下, 她说服政府成立了一个调查军队健康状况的皇家委员会。

图片中的数字

南丁格尔从小就极具数学天赋, 她通过收集数据开发了一个医疗记录保存系统。她与好朋友威廉·法尔 (William Farr) 以及英国著名统计学家约翰·萨瑟兰 (John Sutherland) 一起, 对克里米亚医院的伤病死亡率进行统计分析, 得出结论: 士兵死亡的主要原因不是战伤, 而是疾病——通常可以通过改善卫生状况来预防的疾病。受伤士兵死于医院感染的概率是死于战场受伤的概率的7倍。

南丁格尔意识到, 图形是数据最好的呈现方式, "通过视觉来传递无法通过耳朵传达的信息"。这里提到的图形主要指玫瑰图和饼

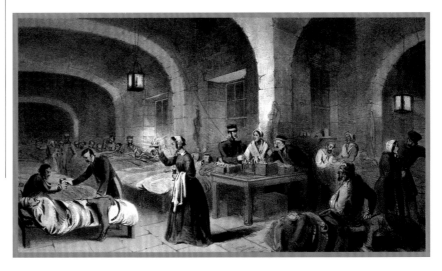

状图。每一个饼状图按月数分为12块，饼的大小代表死亡人数的多少，颜色代表死因。

南丁格尔的病人死亡率图表对流行病学的产生与发展产生了极大的影响。流行病学是一门研究流行病的出现、分布和控制的医学分支学科。

今天，我们对通过图形来展示数据已经司空见惯，但南丁格尔是最早使用数据可视化来影响公共政策的人之一。根据她的调查结果，皇家委员会提议建立一个统计部门来跟踪发病率和死亡率，以便及时发现问题，处理问题。1858年，为了表彰她的工作，英国皇家统计学会将她吸纳为学会第一位女性成员。在1860年国际统计大会期间，南丁格尔倡导收集医院统计数据，以便按医院、地区和国家对结果进行比较分析，这是首个按系统收集医院数据的模式。此外，她还提议在1861年英国人口普查中同步对健康问题进行筛查，她相信这将提供宝贵的数据来源以指导公共卫生政策的制定。但这一提议最后没有被采纳。

护士培训

位于伦敦圣托马斯医院的南丁格尔护士培训学校于1860年迎来了第一批学生，共10名。南丁格尔在克里米亚战争期间设立了一个公共捐赠基金，叫"南丁格尔基金会"。这个学校就是该基金资助的，旨在为护士们提供实践培训。南丁格尔设立的这所学校提供了一种护士培训模式，该模式在后来被全世界采用。这在很大程度上让护理成为一个受人尊敬和负责任的职业。南丁格尔基金会还在1862年资助国王学院医院建立了一所助产士学校。

当南丁格尔在1859年出版《医院札记》和《护理札记》时，英国还没有公共的医疗服务，但私人医疗服务又超出了大多数人的承受能力。她始终坚信日常的卫生知识对预防疾病传播至关重要，《护理札记》出版的目的就是教育公众如何提高卫生标准和照顾病人。此外，南丁格尔努力改革济贫院医务室，并致力于为底层贫困人员提供完备的护理服务。这些机构往往只能依赖未经系统训练的医护人员，甚至这些护士本身就是济贫院的囚犯，因此几乎没有条件为公众提供规范的医疗服务。在南丁格尔的坚持和慈善家威廉·拉思伯恩（William Rathbone）的资助下，1865年，利物浦首次尝试为济贫院医务室配备受过专业训练的护士。12名在南丁格尔护士培训学校训练过的护士，在18名见习者的协助下，被分配到

> 对病人进行明智和人道的管理是防止感染的最佳策略。
>
> 弗洛伦斯·南丁格尔
> 《护理札记》

这张玫瑰图显示，在1855年4月—1856年3月的克里米亚，死于疾病的士兵多于死于战伤或其他原因的士兵。切片越大，月死亡率越高。1854—1855年的图表也显示了类似的结果。

1866年，弗洛伦斯·南丁格尔与圣托马斯南丁格尔护士培训学校的学生们在她的姐夫兼支持者哈里·弗尼（Harry Verney）爵士的家中合影。

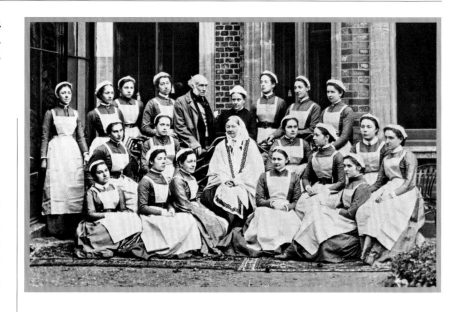

济贫院医务室。随后这种护理体系开始逐渐被其他医务室采纳。

医疗保健运动

南丁格尔认为病人最好待在家里休养，所以她建议拉思伯恩在利物浦皇家医院再开办一所培训学校和护士之家。这所学校成立于1862年，后来成为当地护理系统的基础。

南丁格尔自身的健康状况不佳，这让她无法继续履行护士的使命。即便如此，她仍然不知疲倦地在社会上活动，并写了数千封信，出版了大约200本书、众多报告和小册子。她为印度的医疗保健建言献策，随后的改革使在印度的英国士兵死亡率快速下降，当然也改善了印度农村社区的卫生条件。在美国南北战争期间，她还是美国政府的顾问，推动了美国卫生委员会的成立，并成为美国第一位专业护士琳达·理查兹（Linda Richards）的导师。

弗洛伦斯·南丁格尔在护理学成为现代医学领域专业职业的道路上所发挥的作用是人类永远的宝贵遗产。她在推动改善公共卫生和环境卫生方面也发挥了关键作用，并使得人们的预期寿命普遍得以延长。尽管南丁格尔已经去世多年，医学发展也取得了巨大的进步，但她对医疗保健的实践、循证方法依然适用于今天的卫生服务。■

弗洛伦斯·南丁格尔

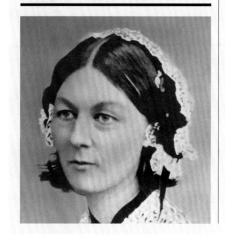

弗洛伦斯·南丁格尔于1820年出生，当时她的父母正在欧洲旅行，于是她的父母就以她出生的意大利城市的名字为其命名。她的父亲对她的教育特别重视，并亲自教她历史、哲学和数学。很小的时候，她就喜欢收集和整理数据，并用表格来记录她收集到的贝壳。

南丁格尔不顾家人的反对，接受了护士培训，并将为人类与疾病做斗争视为毕生使命。战争期间，她在克里米亚带领一支护士队伍在战地医院开展护理工作，后于1856年以战地英雄的身份回到英国。1858年起，由于在克里米亚感染了疾病，南丁格尔大部分时间待在家里，但她利用自己的名声改变了英国的医疗和社会保健状况。南丁格尔是首位被授予英国荣誉勋章的女性，其护理实践理念至今依然支撑着这个行业。南丁格尔于1910年去世，享年90岁。

主要作品

1859年 《医院札记》
1859年 《护理札记》

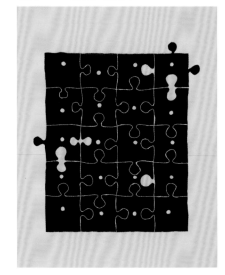

细胞层次上的失调

细胞病理学

在细胞层面研究疾病机理的学科，称为"细胞病理学"，是现代医学诊断和治疗的核心。该领域的开启很大程度上归功于19世纪德国病理学家鲁道夫·魏尔啸，他坚信科学应该在器官和组织之上，通过检查单个细胞来寻找病因。

1855年，魏尔啸开始推广细胞理论的基本原理，即所有细胞都是由其他细胞分裂而来的——这一观点由波兰裔德国生理学家罗伯特·雷马克（Robert Remak）于3年前率先提出。魏尔啸继续研究，发现当正常细胞产生异变时，疾病就会发生，这让他得出结论：所有疾病都是在细胞水平上产生的。

魏尔啸是第一个解释癌症是由细胞异变发展而来的人。他描述并命名了白血病——一种血液系统中产生过多白细胞的潜在致命疾病。他还创造了"血栓"（一种凝固的血液块）和"栓塞"（血块阻塞动脉）这两个术语，并表明腿部的血块可以移动到肺部，导致肺栓塞。他1858年所著的《细胞病理学》成为病理学家的"圣经"。

科学的突飞猛进

魏尔啸在细胞方面的开创性工作为19世纪末20世纪初进一步了解疾病奠定了坚实的基础。组织病理学——一种通过对组织进行显微检查来研究疾病的方法——由于使用了更有效的染料对组织进行染色而得到快速发展，并在研究和诊断领域越来越重要。通过对细胞的研究，魏尔啸的学生弗里德里希·冯·雷克林豪森（Friendrich von

> 我们必须努力把细胞进行分离，并仔细研究每个部分对细胞功能的贡献，以及这些部分如何在疾病发生过程中产生影响。
>
> 鲁道夫·魏尔啸

参见：组织学 122~123页，癌症治疗 168~175页，靶向给药 198~199页，癌症筛查 226~227页，干细胞研究 302~303页。

Recklinghausen）探索了多种骨骼和血液疾病，而另一位学生埃德温·克雷伯（Edwin Klebs）则发现了细菌和传染病之间的联系，并发现了白喉杆菌。1901年，奥地利免疫学家卡尔·兰德斯坦纳取得了另一项重大进展，他确定了A、B和O三种血型（当时被命名为C型），记录了不同血型间的细胞差异。

20世纪20年代，希腊裔美国医生乔治·帕帕尼科拉乌（George Papanicolaou）在阴道涂片中发现了宫颈癌细胞。他的细胞研究引领了20世纪50年代开始的大规模宫颈"巴氏涂片"筛查。随后他又进行了其他癌症的筛查测试。20世纪50年代以来，越来越先进的诊断设备和新技术帮助科学家探索

DNA，科学家也由此发现了胚胎干细胞，并提出了"疾病是由基因突变导致的"这一全新理论。

更小的细胞成分

当今的科学家可以使用强大的电子显微镜来评估细胞核和细胞器的大小、形态变化，这些变化可能预示着肿瘤、肿瘤前期或其他疾病的早期发生。在组织样本中，科学家研究细胞间的相互作用，并寻找异常病变的蛛丝马迹。然而，诊断并不是唯一的目标。通过研究越来越小的细胞甚至分子，科学家可以更好地了解疾病发生的过程。而细胞疗法（用活细胞来对抗疾病）可能会给那些目前患无法治愈疾病的人带来真正的希望。■

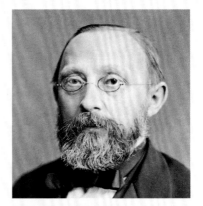

鲁道夫·魏尔啸

鲁道夫·魏尔啸于1821年生在波美拉尼亚（现为波兰的一部分），毕业于柏林大学医学专业，在柏林慈善医院工作期间学习了许多病理学知识。1848年，由于参加了德国失败的革命起义，魏尔啸被驱逐出柏林。但他很快又在巴伐利亚的维尔茨堡大学获得了一个职位，并在该大学与瑞士组织学家阿尔伯特·冯·科立克就自己的病理学理论进行了充分的交流。

1855年回到柏林后，魏尔啸继续开展在细胞病理学方面的研究工作，同时还大力宣传公共卫生，并建立了城市的供水和污水处理系统。1880—1893年，魏尔啸担任了德国国会议员。1902年，魏尔啸从电车上跳下来摔断了股骨，随后因感染去世。

主要作品

1854年 《特殊病理和治疗手册》

1858年 《基于生理和病理组织学的细胞病理学》

1863—1867年 《肿瘤组织病理学》

机体由许多单独活动又相互依赖的部分组成。

↓

每个部分由很多细胞组成，而这些细胞又是人体的基本组成部分。

↓

在大多数正常细胞中，细胞核每次分裂产生两个相似的新细胞，最终形成健康的组织。

在一些正常细胞中，细胞核也可能分裂产生异常细胞，最终形成异常组织。

↓

所有的疾病都是细胞层面上的功能异常。

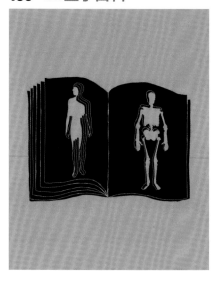

成为解剖学大师

《格氏解剖学》

背景介绍

此前

1543年 安德烈·维萨里出版了《人体结构》一书，标志着现代解剖学的诞生。

18世纪80年代 伴随着欧洲医学院数量的迅速增加，对通过解剖获得详细解剖知识的需求也迅猛增加。从墓地"抢尸"现象变得日益多见。

1828年 爱尔兰解剖学家琼斯·奎因（Jones Quain）出版了他的三卷本《解剖学要素》，该著作后来成为解剖学的标准教科书。

1832年 英国议会通过了《解剖法》，赋予了外科医生、医学生和解剖学家解剖捐赠遗体的合法权利。

此后

2015年 《格氏解剖学》第41版出版，这一版首次加上了线上内容。

1853年，英国外科医生亨利·格雷成为伦敦圣乔治医院医学院的解剖学讲师。为了给学生们编写一本准确、权威、低成本的教科书，格雷找来了他的同事亨利·范代克·卡特（Henry Vandyke Carter）帮忙绘制插图。

这本750页的书首次出版于1858年，用363张图片详细描述了人体的解剖结构。这本书最初名为《格雷氏解剖学：描述与外科》，后来更名为《人体解剖学》。1938年以来，该书被称为《格氏解剖学》，至今仍有出版。

一本开创性的教科书

格雷和卡特并肩工作近20个月，对医院和济贫院无人认领的尸体进行详细解剖。格雷用他的手术

刀剥去人体的许多层，而卡特则用铅笔一丝不苟地记录下每一个肌腱、肌肉、骨骼和组织。插图详细地描绘了身体每个部位的作用以及形态，这是这本书成功的关键。

格雷的书选择在新学年开始的时候出版，定价低于竞争对手的，因此一经出版就大获成功。它关注细节，准确性和清晰度让它经久不衰，它至今仍然是指导医学生以及医生学习解剖知识的"圣经"。■

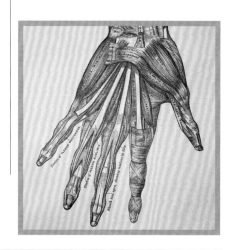

《格氏解剖学》的独特之处在于在插图中同时加入了解剖学标签，并使用真人大小的图例来帮助理解。

参见: 古罗马医学 38~43页，解剖学 60~63页，血液循环 68~73页，生理学 152~153页。

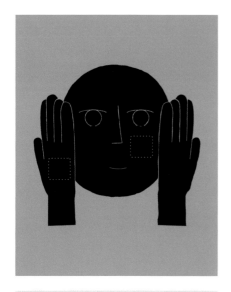

必须替换掉的疤痕组织

皮肤移植

1874 年，德国外科医生卡尔·蒂尔施（Karl Thiersch）发表了他皮肤移植实验的结果。这一开创性的研究表明，最好的方法是先去除肉芽组织——在伤口表面形成的新组织，然后用取自病人自身的皮肤（自体移植）进行薄而均匀的移植物移植。以前曾尝试过使用全层皮肤的自体移植物，但往往以失败告终，可能是因为潜在的脂肪和组织层阻碍了伤口和移植物之间新血管的形成。

分层移植成功

5年前，即1869年，瑞士外科医生雅克-路易斯·雷维丁证明，微小的皮肤碎片可以成功地应用于烧伤、溃疡和开放性伤口的皮肤移植治疗（后来被称为"皮瓣移植术"）。蒂尔施利用这一原理，使用新的手术器械，得到了比以前更大、更薄的移植物。这些移植物

> 蒂尔施不仅拥有敏锐的眼睛和灵巧的双手，还有一种无与伦比的冷静。
>
> 讣告
> 《大众科学月刊》

能更快地附着和存活，并在移植部位产生更少的疤痕组织，在供体部位的损伤更小，最终大面积皮肤移植成为可能。由于只使用了皮肤的一部分厚度，因此被称为"分层移植"。蒂尔施的技术改变了皮肤重建手术的现状，并成为修复大面积皮肤损伤的标准程序。■

参见：整形手术 26~27页，器官移植手术 246~253页。纳米技术 304页，面部移植 315页。

微生物——世界的主宰

微生物理论

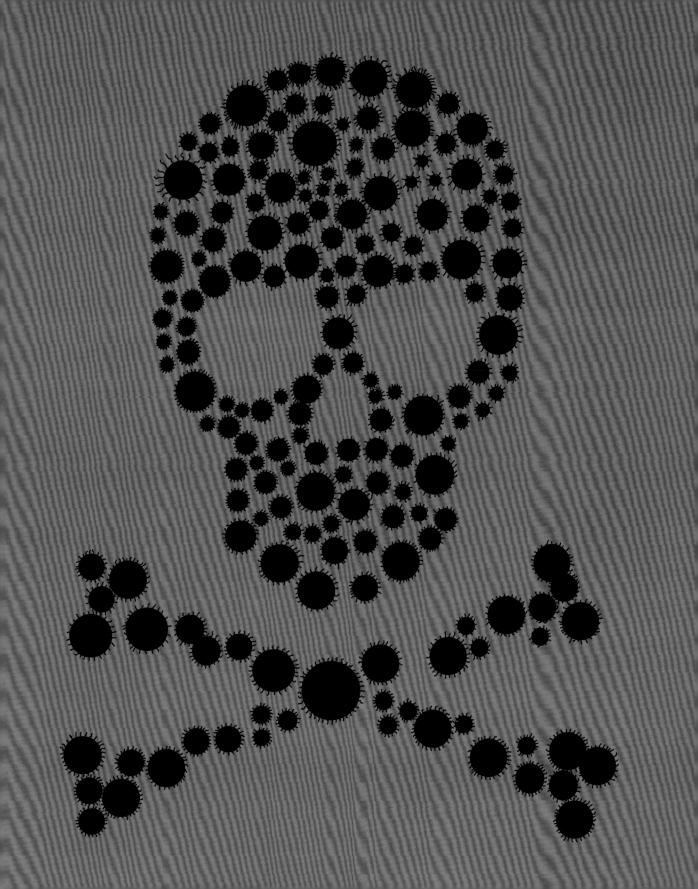

背景介绍

此前

1656年 阿塔纳修斯·基歇尔（Athanasius Kirchner）在鼠疫病人的血液中发现了微小的蠕虫。

17世纪70年代 在显微镜下，安东尼·范·列文虎克看见了细菌或微小的生物。

此后

1910年 保罗·埃尔利希开发了砷凡纳明——一种用于治疗梅毒的药物。

1928年 亚历山大·弗莱明发现了青霉素，这是有史以来第一种有效的抗生素。

1933年 H1N1是一种源自禽类的病毒，后来被证实是1918—1919年西班牙大流感的致病微生物。

2016年 Facebook创始人马克·扎克伯格（Mark Zuckerberg）和普莉希拉·陈（Priscilla Chan）发起了"陈·扎克伯格倡议"——到21世纪末治愈、预防或控制住所有人类疾病。

微生物理论认为，从天花到肺结核的许多疾病都是由细菌等微生物引起的——细菌等微小的有机体由于太小而无法用肉眼看到。每种疾病都与一种特定的病原体有关。当病原体进入人体并繁殖时，人体就可能会出现疾病症状。

1861年，法国化学家路易斯·巴斯德发表了他的研究成果，认为微生物可能是疾病的罪魁祸首。随后在19世纪70年代，巴斯德和德国医生罗伯特·科赫进行的实

当你还在为气候问题忧虑的时候，上帝已经将病毒从我们的空气中清除了。

威廉·莎士比亚
（William Shakespeare）
《冬天的故事》

验毫无疑问地证明了微生物理论。从此以后，科学家陆续发现许多传染病与特定的细菌或病毒有关。今天，当一种新的传染病出现时，医生或科学家的首要任务就是确定致病微生物。

早期的理论

早在古代，医生就意识到许多疾病具有传染性，并试图推测致病原因。2500多年前，古印度耆那教的信徒们相信，有一种微小生物遍布宇宙，并导致了麻风病等疾病。公元前1世纪，古罗马学者马库斯·特伦修斯·瓦罗（Marcus Terentius Varro）建议他的追随者在沼泽附近活动时采取预防措施，"因为沼泽里可能生长了一些肉眼看不到的微小生物，它们飘浮在空气中，通过口鼻进入人体，并导致严重的疾病"。后来，古罗马医生

中世纪的医生会佩戴一个充满草药的喙状面罩，以保护自己免受瘴气的侵害——直到19世纪，人们还认为这种恶臭会导致疾病。

盖伦将瘟疫描述为"瘟疫种子"通过空气传播，并在人体内停留，最终导致人群大量死亡的疾病。

在中世纪，两位目睹了14世纪安达卢西亚鼠疫暴发的伊斯兰医生也得出了类似的结论。伊本·哈提马（Ibn Khātima）在其《瘟疫之书》中提到，瘟疫是通过"微小生命体"传播的。在另一篇与鼠疫有关的论文中，伊本·海推布解释了这些生命体是如何通过人与人之间的接触传播疾病的，并指出应该通过"自我隔离"来保护自己不被传染。

长期以来，人们认为空气本身会传播疾病，尤其是沟渠或者沼泽附近潮湿、雾蒙蒙的空气。这种有气味的雾被称为"瘴气"（古希腊语中的"污染"）。古罗马建筑师维特鲁威（Vitruvius）在1世纪时发表了自己的观点，他认为在沼泽附近建城市非常不明智，尽管早晨的微风会把沼泽里的瘴气吹走。

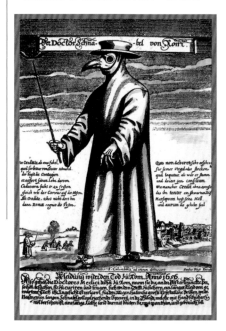

参见: 疫苗 94~101页,流行病学 124~127页,手术中的抗菌剂 148~151页,免疫系统 154~161页,病毒学 177页,噬菌体和噬菌体疗法 204~205页,减毒活疫苗 206~209页,抗生素 216~223页,流行病 306~313页。

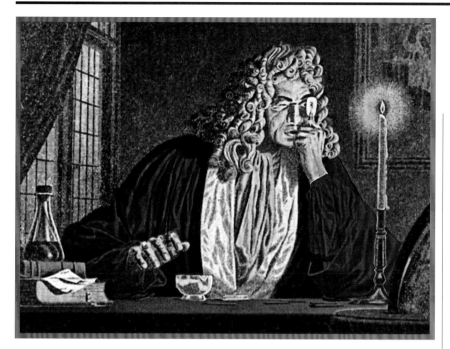

安东尼·范·列文虎克用他新发明的显微镜观察他称之为"微小颗粒"的微生物。显微镜的镜头是一个夹在两块金属板之间的小玻璃珠。

中世纪的医生通常会佩戴一个充满草药的喙形面具来保护自己免受瘴气的侵害——直到19世纪,人们还认为瘴气会导致疾病,同时沼泽内有毒生物的气息也会进入城市让人生病。

小虫子

荷兰眼镜制造商撒迦利亚·詹森(Zacharias Janssen)在1590年前后发明了一种显微镜,通过它可以直接观察到一个充满微小生物体的新世界,这些生物体非常小,肉眼根本无法看到。1656年,德国牧师、学者阿塔纳修斯·基歇尔用显微镜检查了鼠疫感染者的血液,并发现了一种他认为可能导致这种疾病的"小蠕虫"。但实际上他看到的可能是血细胞,而不是导致鼠疫的鼠疫耶尔森氏菌。但他所说的微生物导致鼠疫这一理论却是正确的。基歇尔于1658年概述了他的微生物理论,并推荐了阻止鼠疫传播的方案:隔离、检疫和焚烧感染者穿过的衣服。

17世纪60年代,荷兰科学家安东尼·范·列文虎克发明了一种可以将物体放大200倍的显微镜。他发现,清澈的水一点也不清澈,里面充满了微小的生物,并且这些微小的生物几乎无处不在。1683年,列文虎克在显微镜下观察到细菌在牙菌斑中蠕动。他画出了他所看到的细菌的形状:圆形(球菌)、螺旋形(螺旋菌)和棒形(芽孢杆菌)。这是人类历史上对细菌的首次描绘。

越来越多的证据

尽管列文虎克在17世纪就发现了细菌,但直到19世纪初,瘴气理论都占据着主导地位。当时,意大利昆虫学家阿戈斯蒂诺·巴西(Agostino Bassi)开始研究家蚕的白僵病,这种病几乎摧毁了意大利和法国的养蚕业。1835年,经过28年的深入研究,巴西发表了一篇论文,指出这种疾病是由一种微小的寄生真菌引起的,并且具有传染性。他证明了球孢白僵菌在家蚕之间通过互相接触和被感染的食物进行传播。他还进一步提出,微生物是植物、动物和人类许多疾病的起因。

在接下来的几十年里,微生物理论逐渐获得了支持。1847年,

我现在很清楚地看到,水里有很多'小鳗鱼'或'小虫子',水里似乎充满了无数的小动物。

安东尼·范·列文虎克
给德国自然哲学家亨利·奥尔登堡的信

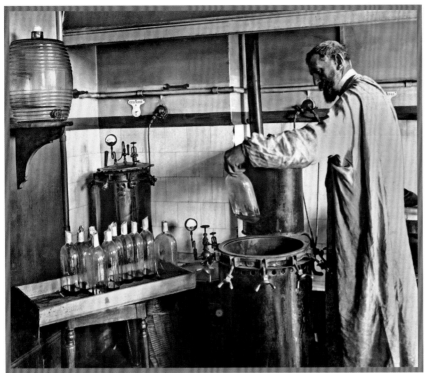

1880年，路易斯·巴斯德在他的实验室里工作。巴斯德最初是一名化学家，在转向生物学之前，他是一名一丝不苟、时刻谨小慎微的实验人员。

匈牙利产科医生伊格纳兹·塞梅尔维斯坚持在产房严格保持卫生，因为产褥热一直折磨着产妇（尽管当时他的建议在很大程度上被忽视了）。他认为传播产褥热的是"尸体颗粒"，这些"颗粒"通过医生的手从尸检室传播到产房。用氯石灰溶液洗手可以大幅降低产褥热死亡率。

1854年，伦敦的苏荷区暴发了一场霍乱疫情。英国医生约翰·斯诺不相信瘴气理论能解释这次疫情，他发现一些感染者聚集在一个区域，而另外一些则分散在很远的地方。

在进行了详细研究之后，斯诺发现所有的霍乱感染者，包括那些住在更远的地方的人，其饮用水来自该区被粪便污染的水源。尽管当局并不相信斯诺的研究，但还是决定改善伦敦的供水系统。

同年，霍乱袭击了意大利的佛罗伦萨。意大利解剖学家菲利波·帕齐尼（Filippo Pacini）检查了一些感染者肠道内的黏液，发现所有感染者体内都有一种相同的细菌——霍乱弧菌。这是第一次将一种特定病原体和一种主要疾病明确地关联起来。尽管他的发现发表了好几次，但帕齐尼还是被当时的主流医疗机构忽视了，他们依然信奉瘴气理论。

巴斯德的实验

塞梅尔维斯和斯诺已经证明洗手和干净卫生的下水道可以减少疾病的传播，也逐渐明确瘴气不是疾病的罪魁祸首。随后的几年里，路易斯·巴斯德通过一系列实验最终证明了微生物理论。巴斯德于19

世纪50年代开始对微生物产生极大的兴趣，当时他正在研究葡萄酒和啤酒的发酵。人们认为发酵是一种化学反应，但巴斯德指出，一种叫作"酵母"的微小圆形微生物在其中起了关键作用。然而，必须是正确的微生物类型，否则会产生不必要的乳酸，破坏葡萄酒的口感。巴斯德发现，将葡萄酒轻轻加热到大约60℃的时候，就可以杀死有害的微生物，而不损害有益的微生物。巴氏杀菌法现在不仅广泛应用于葡萄酒行业，还用于消灭牛奶、新鲜果汁和其他食品中的潜在微生物。

巴斯德想知道这些微生物最初是如何出现在物质中的。多数人仍然相信"所有微生物都是自然生成的"这一观点，即当食物腐烂时，蛆和霉菌会凭空出现。1859年，巴斯德证明了这些微生物来自空气。他在一个弯曲的鹅颈烧瓶里

在显微观察领域，机遇只青睐有准备的头脑。

路易斯·巴斯德

煮肉汤，由于空气都被排出去了，所以肉汤就一直保持清澈。当他折断烧瓶的颈尖，让空气进入烧瓶时，肉汤很快就混浊了，这表明微生物在繁殖。通过这个实验，巴斯德证明了肉汤会被空气中的微生物污染和破坏，这表明疾病也很可能以类似的方式传播。

疾病预防

几年后，巴斯德被邀请寻找一种解决家蚕微粒子病的方法，这种病导致大量家蚕死亡，严重损害了法国南部的丝绸工业。在阅读了巴西30年前的著作后，他很快发现一种微小的寄生虫是一切的罪魁祸首。巴斯德推荐了一个极端的解决方案——消灭所有受感染的家蚕，以及它们赖以为生的桑树，然后重新养殖。丝绸制造商采纳了他的建议，整个行业最终存活了下来。

到了这个时候，巴斯德确信微生物是许多疾病的罪魁祸首，并

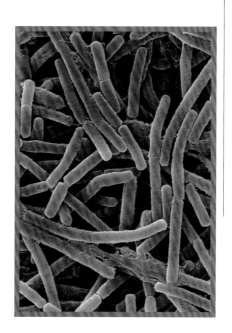

> 说真的，在整个世界上，没有人比您对医学科学的贡献更大了。
>
> 约瑟夫·李斯特
> 皇家学会纪念巴斯德70岁生日的演讲

开始研究疾病是如何在人类和动物之间传播的。在苏格兰，外科医生约瑟夫·李斯特在了解了巴斯德早期关于微生物的研究后意识到，如果清洗了伤口，敷料也消了毒，那么外科手术会安全得多。通过这种消毒手术，李斯特的病人死亡率在1865—1869年下降了三分之二。

微生物理论得到证实

1876年，罗伯特·科赫宣布，他确定了导致农场动物炭疽的细菌。他从一只死于炭疽的羊的血液中提取了炭疽芽孢杆菌，然后让它们在一个食物做的培养液中繁殖——最初是牛眼睛的液体，后来是有琼脂和明胶的肉汤。然后，科赫将培养得到的细菌注射到一只老鼠体内。这只老鼠最终死于炭疽，

炭疽芽孢杆菌是一种杆状细菌，会导致炭疽。炭疽是一种很严重的感染性疾病，会导致皮肤破损、呼吸困难、呕吐和休克。

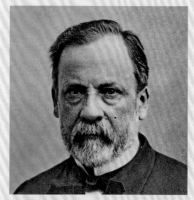

路易斯·巴斯德

1822年，巴斯德出生于法国比利牛斯山脉的多尔。尽管他更喜欢艺术而非科学，但在21岁时，他去了巴黎的里昂高等师范学院接受科学训练。毕业一年后，他向科学院提交了一篇关于分子不对称的论文，因写得非常精彩，他获得了荣誉勋章。

1854年，32岁的巴斯德被任命为里尔大学的科学主任和化学教授。于是，当地的几家酿酒厂请求他帮忙研究一些发酵工艺问题。这让他对微生物产生了兴趣。1888年，巴斯德已经举世闻名，人们筹集资金在巴黎建立了巴斯德研究所，以进一步研究微生物、疾病和疫苗。1895年，巴斯德去世，人们为他举行了国葬，并将他安葬在了巴黎圣母院旁边。

主要作品

1866年《葡萄酒研究》
1868年《醋研究》
1878年《微生物组织，以及它们在发酵、腐烂和传染中的作用》

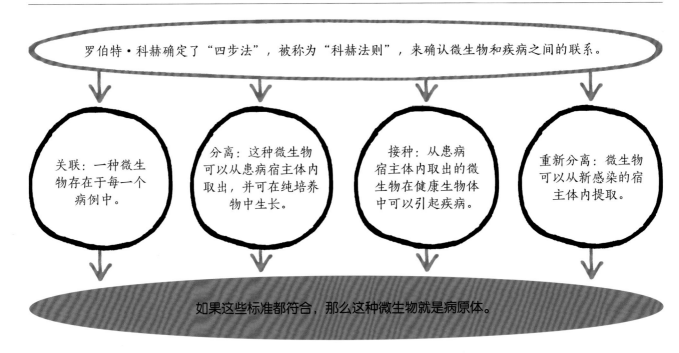

罗伯特·科赫确定了"四步法"，被称为"科赫法则"，来确认微生物和疾病之间的联系。

关联：一种微生物存在于每一个病例中。

分离：这种微生物可以从患病宿主体内取出，并可在纯培养物中生长。

接种：从患病宿主体内取出的微生物在健康生物体中可以引起疾病。

重新分离：微生物可以从新感染的宿主体内提取。

如果这些标准都符合，那么这种微生物就是病原体。

这证明是这种特定的细菌导致了这种疾病。巴斯德立即进行了自己的实验，证实了科赫的发现，并证明细菌可以在土壤中存活很长一段时间。此外，他也证明了健康的动物可以从以前被感染的牲畜待过的田地中感染这种疾病。

科赫法则

导致炭疽的细菌叫炭疽芽孢杆菌，是一种微小的杆状生物，只有在显微镜下才能看到。巴斯德和科赫证明尽管炭疽芽孢杆菌体积很小，但它足以杀死动物和人。它在人或动物体内繁殖，然后释放毒素或干扰人或动物的身体功能。这种入侵的过程叫作"感染"。并不是每一次病原体的感染都会导致疾病，也不是每个人的身体都会以同样的方式做出反应，但这种关联非常明确。

巴斯德证明了空气可以传播微生物，而他和科赫一起证明了微生物可能会导致疾病。科赫接着指出，有很多致病微生物是传染病的罪魁祸首。19世纪80年代，科赫提

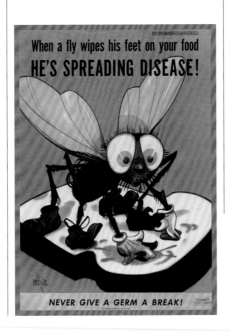

When a fly wipes his feet on your food
HE'S SPREADING DISEASE!

NEVER GIVE A GERM A BREAK!

供了"四步法"来确认微生物和疾病之间的关联，该方法被称为"科赫法则"。直到今天，科赫法则仍然支撑着用来确定传染病原因的更广泛标准。

1882年，科赫确定了导致结核病的细菌——结核分枝杆菌，或叫"科赫氏杆菌"。这种细菌主要通过咳嗽或打喷嚏释放到空气中的微小液滴传播。随后他又将注意力转向寻找导致霍乱的细菌，并亲自前往埃及和印度采集样本。到了1884年，他已经确定了霍乱的病因，即一种逗号形状的细菌——霍乱弧菌，并证实了帕齐尼30年前的发现。科赫将霍乱弧菌与受污染的

美国政府1944年的一张海报警告人们不要传播细菌。苍蝇与第二次世界大战期间痢疾及其他一些传染病的暴发高度相关。

水联系起来，并提出了一些防止霍乱弧菌传播的措施，这进一步夯实了他的理论。

发现并销毁

19世纪末，许多科学家在积极寻找致病的微生物。现在我们知道，99%的微生物是完全无害的，甚至还有许多是有益的，比如那些在肠道中发现的微生物。然而，有大约1500种最后被确定为病原体，而且每年还会发现一些新的。主要的病原体有细菌、病毒、真菌和原生动物（单细胞生物）等，可以导致包括阿米巴痢疾在内的许多疾病。

微生物理论直接改变了人们与疾病的斗争方式，也直接明确了防止病原体传播的措施，如保持个人卫生、环境卫生和隔离等，并且非常快速地让人们了解了疫苗如何赋予人体抵抗病原体的免疫力。此外，它还促进了针对特定微生物的抗生素和抗病毒药物的开发，而不仅仅是对症治疗，减轻症状。

细菌进入人体的一些途径

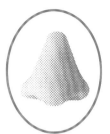

呼吸道

吸入空气中的飞沫或尘埃颗粒，会感染病原体，如流感病毒。

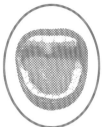

胃肠道（粪口传播）

食用受污染的食物或水会引起很多种疾病，如沙门氏菌感染和霍乱。

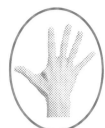

皮肤伤口

病原体可以通过伤口或随蚊虫叮咬进入人体，如导致破伤风的破伤风梭菌。

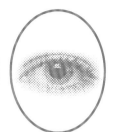

眼睛

用接触过感染表面的手揉眼睛会将感冒病毒等病原体传播到体内。

从20世纪中期开始，新的诊断工具以及生物化学和遗传学学科的进步，进一步改善了发达国家的健康状况。例如，在1900年的时候，肺炎、结核病、流感和肠炎伴腹泻是美国人的主要死因，夺去了40%的5岁以下儿童的生命。而1个世纪之后，这些疾病导致的死亡人数大大减少，取而代之的是非传染性疾病，特别是心脏病。然而，仅在2017年，传染病依然导致了1000万人的死亡，其中许多人生活在发展中国家。这些国家营养跟不上，卫生条件差，获得医疗保健的机会也十分有限，导致本可避免和可治疗的疾病疯狂传播。在这些国家，与贫困相关的疾病，如腹泻、结核病和疟疾，比不治之症更致命。■

罗伯特·科赫

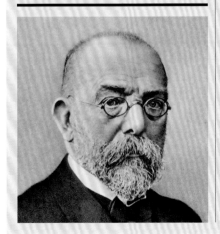

罗伯特·科赫于1843年出生在德国哈茨山脉的克劳斯塔尔，在哥廷根大学学习医学。1870—1871年普法战争期间，科赫在军中担任军医，之后在1872—1880年担任沃尔斯坦（现波兰沃尔什廷）的地区医疗官员。

科赫运用路易斯·巴斯德的微生物理论，在自己公寓里一个自制的实验室里开展了对炭疽细菌的研究。这标志着两人之间一段激烈竞争的开始——他们竞相识别新的微生物并开发疫苗。科赫证明了巴斯德的微生物理论并解释了疾病的起因和传播方法。1885年，他成为柏林大学卫生学教授，1890年成为卫生局局长。由于对结核病研究的贡献（当时，在西方，每7个人中就有1人死于结核病），他获得了1905年的诺贝尔生理学或医学奖。1910年，科赫在德国巴登-巴登去世。

主要作品

1878年　《创伤感染之病原》

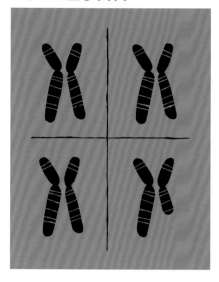

遗传变异
遗传特征与状况

背景介绍

此前

约公元前400年 希波克拉底认为，当父母身体的物质传递给后代时，遗传特征就会出现。

1859年 英国生物学家查尔斯·达尔文（Charles Darwin）在《物种起源》中解释了有用的特征是如何变得越来越普遍的（适者生存）。

此后

1879年 德国生物学家华尔瑟·弗莱明（Walther Flemming）发现了染色体。

1900年 雨果·德·弗里斯（Hugo de Vries）、卡尔·科伦斯（Carl Correns）和埃里希·切尔马克（Erich Tschermak）"重新发现"了孟德尔遗传定律。

1910年 美国科学家托马斯·亨特·摩尔根（Thomas Hunt Morgan）在果蝇的X染色体上找到了编码眼睛颜色的基因，并将其定位到了一条特定染色体上。

1856—1863年，奥地利牧师格雷戈尔·孟德尔选择性地培育了数千株豌豆，并仔细研究了其特定性状，如高度、花朵颜色、豆荚形状等。孟德尔指出，这些性状不是混合或合并的结果，而是从亲本植物（"父本"和"母本"）那里遗传来的"因子"（后被称为"基因"）。他还指出，每个因子都有2个不同版本，现在被称为"等位基因"。

大多数生物有两组基因，分别来自双亲，每个性状有两个等位基因控制。孟德尔提出了三条定律来解释这些等位基因的传递方式。他的"分离定律"指出，一种性状的等位基因是随机分配给后代的，而不是有规律的。"自由组合定律"认为，性状是单独遗传的，例如，决定花颜色的等位基因独立于决定豆荚形状的等位基因遗传。

"显性定律"认为，一个被称为"显性基因"的等位基因可以控制另一个被称为"隐性基因"的等位基因，并凌驾于其之上。让开紫色花的豌豆和开白色花的豌豆杂交，下一代就开紫色花了。孟德尔推断，决定花朵颜色的紫色等位基因比白色等位基因更占优势。一株开白花的豌豆植株必须有两个分别来自亲本植株的隐性等位基因。

新发现

孟德尔于1865年发表了他的研究成果，但直到1900年荷兰的雨果·德·弗里斯、德国的卡尔·科伦斯和奥地利的埃里希·切尔马克才发现了其价值。他们对孟德尔研

杂交的第一代中（隐性性状）完全消退或消失，但在他们的后代身上隐性性状又出现了。

孟德尔
《植物杂交试验》

参见: 色盲 91页, 细胞病理学 134~135页, 遗传学和医学 288~293页, 基因治疗 300页。

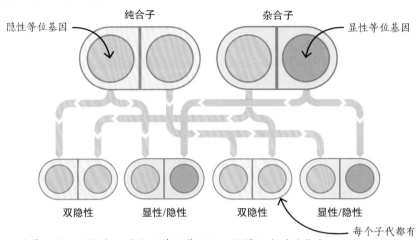

隐性等位基因 纯合子 杂合子 显性等位基因

双隐性 显性/隐性 双隐性 显性/隐性

每个子代都有二分之一的概率遗传这种隐性性状

一个基因的不同版本，称为"等位基因"，坐落于成对的染色体上，决定了遗传特征。每个亲本都遗传一个等位基因，显性等位基因支配或压倒其他（隐性）基因。具有相同等位基因的个体称为"纯合子"；具有不同等位基因的是"杂合子"。

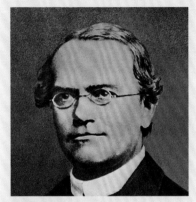

格雷戈尔·孟德尔

1822年，孟德尔出生于西里西亚（当时是奥地利帝国的一部分），父母为他取名约翰。在大学期间，他在数学和物理方面表现优异。1843年，他加入了布尔尼恩（现捷克共和国布尔诺）的圣托马斯修道院，成为一名奥古斯丁修道士。在那里，他给自己取了格雷戈尔这个名字。

1851年，修道院把孟德尔送到维也纳大学深造。他在奥地利物理学家克里斯蒂安·多普勒（Christian Doppler）的指导下工作，也通过显微镜学到了很多关于植物生理学的知识。回到布尔尼恩后，孟德尔开始种植豌豆来研究遗传特性，并于1865年发表了研究成果。两年后，他成为修道院院长，但仍致力于研究——研究蜜蜂和天气。孟德尔晚年患有严重的肾病。1884年孟德尔去世。1900年，他的遗传定律被重新发现，他成为后世公认的"遗传学之父"。

主要作品

1865年 《植物杂交试验》

究的讨论迅速产生了极大影响，并推动了英国生物学家威廉·贝特森（William Bateson）的研究。贝特森继续研究，并再次出版了孟德尔的原版论文，推广孟德尔的思想，由此建立了遗传学学科。

遗传条件

孟德尔的思想指导了医学领域对遗传条件的理解，也解释了为什么有些特征在家族内遗传，而有些则具有性别特异性或会隔代遗传。亨廷顿病是由于等位基因发生了显性突变导致的。囊性纤维化是隐性遗传的，因此只有同时遗传父母两个隐性等位基因时才致病。

有些疾病（如血友病）与性别有关，在男性中发病率高。男性有两条性染色体XY，其中X来自母亲，Y来自父亲。血友病病人X染色体上的隐性等位基因导致了这种疾病的发生。如果X染色体携带这种等位基因，它就不能被显性等位基因抵消，因为Y染色体上没有这种基因。而女性有两条X染色体，即XX，她们只有在两个等位基因都是隐性基因时才会受到影响，这种情况比较罕见。携带一条隐性等位基因的女性是"携带者"，可以将这种疾病传给后代，但自己通常没有任何症状。

现在人们知道，遗传学比孟德尔想象的复杂得多。目前已知的遗传疾病有5000多种，其中许多病并不是由单一"因素"或基因决定的，而是几个甚至几百个共同作用的结果。还有一些等位基因既不是显性的也不是隐性的，而是共显性的（表达到相同程度）。但不能否认，孟德尔的豌豆植物为理解遗传学和遗传疾病奠定了坚实基础。■

一切问题均源自细节

手术中的抗菌剂

背景介绍

此前

约1012年 伊斯兰博物学家伊本·西那建立了关于微生物理论的早期思想。

19世纪50年代 路易斯·巴斯德提出，微生物会导致食物和饮料变质。

1861年 巴斯德发表了他的微生物理论。

此后

19世纪80年代 罗伯特·科赫证明了蒸汽灭菌与防腐剂一样可以有效杀死细菌。

19世纪90年代 古斯塔夫·诺埃伯（Gustav Neuber）在他的手术室里建立了灭菌和无菌方法。

20世纪40年代 抗生素的大量使用帮助外科医生通过杀死病人体内的病原体来治疗感染。

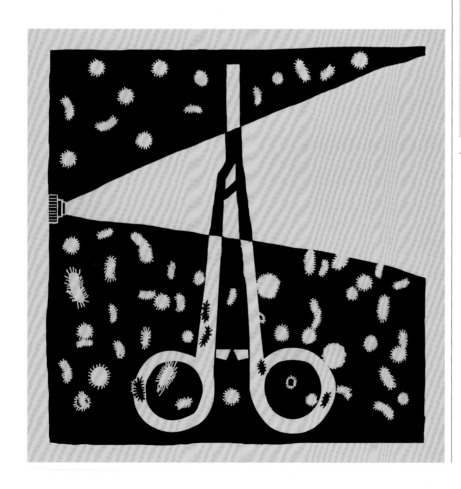

19世纪中期，手术室肮脏、危险，外科医生很少洗手，也很少采取预防措施来防止病人的伤口感染。由象牙或木头制成的手术器械从不消毒，也很难保持清洁，并且手术台通常不擦拭。外科医生穿着沾满血的手术围裙，并为沾满血迹、脏臭的围裙而感到自豪。

1846年，麻醉术被发明，这意味着病人在手术过程中不再需要保持清醒，医生也不必为了避免病人休克或失血死亡而把速度看得比手术精细度更重要。有镇痛措施后，医生就可以用更多的时间来

参见：麻醉 112~117页，卫生学 118~119页，护理和卫生 128~133页，微生物理论 138~145页，疟疾 162~163页，抗生素 216~223页。

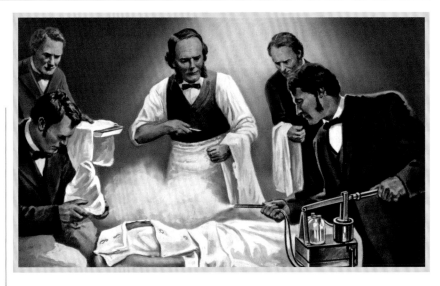

约瑟夫·李斯特（中）指导一名助手在手术中使用石炭酸喷雾清洁外科医生的手、手术器械以及周围的空气。

完成一些更复杂的程序。但这同时也导致因在未消毒的手术条件下接受手术而感染和死亡的病人急剧增多。

当时的医生没有意识到，在手术过程中应该防止现在被称为"细菌"的微生物进入开放性伤口。人们对大量术后病人死于感染感到困惑，特别是那些截肢的病人。

看不见的杀手

1861年，年轻的英国医生约瑟夫·李斯特成为苏格兰格拉斯哥皇家医院的外科医生。李斯特被安排负责男性急诊室，这是新外科大楼几个病区中的一个。外科大楼的建立是为了降低"医院疾病"（今天称为"手术败血症"）的高死亡率。但是，这座新外科大楼的建立并没有阻止死亡的浪潮。于是，李斯特决心找出死亡的根本原因。在此之前，许多医学界人士认为疾病是由糟糕的空气（瘴气理论）传播的，而另一些人则认为疾病是由体内的某种物质传播的（传染论）。李斯特提出，脓毒症可能是由空气中的一种尘埃样物质传播的，但他认为这种物质没有生命。1865年，他阅读了法国微生物学家路易斯·巴斯德的著作后，开始将细菌与手术感染联系起来。

巴斯德在研究啤酒和牛奶的发酵过程时，发现了微生物在引发疾病方面的作用，证明了食物和饮料不会被空气中的氧气破坏，而会

约瑟夫·李斯特

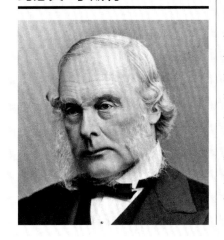

1827年，约瑟夫·李斯特出生于英国埃塞克斯，在贵格会信徒家庭长大。他的父亲在他很小的时候就教他如何使用显微镜，后来在对受感染的人体组织进行试验时，李斯特就使用了显微镜。1852年从伦敦大学学院毕业后，他成为爱丁堡外科医生詹姆斯·赛姆（James Syme）的助手。1856年，李斯特与赛姆的女儿阿格尼斯（Agnes）结婚，阿格尼斯也成为他实验室终身的合作伙伴。

1877年，李斯特在搬到伦敦之前，曾在爱丁堡和格拉斯哥做外科医生。他在伦敦国王学院医院担任临床外科教授，直到1893年退休。尽管获得了许多荣誉，还是第一个成为上议院贵族的外科医生，但李斯特一直过着某种意义上的隐居生活。李斯特于1912年去世，在威斯敏斯特教堂举行葬礼后被葬于伦敦。

主要作品

1867年 《外科实践中的抗菌原理》

19世纪早期，英国的手术是在肮脏的环境中进行的，使用的是未经消毒的仪器。近一半病人在手术后死亡。

约瑟夫·李斯特认为，如果"飘浮颗粒"或微生物能导致食物和饮料变质，那它们可能也会感染病人的伤口。

李斯特在手术过程中使用消毒喷雾和浸透消毒液的绷带来杀死这些微生物，防止它们进入开放性伤口。

手术后病人死亡率显著降低。

被在富氧环境中出现并繁衍生息的微生物破坏。

切断细菌的传播路径

李斯特抓住了巴斯德的微生物理论，并决定将其应用于外科感染研究中。巴斯德认为微生物可以通过加热、过滤或接触化学物质来消除。前两种方法不适用于伤口，李斯特开始在显微镜下对受感染的人体组织进行化学实验。他希望通过在伤口和周围环境之间建立化学屏障来防止细菌进入开放性伤口。后来这种化学物质被他称为"防腐剂"。

石炭酸曾被用来清理苏格兰最难闻的下水道，后来被证明是一种有效的防腐剂。李斯特发现，在感染的伤口及附近涂抹稀释过的石炭酸可有效防止坏疽发展。他推断，在手术器械、外科医生的手和术后绷带上喷洒石炭酸溶液，也能有效地阻止细菌从这些物体传播到病人的伤口。

1865年，李斯特在一名11岁的男孩身上验证了他的理论，这名男孩被一辆手推车碾压了腿，并出现了开放性骨折。开放性骨折就是骨折后，骨突出到了皮肤外。在当时，这种情况通常意味着死亡，因为手术一定会导致感染。在大多数情况下，外科医生会试图通过完全截肢来降低这种风险，但这也同样会带来巨大的死亡风险。李斯特把男孩的腿固定好，将浸过石炭酸的绷带敷在伤口上。几天后，男孩并没有出现感染的迹象，骨头也开始愈合。5周后，男孩完全康复出

院。李斯特继续进行石炭酸的临床研究，并于1867年在《英国医学杂志》上发表了他的研究结果，题为《外科实践中的抗菌原理》。他的研究结果令人吃惊，1865—1869年，在李斯特的男性急诊室，伤口感染导致的手术死亡率下降了三分之二。

打消质疑

尽管李斯特取得了明显的成功，但他的理论立即遭到了社会各界的反对。在许多外科医生看来，李斯特的技术只是通过减慢手术速度降低了病人因失血而死亡的可能性。外科医生也不相信李斯特的消毒方法——通过消毒喷雾和清洗剂构建防感染屏障——会阻止任何形式的感染发展。此外，这种喷雾还会伤害外科医生的眼睛，并可能损害病人的健康组织和感染组织。

1869年，李斯特接替他的朋友詹姆斯·赛姆成为爱丁堡大学临床外科教授，在那里，他继续研究微生物理论。1875年，他的研究在

消毒处理全面实施以来，我的病房焕然一新了。
约瑟夫·李斯特
都柏林英国医学协会会议上的讲话

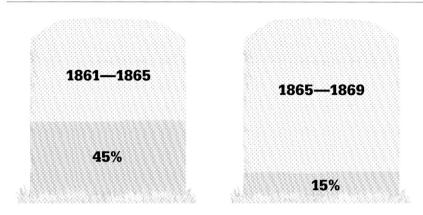

1861—1865

45%

1865—1869

15%

当约瑟夫·李斯特在苏格兰格拉斯哥皇家医院负责新设立的男性急诊室时，几乎一半的病人死于术后感染。李斯特采用他的消毒方法后，病人的死亡率下降到15%。

科赫证明了干热和蒸气灭菌在杀菌方面和消毒剂一样有效。德国医生古斯塔夫·诺埃伯进一步扩展了这一技术，他将无菌长袍、橡胶手套和口罩引入了外科手术过程中。易于消毒的地板和手术室的墙壁也要遵循消毒的原则。

这些做法时至今日依然是外科手术安全法则，器械和操作环境的消毒更是至关重要。但所有这些理论都直接源于李斯特在19世纪60年代的发现——在手术过程中，细菌不能进入任何伤口。■

德国外科中心的巡回演讲中赢得了广泛的赞誉，但次年在美国又遭到了强烈批评。

李斯特没有气馁，继续在《英国医学杂志》和《柳叶刀》上发表他的研究结果。但他不是一个有天赋的写作者，也拒绝统计数据，所以不受读者或同行的喜爱。对于许多医学专业的人来说，伦敦才是他们心目中的"圣地"，爱丁堡只是一个二流的外科专业技术中心。因此，李斯特必须在首都证明自己。

1877年，李斯特的机会来了，他成为伦敦国王学院医院的临床外科教授。在那里，他给一个骨折的病人做缝合手术，这台手术引起了同行的注意。首先，他把单一骨折变成了复合骨折，这会大大增加感染和死亡的风险。然而，通过使用消毒技术，经过李斯特一系列的治疗，病人康复了。这时候几乎没有人再质疑这些消毒技术对外科手术的价值了。

获得皇家认可

1871年，李斯特为维多利亚女王割开了一个腋下脓肿，这台手术进一步提高了他的声誉。李斯特推测手术台上的空气也可能含有细菌后，用石炭酸蒸气喷雾给手术室消毒。在手术过程中，李斯特不小心将石炭酸喷进了女王的眼睛里。幸运的是，女王没有受到太大的影响，但李斯特后来放弃了这种做法。1893年，李斯特退休，此时他对安全外科实践的贡献已被广泛接受。德国微生物学家罗伯特·科赫也是研究控制感染方法的科学家之一。科赫通过加热、消毒剂、肥皂和水来使手术环境达到无菌的状态，这是李斯特开创的消毒技术的进一步发展。

如果没有使用消毒剂来防止感染，李斯特为维多利亚女王做的手术可能会是完全不同的结果。他的成功使他在1878年成为女王的私人外科医生。

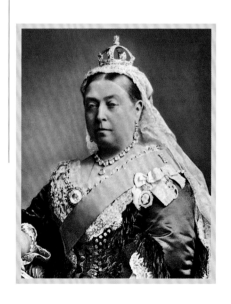

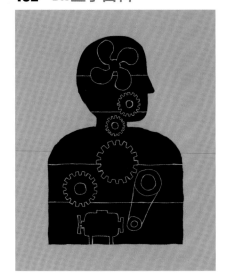

研究生命现象的学科

生理学

背景介绍

此前

16世纪40年代 法国医生让·费内尔创造了"生理学"一词来研究身体的功能。

1543年 安德烈·维萨里出版了《人体结构》，该书的出版彻底改变了医学教学。

1628年 威廉·哈维出版了《心血运动论》，改变了人们对人体的科学认知。

此后

1891年 俄国生理学家伊万·巴甫洛夫（Ivan Pavlov）开始研究条件反射，训练狗在铃声响起时分泌唾液。

1926年 美国生理学家沃尔特·B. 坎农（Walter B. Cannon）首次提出"稳态"一词，指生物体内环境倾向于保持稳定。

生理学是一门研究有机体功能的学科，但并不研究机体的结构——这是解剖学的研究范畴。19世纪中叶，法国医生克劳德·伯纳德和一些德国医生首先提出了一种医学研究思路，从细胞、组织和全身三个层面来研究生物体的生命过程。

科学的方法

严格意义上讲，生理学始于1628年，当时威廉·哈维做了许多严谨的实验，并发表了他从中得到的关于血液循环的发现。然而，那时医学研究的方法发展十分缓慢。哈维的观点得到了细胞理论的大力支持。细胞理论认为，所有生物体都是由细胞组成的。该理论由德国植物学家马蒂亚斯·施莱登和医生西奥多·施万在1838—1839年提出。该理论还为后来约翰·

尤斯图斯·冯·李比希（Justus von Liebig）在德国吉森大学创建的实验室是最早为教学和研究专门建造的实验室之一。

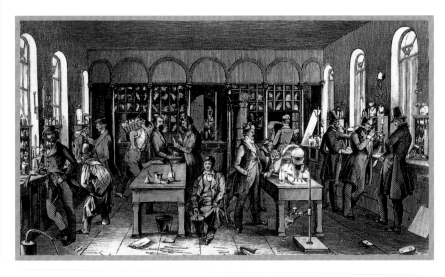

参见: 解剖学 60~63页, 血液循环 68~73页, 组织学 122~123页, 细胞病理学 134~135页, 糖尿病及其治疗 210~213页。

解剖学是一门研究机体结构的学科, 不足以治疗疾病。

↓

医生还必须了解生理学, 研究人体的化学、物理和生物过程, 这些过程共同维持着生命活动。

↓

通过生理实验可以获得对这些系统的科学理解。

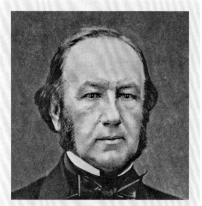

克劳德·伯纳德

伯纳德于1813年出生在法国东部里昂省的圣朱利安。离开学校后, 他成为一名药剂师学徒, 后来进入巴黎医学院, 并于1843年毕业。两年后, 他与玛丽·马丁 (Marie Martin) 缔结了一场权宜婚姻。她的嫁妆为他的科学实验提供了资金, 但当他活体解剖了家里的狗后, 她离开了他。

1847年, 伯纳德被任命为巴黎法兰西学院弗朗索瓦·马让迪的助手, 1855年接替马让迪成为正教授。1868年, 伯纳德成为植物园自然历史博物馆的普通生理学教授, 并于同年成为法国科学院院士。伯纳德于1878年在巴黎去世。

主要作品

1865年 《实验医学研究导论》
1878年 《动植物常见生命现象》

缪勒 (Johannes Müller)、尤斯图斯·冯·李比希和卡尔·路德维希 (Carl Ludwig) 等人的研究奠定了坚实的实验基础。

缪勒对感觉器官的刺激研究特别感兴趣, 并在条件反射的神经通路研究方面提出了自己独到的见解。李比希和路德维希则对呼吸和血压等功能进行了精确的测量, 并对体液进行了化学分析。

实验医学

克劳德·伯纳德是实验医学的创始人之一。他觉得在试管里开展实验局限性太大了, 只有活体解剖才是理解生物体复杂性的唯一途径。

伯纳德研究了一氧化碳和箭毒如何影响人体。他的研究结果表明了一氧化碳是如何与血液中的血红蛋白结合从而导致缺氧的, 而箭毒则通过攻击运动神经来使人或动物瘫痪, 甚至死亡, 但对感觉神经没有影响。此外, 他还对胰腺在消化中的作用和肝脏储存糖原的功能方面做了一系列开创性的研究。研究表明, 糖原是一种淀粉类物质, 当身体需要能量时, 它可以分解成葡萄糖 (糖)。

伯纳德最重要的见解之一是"内环境"概念。这一概念描述了当外部环境不断变化时, 有机体内部环境保持平衡的自我调节机制。这一概念于1865年发展起来, 描述了细胞与环境之间的关系, 是理解生理学的基础。这就是20世纪20年代美国生理学家沃尔特·B. 坎农所说的"稳态"的基本原理。下丘脑位于大脑前侧下方, 在维持稳态方面发挥着至关重要的作用。■

防御入侵者

免疫系统

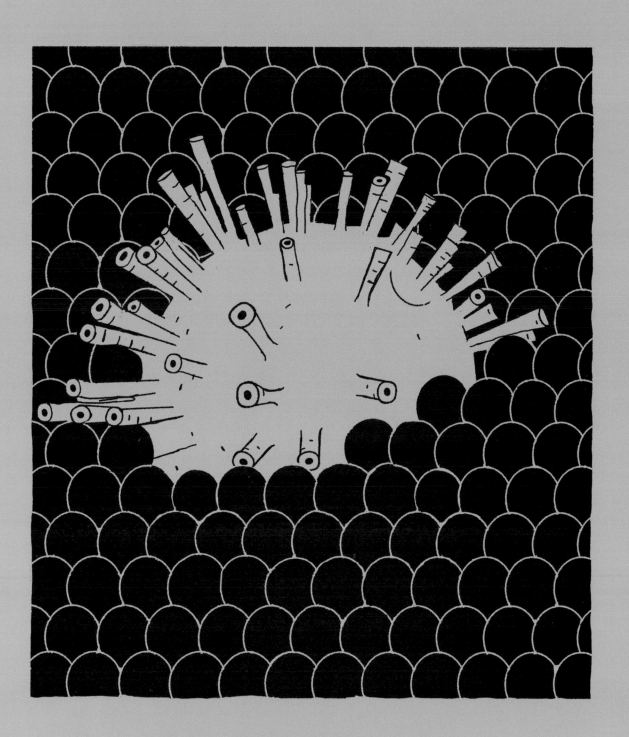

背景介绍

此前

约900年　拉齐提出了人体如何对天花产生免疫力的理论。

1546年　吉罗拉莫·弗拉卡斯托罗（Girolamo Fracastoro）认为人体通过净化血液来获得对天花的免疫力。

1796年　爱德华·詹纳为人们接种牛痘疫苗，以使人们获得对天花的免疫力。

1861年　路易斯·巴斯德发表了他的微生物理论，该理论认为细菌等微生物会导致疾病。

此后

2016年　美国研究人员马修·哈尔珀特（Matthew Halpert）和瓦纳贾·孔杜里（Vanaja Konduri）经研究明确了树突状细胞与辅助性T细胞的相互作用。

2018年　美国免疫学家詹姆斯·P.艾利森（James P. Allison）和日本免疫学家本庶佑（Tasuku Honjo）发现免疫调节可以治疗癌症。他们因此而被授予了诺贝尔生理学或医学奖。

长期以来，医生一直相信身体自己就有一种保护自我免受疾病侵害的机制。这种机制就是免疫，但其深层机制始终是个谜。19世纪80年代以来，伊拉·梅契尼科夫、保罗·埃尔利希和弗兰克·麦克法兰·伯内特（Frank Macfarlane Burnet）等医学科学家逐步揭开了免疫系统的神秘面纱。

> 实际上，所有疾病只有一种真正科学有效的治疗方法，那就是刺激吞噬细胞。
>
> 乔治·萧伯纳
> （George Bernard Shaw）
> 戏剧《医生的困境》第一幕

免疫系统主要通过白细胞和一类被称为"抗体"的蛋白质来保护身体。首先是非特异性的先天免疫系统，它可以随时随地提供对细菌和其他异物的即时防御。其次是获得性免疫系统（特异性或适应性免疫），专门应对一些全新的威胁，还能够保留对这种威胁的记忆。

一朝被蛇咬，十年怕井绳

人们很早就知道，很少有人会感染天花两次。似乎感染一次后，人们就获得了对天花的抵抗力。有些人认为这是上帝的恩赐，但也有一些科学假说尝试解释这种现象。9世纪，波斯医生拉齐认为天花脓包会把里面的液体排出来，释放出的物质可能会污染空气并造成天花的二次传播。尽管没有人知道免疫是如何起作用的，但疗效似乎足够真实，以至于许多医生尝试种"痘"，即将致病物质注射到病人体内来刺激免疫反应。1796年，英国医生爱德华·詹纳在疫苗接种方面取得了突破性进展，这使得免疫——至少是对天花的免疫——变得非常明确。

疫苗接种迅速传播开来，挽救了许多生命，但人们依然不清楚这种方法是如何发挥作用的。医生也弄不清楚，接种疫苗后经常出现的发热和炎症是怎么回事，但实际上这也是身体防御的一部分。

细菌和细胞

很长一段时间，人们甚至都不知道是什么导致了疾病。19世纪70年代，事情开始有所转变，路易斯·巴斯德和罗伯特·科赫发现细菌等微生物是导致很多疾病的罪魁祸首。然而，巴斯德和科赫认为，人体最终是无法抵御它们的。1882年，俄国医生梅契尼科夫听说科赫发现了导致结核病的细菌。他想知道，为什么他的妻子感染了结核病，而他却对结核病免疫。他已经知道白细胞会聚集在感染部位。事实上，有时在白细胞里也可以看到微生物。当时流行的理论是白细胞在体内传播疾病，但梅契尼科夫想知道，大量的白细胞是否为身体自我防御的标志？

> 未来的医生将是一名免疫专家。
>
> 奥姆罗斯·莱特
> （Almroth Wright）
> 在伦敦圣玛丽医院的就职演说

参见: 古罗马医学 38~43页, 伊斯兰医学 44~49页, 疫苗 94~101页, 微生物理论 138~145页, 靶向给药 198~199页, 器官移植手术 246~253页, 淋巴结和淋巴管 256~257页, 单克隆抗体 282~283页。

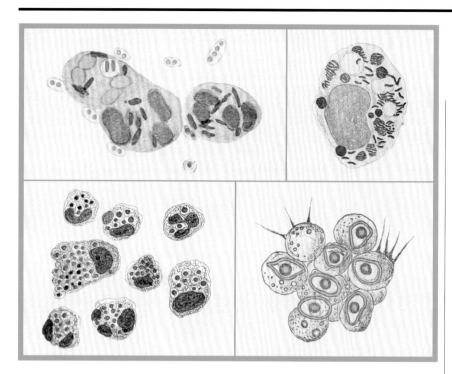

伊拉·梅契尼科夫绘制了展示吞噬作用的示意图。在整个吞噬过程中,一种被称为"吞噬细胞"的白细胞会改变形状,吞噬并摧毁病原体。

（Shibasaburo Kitasato）研究表明,破伤风或白喉感染者体内的血清（血液）中含有一些化学物质,或称"抗毒素",可以对抗细菌释放的毒素。他们还发现,这些抗毒素可以用于免疫,甚至可以治愈其他被感染动物。二人的研究强化了这种观点:疾病的起因是特异的,人体防御机制亦是如此。

与此同时,另一位德国人保罗·埃尔利希梳理了抗原和抗体的重要性。抗原是任何能在体内引起免疫反应的物质。抗体或免疫球蛋白是一种可以灭活或削弱细菌毒性的蛋白质。每一种抗体都与一种特定的抗原相匹配。

解开谜题的关键

1900年,埃尔利希完善了"侧链"理论,该理论认为抗原和抗体像锁和钥匙一样相互作用。埃尔利

为了找到答案,梅契尼科夫用玫瑰刺刺海星幼虫。在显微镜下,他看到白细胞聚集在玫瑰刺的周围。于是,他很快提出了白细胞攻击、吞噬和消灭细菌的理论。他将这些细胞命名为"吞噬细胞"。他认为,这些白细胞根本不是在传播细菌,而是在对抗感染。

梅契尼科夫接着提出,炎症是人体先天免疫系统的一部分,它的作用是将吞噬细胞吸引到感染部位。此外,他还按体积大小将细胞分为两大类,较大的吞噬细胞（称为"巨噬细胞"）和较小的微噬细胞（现在被称为"中性粒细胞"）。

信仰之争

尽管梅契尼科夫在1908年就

获得了诺贝尔生理学或医学奖,但他的理论一开始遭到了质疑。支持者认为免疫反应就是由吞噬细胞介导的细胞免疫,反对者则坚持认为免疫是由体液中的某类分子提供的。"体液"这个词来源于一个古老的理论,即疾病源于四种不同的体液的不平衡。后来,出现了两个阵营,即代表体液免疫理论的德国阵营和支持细胞免疫理论的法国阵营。

有一段时间,德国阵营取得了极大进展。1890年,埃米尔·冯·贝林和日本医生北里柴三郎

埃米尔·冯·贝林（Emil von Behring）发现动物（如马）感染者的血清中含有抗毒素。在20世纪20年代研制出疫苗之前,人们一直用白喉抗毒素救治白喉杆菌感染引起的疾病。

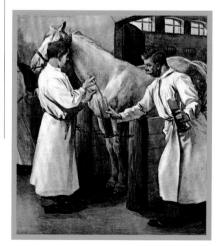

希希望开发出模仿抗体作用机制的新型药物——"魔法子弹",这种药物可以识别并摧毁特定的病原体（致病微生物）。在这种理论的指导下,第一种治疗梅毒的特效药砷凡纳明诞生了。更重要的是,埃尔利希的研究展示了接种疫苗是如何通过引发大量独特的抗体来保护身体的。这带动了学术界对新疫苗的持续研究。现在疫苗早已成为人们对抗传染病的有力武器。

在德国科学家杰曼·汉斯·布赫纳（German Hans Buchner）和比利时科学家朱尔·博尔代（Jules Bordet）工作的基础上,埃尔利希

还提出了"补体"系统——之所以叫"补体",是因为这套系统是作为抗体系统的补充,与后者一起参与体液免疫的。当"补体"被激活时,一个蛋白"瀑布"（主要来自肝脏）会被释放到血液和组织间隙中,让入侵的细胞破裂（裂解）,并促使吞噬细胞吞噬它们,同时还刺激炎症,"招募"白细胞到感染的部位。

人们一直认为免疫系统有个简单的划分,细胞提供原始的第一道非特异性免疫,而针对特定细菌的获得性免疫是通过化学合成抗体或体液免疫来实现的。然而,"补

体"系统不仅是非靶向性的和非特异性的,也是体液免疫的一部分,因此免疫系统的划分似乎没有这么简单。英国科学家奥姆罗斯·莱特发现,有些细菌可以天然逃过吞噬细胞的攻击,但抗体的标记可以帮助吞噬细胞识别它们,并规避这种逃逸现象。

自卫

20世纪四五十年代免疫学出现了重大突破。当时大量移植手术的失败,使人们发现免疫系统不仅对抗细菌,还能识别外来细胞。每个体细胞都有自己的身份标记,

人体免疫系统可分为两大类——先天免疫（非特异性）和获得性免疫（特异性）——它们协同作用来保护身体。

先天免疫系统起效非常迅速,可以抵御大部分异物的入侵,例如,皮肤伤口的细菌等,杀伤具有广谱性。

获得性免疫系统的作用比较慢,该系统通过淋巴细胞（一种白细胞）针对性地消灭特定的感染物。

所有的入侵者在体内被清除的过程都相同:被吞噬细胞（一种白细胞）和自然杀伤细胞（NK细胞）摧毁、清除。

B细胞表面有抗原识别受体,可以与病原体表面的特定抗原相匹配。

当B细胞遇到与之匹配的抗原时,它会迅速分裂增殖。克隆产生的B细胞释放出大量锁定抗原的抗体。抗体与抗原结合后,先天免疫系统中的吞噬细胞和NK细胞就可以识别并清除抗原了。

这张图中的白细胞（橙色）处于攻击模式，分泌抗体（白色）与入侵的抗原（蓝色）结合，并削弱抗原的毒性或清除抗原。

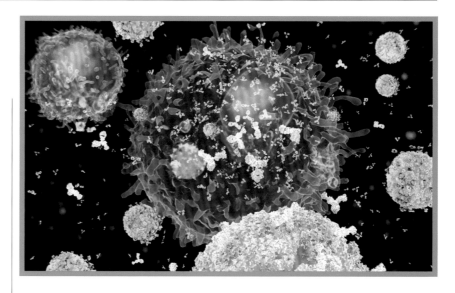

即人类白细胞抗原（HLA）。英国科学家彼得·梅达沃（Peter Medawar）和澳大利亚科学家弗兰克·麦克法兰·伯内特发现，免疫系统也可以识别并攻击这些外来细胞。这也是移植手术会失败的原因。伯内特进一步阐明了人体识别外来细胞的机制。如果一种外来细胞在胚胎早期就被识别，那它的抗原就会被身体识别为"自己人"，并且在随后的过程中不产生针对性的抗体。通过这种方式，身体就可以主动识别"自己人"（"自我"），攻击入侵者（"非我"）。

伯内特和其他人一起描绘了免疫系统的图景，让细胞免疫理论代替体液免疫理论回到了舞台中心。他们发现，除了非特异性地吞噬入侵者的吞噬细胞，人体还配备了一系列可以识别入侵者的白细胞，称为"淋巴细胞"。

克隆选择

1957年，伯内特创新性地提出了"克隆选择"理论。该理论与被称为"B细胞"的一类淋巴细胞相关，这类B细胞最初是从鸟类的法氏囊中发现的。伯内特认为，每个B细胞都有一个识别特定入侵者的抗原受体。B细胞遇到相应的抗原时，就开始进行自我克隆，迅速繁殖。B细胞克隆繁殖到一定的数量后，就会释放出大量抗体。抗体与入侵的抗原紧紧地结合，这样身体的先天防御机制——吞噬细胞和另一种被称为"自然杀伤细胞"（NK细胞）的淋巴细胞——就能识别并清除它们。1958年，奥地利-澳大利亚免疫学家古斯塔夫·诺萨尔（Gustav Nossal）和美国分子生物学家乔舒亚·莱德伯格（Joshua Lederberg）证明了伯内特的理论，表明每个B细胞只产生一种抗体。

弗兰克·麦克法兰·伯内特

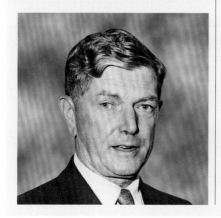

伯内特于1899年出生在澳大利亚的特拉尔根，从小就对生物学感兴趣，还喜欢收集甲虫。在墨尔本大学获得医学学位后，他前往英国伦敦学习，毕业后回到墨尔本从事医学研究工作。

尽管伯内特对细菌和动物病毒（尤其是流行性感冒病毒）开展的研究取得了重大进展，但他最为人所知的其实是他在免疫学方面的成就，尤其是获得性免疫耐受理论。他因在获得性免疫耐受理论方面做出的贡献而获得1960年的诺贝尔生理学或医学奖。此外，他在免疫学领域和克隆选择理论方面也有贡献。晚年，他发表了大量关于人类生物学、衰老和癌症的演讲和著作。他于1985年去世。

主要作品

1940年《病原微生物学》

1949年《抗体的产生》[与弗兰克·芬纳（Frank Fenner）合著]

1959年《获得性免疫的克隆选择理论》

1969年《细胞免疫学》

填补空白

1959年，英国免疫学家詹姆斯·高万斯（James Gowans）发现，淋巴细胞可以在身体周围移动，并在血液和淋巴液中循环。淋巴系统是人体的排毒系统，包含着吞噬细胞和细菌在非特异性免疫环节混战产生的毒素和碎片。该系统还包括数百个淋巴结。在淋巴结内部，淋巴细胞亚群通过吞噬细胞和其他类型的细胞检查识别被呈递细胞（有DC细胞等）"呈递"的抗原。

同年，法国出生的科学家雅克·米勒（Jacques Miller）发现，一群淋巴细胞会从骨髓中迁移到心脏上方的胸腺中成熟。后来发现，这些在胸腺中成熟的细胞就是T细胞。T细胞在对抗逃逸了体液免疫的病毒（感染到体细胞内部）方面发挥着至关重要的作用。

1959年，两位化学家——英国的罗德尼·波特（Rodney Porter）和美国的杰拉尔德·埃德尔曼（Gerald Edelman）发现，抗体的分子结构为Y字形。1975年，德国免疫学家乔治斯·克勒（Georges

> 很明显，由于知识匮乏，尝试广泛探讨抗体生产之路会受到层层阻碍。
> 弗兰克·麦克法兰·伯内特
> 《抗体的产生》

Köhler）和出生于阿根廷的英国生物化学家塞萨尔·米尔斯坦（César Milstein）开发了一种生产"单克隆抗体"的技术，这种技术（就像埃尔利希的"魔法子弹"一样）可以用于识别特定的抗原，也可以用于检测某种特定抗原的存在。

尽管取得了这么多进步，但人们依然不清楚人体到底是如何产生这么多种类的抗体的——这些抗体的数量远远超过了表达它们的基

因数量。1976年，日本科学家利根川进（Susumu Tonegawa）通过研究首次展示了机体通过细胞内的基因重组，并在细胞发育成产生抗体的B细胞时合成如此多种类抗体的机制。

辅助性T细胞和细胞毒性T细胞

到了20世纪80年代初，研究人员已经对B细胞和T细胞如何协同提供获得性免疫有了更多的了解。

一方面，体液免疫的目标是清除在体内自由循环的病原体，如细菌或病毒，这个过程主要利用浆细胞产生大量抗体。这个过程从一种被称为"辅助性T细胞"（Th）的T细胞开始。每种抗原都有一个辅助性T细胞与之对应。当一个Th遇到它的匹配体时，它就会锁定抗原，并自我克隆，然后将抗原呈递给能产生抗体的B细胞克隆，随后B细胞快速增殖，并分裂成浆细胞和记忆B细胞。浆细胞会快速释放大量抗体，然后与细菌结合，并中和它，使其破裂，或使其被吞噬细胞识别并清除。记忆B细胞则储存

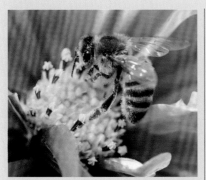

蜜蜂和黄蜂等昆虫的叮咬会导致少数人出现超敏反应。

超敏反应

有时，免疫系统过度反应可能会造成破坏性后果。早在1902年，法国临床医生查尔斯·里歇（Charles Richet）就指出，超敏反应，即对抗原反应产生过多的抗体可能是有害的，会导致过度炎症，甚至更糟。

极端严重的超敏反应，甚至会危及生命。例如，当一些人吃了坚果后，他们的先天免疫系统就会被过度激活，从而引发呼吸急促和低血压等症

状。超敏反应可能在几分钟内致人死亡，所以严重过敏的人要随时携带肾上腺素自动注射笔。肾上腺素是应激反应中产生的一种激素，可以快速逆转超敏反应的影响。抑制免疫系统的抗组胺药或类固醇也可以用于治疗超敏反应。

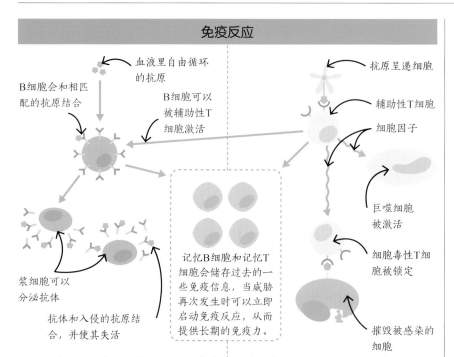

免疫反应

- 血液里自由循环的抗原
- B细胞会和相匹配的抗原结合
- B细胞可以被辅助性T细胞激活
- 浆细胞可以分泌抗体
- 抗体和入侵的抗原结合，并使其失活
- 记忆B细胞和记忆T细胞会储存过去的一些免疫信息，当威胁再次发生时可以立即启动免疫反应，从而提供长期的免疫力。
- 抗原呈递细胞
- 辅助性T细胞
- 细胞因子
- 巨噬细胞被激活
- 细胞毒性T细胞被锁定
- 摧毁被感染的细胞

体液免疫：B细胞分泌特异性抗体清除细胞外的抗原。B细胞结合特异的抗原，有时还需要辅助性T细胞的帮助。激活后的B细胞快速克隆，并产生浆细胞和记忆B细胞。

细胞免疫：主要杀死被病原体感染的体细胞，比如被病毒感染的体细胞。辅助性T细胞可以被暴露在被感染细胞表面的抗原激活，然后释放细胞因子，并激活细胞毒性T细胞。被激活的细胞毒性T细胞和巨噬细胞一起杀死被感染的体细胞。

有关这类特定病原体的抗原信息。再次被这类病原体感染时，身体可以通过记忆B细胞对重复感染做出非常快速的反应。

另外，细胞免疫主要在细菌或病毒侵入体细胞时发挥作用。细菌或病毒在侵入人体细胞时，会在细胞外部留下抗原。辅助性T细胞发现这些抗原，就会释放一种叫"细胞因子"的信号蛋白，然后细胞因子激活细胞毒性T细胞（也叫"效应T细胞"），这类T细胞与被感染细胞的身份标签（称为"主要组织相容性复合体"，MHC）结合。一旦被锁定，细胞毒性T细胞就会释放大量的化学物质来杀死被感染的细胞。有时人们会发现辅助性T细胞反应过度，产生的细胞因子在控制范围之外。这些过量的"细胞因子"会引发免疫风暴，并导致严重的甚至是致命的炎症。

连接先天免疫和获得性免疫的系统

1989年，美国免疫学家查尔斯·詹韦（Charles Janeway）用他的理论把人们的注意力带回到先天

在检测到入侵病毒后，辅助性T细胞（中）释放细胞因子（底部和左上角）。这些细胞因子叫作"白细胞介素"，是细胞因子家族的一部分，其他的细胞因子还包括干扰素和趋化因子。

免疫上。他认为，某些细胞，如巨噬细胞和树突状细胞（皮肤、气道和肠道内壁中的微小免疫细胞）有一种特殊的受体，使它们能够检测病原体产生抗原的模式。这些细胞上的Toll样受体（TLRs）可以简单区分"病原体相关分子模式"（PAMPs）和"损伤相关分子模式"（DAMPs），前者表示感染的原因，后者在受损或死亡的宿主细胞上被发现。然后，巨噬细胞和树突状细胞向辅助性T细胞呈递抗原，从而将先天免疫系统和获得性免疫系统连接起来。

预防和治疗

梅契尼科夫发现吞噬细胞以来，科学家在了解免疫系统方面取得了巨大进展。免疫学家揭示了一个令人难以置信的复杂的细胞和蛋白质连锁系统：它们系统作用对抗疾病。时至今日，免疫学领域依然有许多东西有待发现，但目前所了解到的已经揭示了人体如何保护自己免受无数病原体侵害的方式。这些研究还提供了一系列全新的可能性，比如，可以通过更精确的疫苗接种和其他方法预防疾病，也可以通过开发与人体免疫系统协同工作的药物来治疗疾病。■

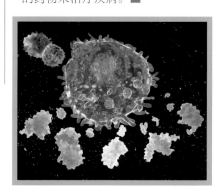

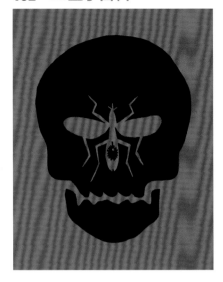

蚊虫叮咬一次就中招

疟疾

疟疾和其他蚊虫介导疾病的病因在古代一直是一个谜。几个世纪以来，大多数人认为瘴气是罪魁祸首。"疟疾"这个词其实也反映了这种理念，该词源于古老的意大利语"糟糕的空气"（mal'aria）。在欧洲，瘴气往往与恶臭的沼泽和沼泽上空的空气循环有关，生活在周边的人经常感染疾病。

18世纪，意大利解剖学家、医生乔瓦尼·玛丽亚·兰西西（Giovanni Maria Lancisi）提出，昆虫可能参与了疟疾的传播。19世纪80年代，法国医生阿方斯·拉韦朗最终确定了携带疟原虫的昆虫竟然是蚊子。

蚊媒

早在公元前30年，古罗马学者马库斯·特伦修斯·瓦罗就提出，在沼泽地区，飘浮在空气中的微小生物可能会通过口鼻进入人体，并引起疾病。这个想法直到1717年才得到支持，当时兰西西还发表了《沼泽的有毒排放物》。和瓦罗一样，兰西西认为可能是一些微小的生物体导致了疟疾。他认为，蚊子叮咬时留下的小切口将疟疾传播给了人类。虽然他的理论是正确的，但他无法用实验来检验和证明自己的想法。19世纪中期，疾病的微生物理论开始获得大众认可。法国的路易斯·巴斯德和英国的约瑟夫·李斯特都已经证明了感染是由微生物引起的。

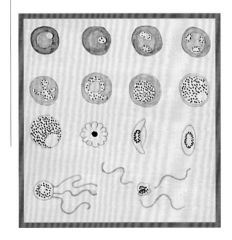

拉韦朗绘制了导致疟疾的寄生虫生命阶段图（从最低一排向上，它们在血液中生长），该图于1881年发表在巴黎社会组织医院的公报上。

参见: 古希腊医学 28~29页, 古罗马医学 38~43页, 微生物理论 138~145页, 抗生素 216~223页, 全球根除疾病 286~287页。

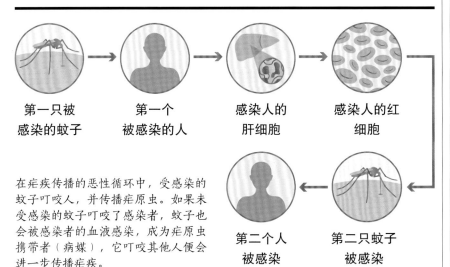

在疟疾传播的恶性循环中, 受感染的蚊子叮咬人, 并传播疟原虫。如果未受感染的蚊子叮咬了感染者, 蚊子也会被感染者的血液感染, 成为疟原虫携带者(病媒), 它叮咬其他人便会进一步传播疟疾。

1880年, 拉韦朗在用高倍显微镜检查阿尔及利亚一名疟疾病人的血液样本时, 发现了一个月牙状的小物体在红细胞旁边不停地游动。他意识到自己发现了导致疟疾的寄生虫, 并认为这些寄生虫是原生动物, 而不是细菌(细菌更小, 与原生动物不同, 细菌没有细胞核)。拉韦朗在沼泽的空气、水和土壤中没有发现这种寄生虫, 于是开始怀疑这些寄生虫可能是由蚊子直接携带的。在1884年出版的《沼泽热论》中, 拉韦朗提出了这一观点。

坚信是细菌引起疟疾的科学家对拉韦朗的新想法持怀疑态度, 为此拉韦朗邀请巴斯德亲自检查这种有机体。看到结果的那一刹那, 巴斯德立刻被说服了。1885年, 意大利动物学家埃托雷·马尔基亚法瓦(Ettore Marchiafava)和安吉洛·切利(Angelo Celli)将这种寄生虫做了重新分类, 并命名了一

个新的疟原虫属。1897年, 英国医生罗纳德·罗斯(Ronald Ross)证明了这种寄生虫寄生在一种按蚊的胃里。现在科学家已经知道有30~40种雌性按蚊可以携带疟原虫。

寻找解药

疟疾和其他蚊虫传播的疾病(如寨卡病毒、登革病毒、黄热病毒和西尼罗河病毒等引起的疾病)在整个20世纪都是致命的, 每年会导致100多万人死亡。目前针对少数蚊媒疾病已经成功研发了疫苗, 人们也正在开发更多的疫苗。"世界蚊虫计划"正在培育一种携带无害细菌的沃尔巴克氏体蚊子, 这会降低一些传播疾病的蚊子的生殖能力, 从而阻止蚊子传播疾病。但科学家仍在寻找和研究更多对抗疟疾的有效方法。■

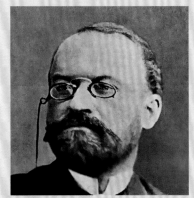

阿方斯·拉韦朗

1845年, 阿方斯·拉韦朗在巴黎出生。医学院毕业后, 他成为一名军医, 并在1870年的普法战争期间担任外科医生。10年后, 在阿尔及利亚君士坦丁的军队医院工作期间, 他发现了疟原虫。

1884—1894年, 拉韦朗在巴黎瓦尔葛瑞斯军医院担任军事卫生学教授, 后来又到巴斯德研究所工作。晚年, 拉韦朗被评为法国科学院院士, 还被授予荣誉勋章, 并当选了皇家学会会员。1907年, 他因发现寄生原生动物是传染病的病原体而获得诺贝尔生理学或医学奖。1922年, 在一场短暂的疾病后, 拉韦朗不幸去世。

主要作品

1875年 《关于军队疾病和流行病论述》

1881年 《疟疾的寄生特性》

1884年 《沼泽热论》

VACCINES, SERUMS, AND ANTIBIOTICS
1890—1945

疫苗、血清和抗生素
1890—1945年

埃米尔·冯·贝林和北里柴三郎发现身体对病原体产生的抗毒素可以预防疾病。

奥地利神经病学家西格蒙德·弗洛伊德（Sigmund Freud）开创了精神分析领域。精神分析是一种帮助病人揭示和处理压抑经历的疗法。

荷兰生理学家威廉·埃因托芬（Willem Einthoven）发明了记录心跳模式的心电图仪。

德国精神病学家爱罗斯·阿尔茨海默（Alois Alzheimer）明确了引起早发型痴呆——早发型阿尔茨海默病的主要原因。

1890 年　　**1896** 年　　**1903** 年　　**1906** 年

1895 年　　**1898** 年　　**1904** 年　　**1910** 年

威廉·伦琴（Wilhelm Röntgen）发表了一张他妻子手部的X射线图像，上面清晰地显示了骨头，自此他发明了一种全新的诊断工具。

荷兰科学家马丁努斯·拜耶林克（Martinus Beijerinck）用"病毒"这个词来描述导致烟草花叶病的微生物——比任何细菌都小很多。

英国神经生理学家查尔斯·斯科特·谢灵顿（Charles Scott Sherrington）展示了他的神经系统综合神经网络模型。

保罗·埃尔利希发明了首个合成化学药物——砷凡纳明，可有效治疗梅毒。

19 世纪末期，流行性感冒和肺结核等传染病每年都会夺去许多人的生命。1890年，美国人的平均寿命只有44岁。尽管人们在显微镜和麻醉方面取得了很大的进展，并且对微生物理论和疾病的细胞基础有了一定的了解，但身体是如何工作的以及是什么原因导致了这些疾病，仍然是未知的。此外，许多感染性疾病的病原体也需要进一步研究。时间来到1945年，此时医生已经掌握了很多预防和治疗疾病的新工具。

向病原体宣战

1890年，德国生理学家埃米尔·冯·贝林和日本医生北里柴三郎在对抗病原体的方法方面取得了突破性进展。他们发现，感染白喉的动物的血清中含有一种化学物质，他们姑且称之为"抗毒素"，它可以对抗细菌的毒素。将抗毒素注射到另一个动物体内，可以治愈这种微生物引发的感染。"血清疗法"逐渐成为许多白喉感染者的救命稻草，但人们仍然在寻找预防感染的疫苗。

贝林和北里柴三郎的工作启发了德国科学家保罗·埃尔利希，他找到了对抗疾病的"魔法子弹"。埃尔利希注意到，一些化学染料只附着在特定的致病细胞上，所以他推测抗毒素也会以同样的方式作用于特定的病原体。经过多年的研究，他发现一种合成化合物可以靶向并杀死导致梅毒的微生物——梅毒螺旋体。1910年，埃尔利希推出了首个治疗梅毒的化学药物——砷凡纳明。

预防和治疗

渐渐地，霍乱、破伤风、百日咳、鼠疫和黄热病等致命疾病的疫苗被开发了出来。1921年，法国科学家阿尔伯特·卡尔梅特和介朗研制出了首个抗结核病的减毒活疫苗——卡介苗。不久之后，又有一种针对白喉的减毒活疫苗问世。

1928年，苏格兰细菌学家亚历山大·弗莱明意外发现，青霉菌可以杀死引起许多感染的葡萄球菌。自此，青霉素成为第一种用于治疗疾病的天然抗生素。1945年，美国生产了6.8万亿单位的青霉素。这

大流感（"西班牙流感"）开始，世界三分之一的人感染了该病毒。在1920年结束之前，这次大流感造成5000万人死亡。

首个治疗糖尿病的有效药物胰岛素在加拿大多伦多的一些病人身上进行试验。

亚历山大·弗莱明偶然发现了第一种天然抗生素——青霉素。

匈牙利生理学家阿尔伯特·森特-哲尔吉分离出了维生素C——缺乏维生素C会导致坏血病。

1918年　　**1922**年　　**1928**年　　**1931**年

1921年　　**1923**年　　**1929**年　　**1940**年

卡介苗——一种减毒活疫苗，由阿尔伯特·卡尔梅特和卡米尔·介朗发明，用于预防肺结核。

护士和女性主义者玛格丽特·桑格（Margaret Sanger）在美国开设了第一家合法的节育机构，使女性能够获得避孕药具。

德国生物化学家阿道夫·布特南特（Adolf Butenandt）发现了性激素——雌激素。

科学家首次观察到了大肠杆菌对抗生素的耐药性。

一人类历史上首个抗生素，挽救了数百万人的生命。

除了疫苗和抗生素，人们在与疾病的斗争中往往束手无策，特别是当面对癌症的时候。1895年，德国物理学家威廉·伦琴发现了X射线，后来X射线成为诊断和治疗创伤的一种全新工具。X射线也被许多医生用来治疗癌症，但这种放射疗法既能杀死癌细胞，也能杀死健康细胞。1942年，美国药理学家路易斯·古德曼（Louis Goodman）和阿尔弗雷德·吉尔曼（Alfred Gilman）发明了第一种治疗癌症的化学疗法——将氮芥输到血液中来杀死癌细胞。次年，希腊裔美国医生乔治·帕帕尼科拉乌发表了他对宫颈癌筛查的研究结果。

到20世纪50年代，"巴氏涂片"筛查在美国已被广泛使用。自此，与癌症的斗争终于开始了。

了解身体

20世纪初，科学家认为器官之间通过由神经传递的电信号进行交流。然而，1902年，英国生理学家欧内斯特·斯塔林（Ernest Starling）和威廉·贝利斯（William Bayliss）通过研究证明了化学信号的交流也是器官之间交流的一种很重要的方式，比如，胰腺的分泌物进入血液参与一些代谢的调节。随着内分泌学这门学科的诞生，这些化学物质或激素，以及产生它们的内分泌器官逐渐被识别出来。随即人们发现了一种叫作"胰

岛素"的激素可以调节血糖水平。1922年，首位糖尿病病人用胰岛素进行了治疗。

医生早就知道坏血病的病因，也知道这是一种非常致命的疾病。1912年，波兰出生的生化学家卡西米尔·芬克（Casimir Funk）描述了维生素的预防作用。到20世纪40年代末，所有人体必需维生素都已为人所知。

随着"解读身体"的新技术，如心电图和脑电图等的发现和应用，临床医生可以更快地做出诊断，挽救更多的生命。1945年，美国人的预期寿命跃升到了65岁。但是，医学依然面临着新的挑战，比如，抗生素的耐药性、普遍的肥胖和一些新的癌症。■

解开癌症之谜

癌症治疗

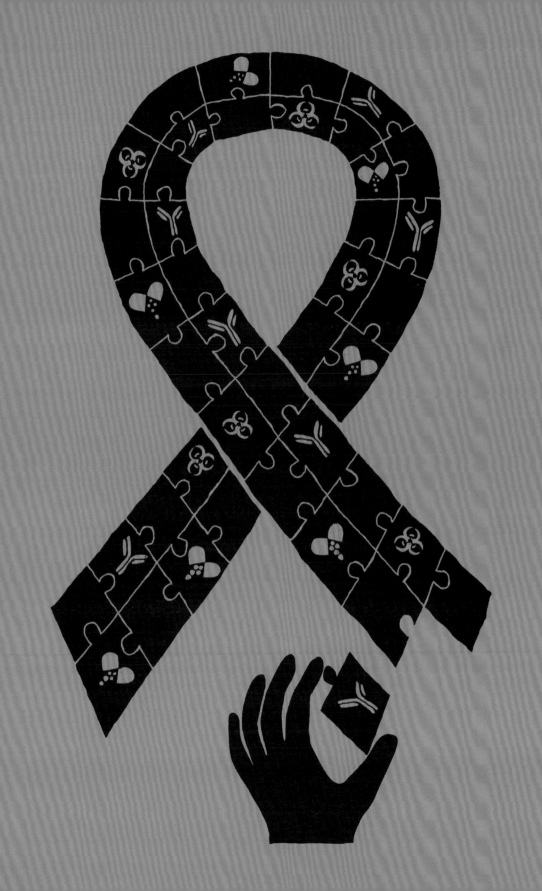

背景介绍

此前

约公元前17世纪 古埃及的《史密斯外科纸草书》详细描述了通过灼烧治疗癌症的细节。

约1000年 宰赫拉威通过手术切除了病人乳房部位的肿瘤。

1871年 坎贝尔·德·摩尔根（Campbell de Morgan）发现了癌细胞扩散的方式。

此后

1932年 科学家发现了一种可以精确测量放射治疗剂量的方法。

1975年 塞萨尔·米尔斯坦和乔治斯·克勒发现了一种通过刺激免疫系统来产生抗体的方法。

1976年 哈拉尔德·楚尔·豪森（Harald zur Hausen）首次提出，宫颈癌是由病毒引起的。

2002年 科学家发现了通过"武装"T细胞寻找并摧毁癌细胞的方法。

大自然经常给我们暗示她最深奥的秘密，并且会引导我们找到解决这个难题的答案。

威廉·科利
《对肉瘤研究的贡献》

1890年，美国外科医生威廉·科利（William Coley）为一名年轻女子治疗了手上的恶性肿瘤。这段经历对他影响深远。由于没有有效的治疗方法，他不得不切除了她的前臂，但几周后她死了，因为癌细胞已经扩散到了她身体的其他部位。

为了寻找别的治疗方法，科利通过检索医院记录发现了一个有趣的病例。几年前，一位接受颈部肿瘤手术治疗的病人在手术后不慎遭受了严重的皮肤感染，这几乎要了他的命——在抗生素发明之前，这种情况很普遍。当科利追踪病人时，他发现这个人体内完全检测不到癌症的迹象。科利进一步检索医疗记录，发现了其他类似的案例，并（错误地）推测细菌感染可以释放出毒素来攻击肿瘤组织。

1891年，科利给一位生命仅剩几周的病人注射了活的链球菌，病人完全康复并活了8年。科利继续进行实验，但在几名病人不幸死于这种人为感染后，他被迫将活细菌换成了死细菌。在30年的时间里，他用这种方法治疗了1000多人，并且整体取得了很高的持续缓解率。对他的研究做回顾性分析时，科利发现，服用这种细菌（有人称之为"科利毒素"）与肿瘤的缩小有很强的关联。

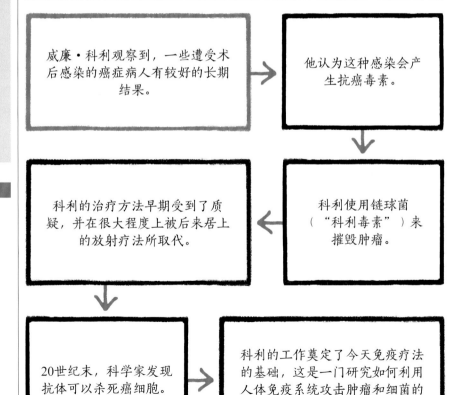

参见： 细胞病理学 134~135页，免疫系统 154~161页，癌症筛查 226~227页，超声波 244页，干扰素 254页，吸烟与肺癌 266~267页，单克隆抗体 282~283页，遗传学和医学 288~293页。

虽然科利非常确信他的治疗是有效的，但很多医疗机构并不买账。他的方法还受到了美国癌症协会的质疑。1894年，美国医学协会将其描述为"聊胜于无的疗法"。大约在同一时间，放射疗法被发明，科利的疗法在很大程度上被放弃了，并没有成为癌症治疗的标准方法。

然而，科利的工作对后世肿瘤免疫的进一步研究埋下了伏笔。现代癌症研究表明，一些肿瘤对增强免疫力很敏感，所以当身体的免疫系统攻击入侵的病原体时，它也会攻击肿瘤组织。癌症免疫疗法在20世纪90年代末开始使用，科利的工作为这种疗法奠定了基础。

早期癌症治疗

癌症带来的灾难性后果从古埃及时代就已经为人熟知了。已知最古老的医学文献之一《史密斯外科纸草书》当中就记载了乳腺癌，

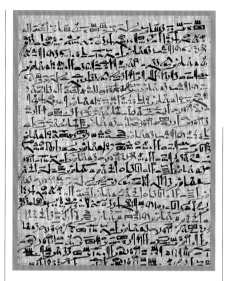

这最早可以追溯到公元前17世纪。后来在公元前5世纪，古希腊医生希波克拉底列举了几种癌症。古罗马医学作家奥勒斯·塞尔苏斯记录了1世纪医生用刀切除乳房部位的肿瘤的情形。1000年前后，伊斯兰黄金时代伟大的外科医生宰赫拉威在他的医学百科全书《医疗手册》中详细描述了切除乳房部位肿瘤的

《史密斯外科纸草书》是已知最古老的医学文献之一，它提倡理性观察损伤和疾病，并且记载了早在公元前17世纪就有癌症病人的证据。

过程。17世纪，科学家发明了实用的显微镜，这让医生能够在细胞层面上检查人体。1846年全身麻醉的出现，是继显微镜之后的又一个伟大突破，让根治手术可以切除更多的肿瘤。

1894年，美国外科医生威廉·霍尔斯特德（William Halsted）开创了根治性组织切除的先例，该方法被后人频频效仿——但为了切除每一个继发肿瘤，外科医生通常会切除部分器官、肌肉和骨骼。病人因此被毁容，癌细胞却往往已经扩散而不被发现。癌症的存活率与手术前癌细胞的扩散程度密切相关，而可能与手术过程中切除了多少组织并无多大关联。19世纪末，英国

威廉·科利

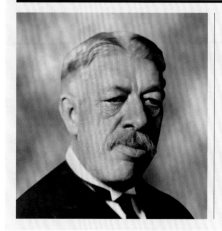

1862年，威廉·科利出生于美国康涅狄格州，常被称为"癌症免疫学之父"。他于1888年毕业于哈佛医学院，并在纽约医院担任外科实习生。

科利意识到手术治疗癌症的局限性，并致力于寻找一种全新的、通过刺激人体免疫系统来对抗癌症的方法。他用以细菌为基础的"科利毒素"在美国和海外广泛治疗各种形式的癌症，但也因此受到了广泛的批评，后来这种方法逐渐淡出了人们的视野。科利

于1936年去世。鉴于他在癌症免疫学方面的突出贡献，人们专门成立了威廉·科利奖，由美国癌症研究所颁发给在癌症免疫学领域有突出贡献的科学家。

主要作品

1891年 《对肉瘤研究的贡献》

1893年 《反复接种丹毒治疗恶性肿瘤》

外科医生坎贝尔·德·摩尔根首次证明了癌症的发生过程。他还解释了癌细胞的转移过程——癌细胞从原发性肿瘤通过淋巴系统扩散到身体其他部位。更为重要的是，摩尔根指出了这一发现的实际意义：当发现癌症时，应该在癌细胞扩散之前立即进行治疗。

放射治疗

1895年，X射线被发现，仅仅一年后，美国外科医生埃米尔·格拉布（Emil Grubbe）就用X射线治疗了一位乳腺癌病人。当时的人们还不了解辐射的作用可能是阻止细胞的分裂。在20世纪的第一个10年里，放射疗法（或称"放疗"）还主要用于治疗皮肤癌。1900年，瑞典物理学家托尔·斯坦贝克（Thor Stenbeck）使用小剂量的辐射治疗皮肤癌，后来其他医生也效仿这一做法。不过，辐射会影响正常细胞的基因——因此，在实现精确靶向放疗前，放疗对健康组织的影响成

为制约该技术发展的主要因素。许多早期实施放疗的医生都付出了惨痛的职业代价，不少医生最后不幸罹患癌症。因此，许多放疗科医生在治疗病人前都会测试自己手臂上的辐射强度，但辐射对他们造成的伤害却不可避免。总体来讲，早期放疗的效果不一，往往不良反应大于临床获益。

20世纪以来，放疗技术越来越精准。现代放疗可以从身体外部或内部进行：前者用一束射线直接照射肿瘤组织；后者一般通过在肿瘤组织附近植入一个放射源，或将放射源注入血液中，并使其通过循环系统被输送至肿瘤病灶。三维适形放疗通过计算机断层扫描（CT）精准绘制肿瘤的三维影像，然后从几个角度对肿瘤进行照射，并且射线的方向和强度可以按需调整。三维适形放疗的开发可以根据每个肿瘤的形状定制单个放射光束。适形质子束放疗也是一种新开发的放疗技术，用带正电荷的亚原子粒子——质子来代替X射线。尽管靶向X射线的放疗还是会损害

> 射线是一把看不见的刀，但仍然只是一把刀。在与癌症的斗争中，一把刀，无论多么灵巧、多么锐利，也只能达到有限的治疗效果。
>
> 印度裔美国肿瘤学家
> 悉达多·慕克吉
> （Siddhartha Mukherjee）

健康组织，但质子放疗在有效攻击肿瘤的同时对周围组织的辐射非常小。

化疗

1942年年末，美国研究药理学家路易斯·古德曼和阿尔弗雷德·吉尔曼对氮芥的药用效果进行了研究。这种化学制剂在第一次世界大战时被用来制造芥子气，导致很多人死亡。这是一种细胞毒性化合物，意味着它对细胞有杀伤作用。古德曼和吉尔曼很清楚它能杀死淋巴细胞（一种白细胞），所以就将其静脉注射到那些对放疗没有反应的晚期白血病病人体内。这种疗法暂时消除了癌变的淋巴细胞，尽管后来癌症复发了，但不可否认，这种疗法为癌症治疗带来了重大突破。经过反复试验，化疗时代来临了。

20世纪40年代，美国病理学家西德尼·法伯（Sidney Farber）

病人接受钴-60放疗以治疗癌症。

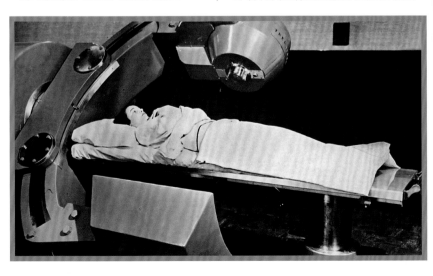

意识到叶酸可能对一些贫血病人有积极作用，于是尝试给患白血病的儿童服用叶酸。当病情恶化时，他又改变了策略。法伯意识到，癌细胞要想快速分裂，就需要叶酸——如果缺乏叶酸，癌细胞就会死亡。在第一个理性设计药物（而不是偶然发现）的案例中，法伯合成了两种化合物：氨基蝶呤和阿甲蝶呤（后来被称为"甲氨蝶呤"），这两种化合物都是叶酸的类似物。

尽管这两种化合物与叶酸的结构仅有非常小的差别，但这点差异足以干扰细胞功能。1947年，法伯使用氨基蝶呤成功地阻止了癌细胞中DNA的合成，而DNA的合成是癌细胞生长和增殖必需的。这是成功治疗儿童白血病的第一步。虽然氨基蝶呤在1956年就被放弃了，但甲氨蝶呤至今仍是化疗的主要药物。20世纪50年代早期，化疗还被认为是治疗癌症的一种实验性方法，而手术和放疗才是核心，但这种局面很快就被打破了。纽约哈莱姆医院癌症研究基金会的非裔美国肿瘤学家简·莱特（Jane Wright）

> 我未来的计划是继续寻找治疗癌症的方法。
>
> 简·莱特
> 获得优异奖时的获奖感言

转移是指癌细胞从原来的生长部位扩散到身体周围形成新肿瘤的过程。新形成的肿瘤与原来的肿瘤是同一种癌症，它们可能在身体的任意部位重新形成。

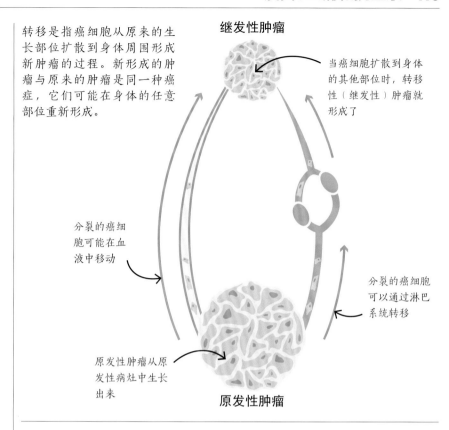

继发性肿瘤

当癌细胞扩散到身体的其他部位时，转移性（继发性）肿瘤就形成了

分裂的癌细胞可能在血液中移动

分裂的癌细胞可以通过淋巴系统转移

原发性肿瘤从原发性病灶中生长出来

原发性肿瘤

确立了化疗作为主流癌症治疗方法的地位。1951年，莱特领导了一项研究，证明了化疗摧毁实体瘤（异常组织块）的机制。她成功地用甲氨蝶呤治疗了乳腺癌病人，并根据个别病人的症状调整治疗方案。随后她和她的同事体外培养病人的肿瘤组织，当肿瘤组织长大后，她就用各种化疗药物"治疗"。然后，她的团队通过评估结果成功筛选出了对每位病人最有效的治疗方案。

转移性肿瘤

手术切除和放疗只能针对身体的特定部位，而化疗药物可以通过循环系统抵达身体各部位的细胞。如果癌细胞已经扩散了，那么化疗就比手术切除和放疗更有用。

然而，20世纪50年代早期，并没有治疗转移性（扩散）肿瘤的有效方法。彼时甲氨蝶呤已经在治疗白血病方面取得了成功，但在治疗实体瘤方面的效果还不清楚。

1956年，美国研究员李敏求（Min-Chiu Li）和罗伊·赫兹（Roy Hertz）在实体瘤化疗领域取得了重大突破。李敏求的研究表明，甲氨蝶呤能治疗转移性黑色素瘤（一种皮肤肿瘤），随后赫兹用它来治疗转移性绒毛膜癌（胎盘癌）。这些发现几乎改变了绒毛膜癌的治疗格局。此前，绒毛膜癌几乎是致命的，但到1962年，美国80%的病例都被治愈了。

由美国科学家詹姆斯·霍兰德（James Holland）、埃米尔·

（汤姆）·弗莱［Emil（Tom）Frei］和埃米尔·弗莱雷希（Emil Freireich）组成的研究小组了解到，在治疗结核病的过程中，可以同时使用几种抗生素来降低细菌产生耐药性的风险。1965年，研究小组提出，癌细胞可能会发生突变，对单一药物产生抗药性，如果使用多种药物，耐药的可能性就会降低。通过包括甲氨蝶呤在内的四药联用，他们成功地治疗了一些急性淋巴细胞白血病和霍奇金淋巴瘤的病例，而这些病例以前可能根本无药可医。这种多药联用就是今天联合化疗的雏形，联合化疗在今天已经成了癌症标准疗法。

接种疫苗

1976年，德国病毒学家哈拉尔德·楚尔·豪森首次指出了病毒在宫颈癌的发病过程中起很关键的作用。之后不到10年，人类乳头状病毒（HPV）感染被确定为诱发宫颈癌的原因。20世纪80年代末，澳大利亚免疫学家伊恩·弗雷泽

> 靶向治疗已经被开发出来，它用微妙的干预来代替化疗等"暴力"干预的手段，旨在使癌细胞生长、分裂和扩散的过程失效或被阻断。
>
> 奈杰尔·霍克斯
> 英国健康记者

（Ian Frazer）和中国病毒学家周健开始着手研究HPV疫苗。25年后，他们成功研制出了HPV疫苗，该疫苗于2006年首次上市，目前已广泛用于宫颈癌、肛门癌以及某些类型的口腔癌和咽喉癌的预防。21世纪初，放疗、手术切除、化疗和疫苗接种的结合使许多癌症病人的生存率大幅提高，特别是在发达国

家和地区，对于乳腺癌、肺癌、肠癌和前列腺癌来说尤其如此。在美国，乳腺癌的死亡率在1989年至2015年20多年的时间里下降了39%，5年存活率约为90%，西欧国家5年存活率也达到了85%。

然而，不是所有癌症的预防和治疗都获得了如此巨大的成功。胰腺癌、肝癌和一些肺癌的存活率仍然很低：2015年，胰腺癌的5年存活率仍然低于15%，治疗方式主要包括手术切除、每日放疗、为期几个月的定期联合化疗等。

免疫疗法

癌症免疫疗法大致与19世纪末威廉·科利发明的根治性疗法相似，他将细菌注射到癌症病人体内。现代免疫疗法的重点是"教育"和增强人体的免疫系统，使其能够识别和攻击癌细胞。比如，利用自然杀伤细胞（NK细胞）识别和靶向受感染的细胞。

1975年，两位化学家——塞萨尔·米尔斯坦和乔治斯·克勒——

简·莱特

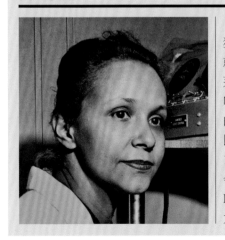

1919年，简·莱特出生于美国康涅狄格州，1945年从纽约医学院毕业后就跟随父亲选择了从医。之后，她在哈莱姆医院从事化疗研究。莱特是系统临床试验的支持者，也是个性化化疗的先驱，33岁时她成为父亲在哈莱姆医院癌症研究基金会的负责人。1964年，她参与创立了美国临床肿瘤学会，并加入了林登·B.约翰逊（Lyndon B. Johnson）总统设立的一个委员会，为癌症、心脏病和脑卒中等卫生政策

提供建议。作为一名开创性的研究人员和外科医生，莱特领导了欧洲、亚洲和非洲的国际肿瘤学家代表团，并在加纳和肯尼亚治疗癌症病人。2013年莱特去世。

主要作品

1957年 《人类癌症化疗药物的临床和组织反应关系的研究》

1984年 《癌症化疗：过去、现在和未来》

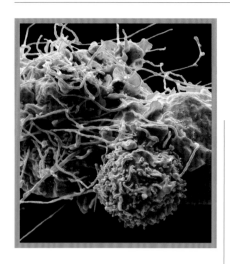

自然杀伤细胞是一种淋巴细胞，它可以识别被感染的体细胞并进行攻击，但这种免疫是非特异的。这张图片显示了一个自然杀伤细胞（粉色）正在攻击癌细胞。

20世纪80年代，美国免疫学家詹姆斯·P. 艾利森和日本免疫学家本庶佑发现了T细胞识别被微生物感染细胞的化学机制，并意识到可以利用这种机制让T细胞获得识别癌细胞的能力。后来，艾利森寻找重新武装T细胞摧毁癌细胞的方法。2002年，研究人员在实验室中使用嵌合抗原受体（CAR）T细胞来杀死前列腺癌细胞。临床试验获得成功之后，CAR-T技术被用于治疗某些类型的白血病和淋巴癌。在

这种形式的治疗中，第一步是从病人的血液中提取T细胞，并对其受体进行修饰，使其表达能够识别癌细胞上特定蛋白质的CAR。第二步，CAR-T细胞被输回病人的血液中。目前也在开发类似的治疗实体瘤的方法，尽管仍处于早期的发展阶段，但这一巨大的创新也代表了一种新型癌症治疗方法的潜力。■

为抗体作为消灭癌细胞的技术奠定了基础。抗体是一种由B细胞分泌的蛋白质分子，而B细胞是一种淋巴细胞。它们与目标细胞（如细菌）表面的分子（抗原）结合，向免疫系统发出摧毁它们的信号。米尔斯坦和克勒发明了一种方法，可以刺激B细胞产生无限数量的特定类型抗体（单克隆抗体）。下一步是将它们进行进一步的开发，并靶向癌细胞，这类技术现在已经被广泛用于某些癌症的诊断和治疗。

21世纪初，科学家仍在更广泛地探索免疫疗法。这些探索主要集中在另一类淋巴细胞——T细胞上。效应T细胞（一种T细胞）的作用是在身体各处寻找并摧毁有缺陷的细胞。当人被感染时，身体会产生相关的T细胞来对抗这种特定的疾病。在T细胞完成了它们的搜寻和摧毁任务后，身体还会保留一部分记忆T细胞作为储备，以防同样的感染再次发生。然而，尽管T细胞在抵抗感染方面威力巨大，但在将癌细胞识别为"敌人"时显得异常艰难。

CAR-T细胞免疫疗法是一种复杂而又专业的治疗方法，从患者体内提取T细胞（免疫细胞）并对其进行基因改造。一旦修饰成CAR-T细胞，它们就能主动瞄准并对抗体内的癌细胞。

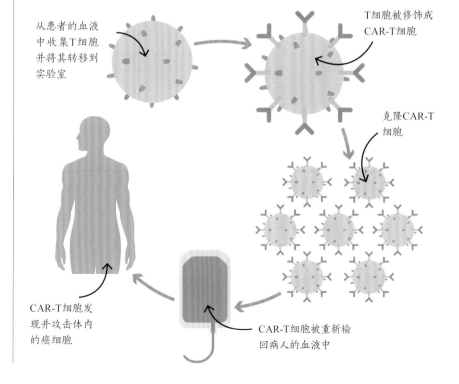

从患者的血液中收集T细胞并将其转移到实验室

T细胞被修饰成CAR-T细胞

克隆CAR-T细胞

CAR-T细胞发现并攻击体内的癌细胞

CAR-T细胞被重新输回病人的血液中

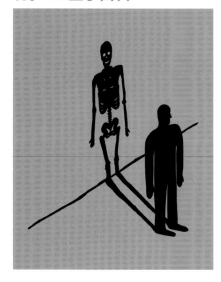

骨头的黑影

X射线

背景介绍

此前

1800年 德国出生的英国天文学家威廉·赫歇尔（William Herschel）从携带的热能棒中发现了红外线。

1801年 德国物理学家约翰·威廉·里特（Johann Wilhelm Ritter）在探索光谱的紫色端时探测到了紫外线。

此后

1905年 美国X射线先驱伊丽莎白·弗莱希曼（Eizabeth Fleischman）因过度暴露在辐射下而死于癌症。

1971年 伦敦医院放射技师进行第一次计算机断层扫描（CT）。

1984年 美国食品药品监督管理局批准了全身磁共振成像（MRI）仪的使用。

2018年 新西兰科学家首次对人体进行了3D彩色X射线检查。

1895年12月，德国物理学家威廉·伦琴发表了一篇论文，宣布他发现了"一种新的射线"。他给他妻子的手拍了第一张X射线照片。世界各地的医生很快意识到了X射线在临床诊断中的潜力。1901年，威廉·伦琴因在X射线方面的研究获得了诺贝尔物理学奖。

X射线是一种看不见的电磁辐射。当穿过人体时，不同类型的组织以不同的速率吸收辐射的能量。放置在身体另一侧的设备检测X射线，并将其转换成摄影图像。X射线可用于诊断骨折、牙齿问题、脊柱侧弯和骨肿瘤等疾病。

早期的风险

在X射线出现的早期，人们还没有完全了解辐射的危害。几名从事X射线研究的科学家和医生在不久后就受到了X射线烧伤和脱发的困扰。今天，病人最低程度地

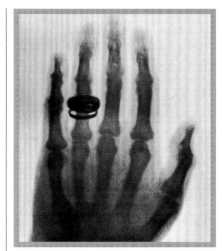

伦琴给他妻子的手（和结婚戒指）拍的X射线照片。他妻子说她看到了自己死亡后的样子。现在全球每年进行大约36亿次X射线检查。

暴露在低辐射水平下，这使得X射线检查对大多数人来说几乎没有风险。20世纪70年代中期，医院开始引入计算机断层扫描（CT），它利用X射线拍摄三维图像，当X射线通过管子时，X射线源和探测器在身体周围旋转。■

参见: 听诊器 103页，组织学 122~123页，超声波 244页，骨科手术 260~265页，磁共振成像和医学扫描 278~281页。

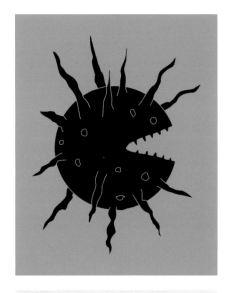

病毒是顶级捕食者

病毒学

在世界上存在的数万亿种病毒中，已知约有220种会导致人类疾病。病毒比细菌小得多，由蛋白质外壳和包裹在其中的DNA或RNA组成。

荷兰微生物学家马丁努斯·拜耶林克在1898年对烟草花叶病的研究中首次使用了"病毒"这个词。6年前，同样研究这种病的俄国植物学家德米特里·伊万诺夫斯基（Dmitri Ivanovsky）试图用过滤了受感染烟叶的汁液隔离感染物，但他发现过滤后的汁液仍有传染性。他得出结论，汁液中一定含有比任何已知的或可溶的细菌更小的微生物。

1897年，拜耶林克做了类似的实验，他加入了第二种明胶过滤器。过滤后的汁液仍然有传染性，但他不能培养感染物，只有在注入树叶后感染物才会继续传播。他得出结论：这并不是一种细菌，而是一种新的液体病原体，他称之为"病毒"，拉丁语的意思是"有毒的液体"。

人们很快就在人类中发现了病毒：第一种是黄热病病毒，于1901年被发现。美国科学家弗朗西斯·霍姆斯（Francis Holmes）于1929年证明，病毒是离散的颗粒，而不是液体。1935年，病毒学家温德尔·斯坦利（Wendell Stanley）从受感染的叶子中提取到了烟草花叶病毒。■

病毒真正的特性在当时完全是个谜。

温德尔·斯坦利
诺贝尔奖演讲

参见： 疫苗 94~101页，微生物理论 138~145页，噬菌体和噬菌体疗法 204~205页，人类免疫缺陷病毒和自身免疫性疾病 294~297页，流行病 306~313页。

梦是通往潜意识的捷径

精神分析

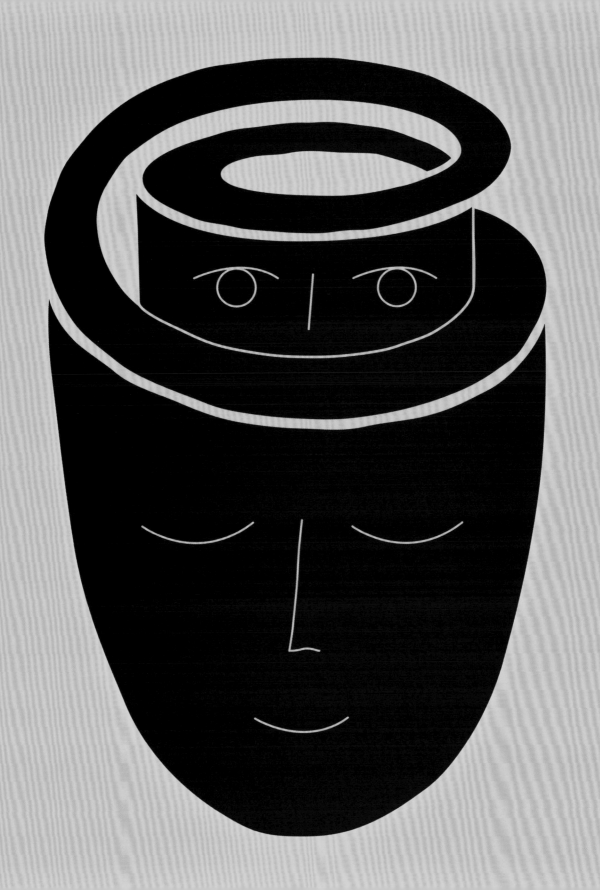

背景介绍

此前

约1012年 伊斯兰医生伊本·西那在《医典》中提到了潜意识，并认识到，内心的感受可以对身体产生影响。

1758年 英国医生威廉·巴蒂（William Battie）出版了他的《疯狂论》，主张对患有精神疾病的人进行敏感治疗。

1817年 在《哲学科学全书纲要》中，德国哲学家格奥尔格·黑格尔（Georg Hegel）将潜意识描述为"夜一般的深渊"。

此后

1939年 奥地利精神分析学家海因兹·哈特曼（Heinz Hartmann）分析了弗洛伊德的理论，随后出版了《自我心理学和适应问题》。该书的思想在美国传播开来，主导了精神分析长达30年。

1942—1944年 精神分析学家梅兰妮·克莱因（Melanie Klein）和安娜·弗洛伊德（Anna Freud）在伦敦举行的英国精神分析学会的一系列会议上就儿童发展的不同理论发生了激烈的争辩。

1971年 在《自体的分析》一书中，奥地利裔美国精神分析学家海因茨·科胡特（Heinz Kohut）拒绝接受弗洛伊德关于性欲作用的观点，并承认移情是人类发展的关键力量，这一观点支撑了现代精神分析。

19世纪70年代，当奥地利神经学家西格蒙德·弗洛伊德在维也纳学习医学时，"心理学"这个术语（源于希腊语psychologia，意思是"对灵魂的研究"）还处于萌芽阶段。一些著名的欧洲医生，如德国的威廉·冯特（Wilhelm Wundt），已进入实验心理学新领域，通过研究感觉和神经，试图了解大脑如何处理信息。然而，弗洛伊德对探索精神障碍的非物质根源越来越感兴趣，这一领域后来也被他称为"精神分析"。

法国神经学家让-马丁·夏科（Jean-Martin Charcot）使用催眠术治疗当时被称为"歇斯底里症"（癔症）的病症。1885年，弗洛伊德在巴黎跟随夏科工作了19个星期，夏科向他介绍了精神障碍的根源在于思想和意识领域——而不在于大脑。

安娜·欧的案例

回到维也纳后，弗洛伊德开始与奥地利医生约瑟夫·布鲁尔（Josef Breuer）合作，后者后来成为他的导师。他对安娜·欧（Anna O）的案例特别感兴趣，安娜·欧是伯莎·帕彭海姆（Bertha Pappenheim）的笔名。她患有歇斯底里症，主要表现为瘫痪、抽搐和产生幻觉等症状，这些症状一直困扰着其他医生。在布鲁尔的一系列治疗后，安娜·欧能自由地表达自己的想法，随后奇迹般地好转了。布鲁尔称这种治疗为"谈话疗法"。

据了解，安娜·欧的症状是在她父亲身患绝症期间出现的。在她的其他症状中，焦虑引起了她对液体的厌恶——这似乎是一种被压抑的童年记忆重新出现的结果，她记得有一只狗从她的杯子里喝过水。很明显，她和布鲁尔的谈话揭示了她以前隐藏的情感和痛苦的记忆，而将这些情感和记忆说出来明显对她的康复起了作用。

弗洛伊德在1895年的《歇斯

在这幅安德烈·布鲁耶（André Brouillet）于1887年创作的油画作品中，让-马丁·夏科作为一名助理医生抱着一个歇斯底里的病人，在巴黎萨尔贝提耶尔医院讲催眠术。

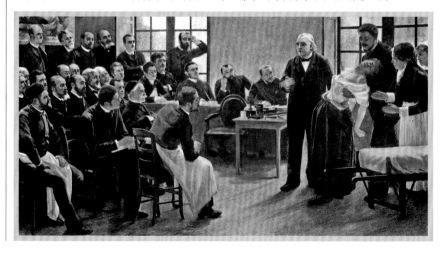

参见: 伊斯兰医学 44~49页, 精神卫生保健 92~93页, 神经系统 190~195页, 锂盐和双相情感障碍 240页, 氯丙嗪和抗精神病药物 241页, 认知行为疗法 242~243页。

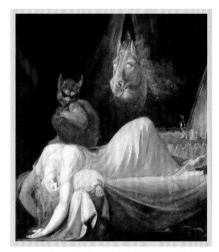

《噩梦》是瑞士艺术家亨利·富塞利（Henry Fuseli）在1790年前后画的，描绘了一个可怕的梦带来的令人窒息的焦虑。据说弗洛伊德在维也纳的候诊室里有一幅它的雕刻版作品。

意识无法承受的痛苦经历会被压抑在潜意识中。

由于大脑没有处理类似问题的经验，所以会造成意识和潜意识的冲突以及精神紧张。

这种冲突表现为精神疾病时，就是焦虑、抑郁等神经症性障碍。

要成功地解决这些问题，就必须将未解决的问题暴露出来。

精神分析探索潜意识层面，揭示和释放受压抑的经历，并鼓励病人用意识来管理它们。

底里症研究》中提到了安娜·欧，他在书中提出，被压抑的情感会在身体上表现出来。所以他提出，人类思维有三个层次：意识、前意识和潜意识。为了描述这三个层次，他经常使用冰山进行比喻。冰山的一角，在水面上可见，代表了有意识的头脑——病人意识到和理解的思想和感受。在意识思维之下则是前意识思维，包含了一个人很容易获得的记忆和知识。在冰山的最深处，占据了最大区域的是潜意识思维。在弗洛伊德看来，这个区域是压抑情绪、原始欲望、暴力冲动和恐惧的封闭空间。

深入梦境

1896年，弗洛伊德在父亲去世后，做了一系列令人不安的梦，他把这些梦写了下来，并进行自我分析。在一个梦里，他收到了一张40年前他祖先在医院的账单。在梦里，他父亲的鬼魂还承认自己喝醉了，被拘留了。弗洛伊德认为，这个梦表明，他的潜意识不允许他看到父亲过去的一些事情，如性虐待或其他隐藏的恶习。他和父亲的关系一直很不好。弗洛伊德将这些梦告诉了他的朋友——德国的内科医生威廉·弗里斯（Wilhelm Fliess）。他的自我分析和梦境揭示了他对父亲的嫉妒和对母亲的爱——他后来将其描述为"俄狄浦斯情结"。俄狄浦斯来自古希腊神话，是底比斯的国王，但他无意中杀了自己的父亲，又娶了自己的母亲。

在1899年出版的里程碑式著作《梦的解析》中，弗洛伊德概述了他的理论：被压抑的情绪或冲动（通常与性有关）在梦境（包括噩

弗洛伊德关于精神分析的模型：心智冰山模型

意识

想法

感知

前意识

记忆　　　存储下来可检索的知识

自我

潜意识

恐惧　　　　暴力冲动

非正常的性欲

原始冲动　　　　自私的需求

极度痛苦的经历

胡思乱想

超我

本我（PI）

自我和超我跨越了隐喻性心智冰山的三个层面。本我只存在于潜意识中，它包含一些可以引发精神障碍的压抑思想。

本我完全是非道德的；自我努力达到基本的道德水准；超我则是超越道德的，有时也会表现出一定程度的残忍。

西格蒙德·弗洛伊德
《自我与本我》

梦）中以一种愿望实现的形式表达或表现出来。他认为，梦是一种情感的宣泄，这种情感过于强烈和痛苦，是意识无法忍受的。他越来越相信，由于童年时期一些不开心的记忆总是被压抑，所以童年的创伤事件会导致成年人的心理出现问题。

由于病人无法解释或理解由他们意识之外的因素引起的感觉或行为，所以治疗的唯一方法就是探索潜意识，而梦是通往这一未知领域非常有效的方式。

本我、自我和超我

20世纪20年代，弗洛伊德扩展了潜意识、意识和前意识的心智模型，包含了本我、自我和超我——这些在童年的不同阶段发展起来的人类基本人格。在冰山的比喻中，本我——最原始、本能的成分——被淹没在潜意识中，由遗传特征、深深的恐惧、侵略性和性冲动组成。它驱动着大脑中的大部分活动，但有意识的大脑并不知道它，尽管无意的言语或行为——我们现在称之为"弗洛伊德口误"——可以揭示其隐藏的冲动。

根据弗洛伊德的说法，自我就是自身，感知外部世界并与之互动，同时调解心灵内部世界的冲突。这种自我在婴儿期发展，跨越

意识、前意识和潜意识。在童年早期，随着本我的发展，超我同样横跨所有三个层面，变得更明显，控制冲动和强加道德标准。

弗洛伊德指出，一个"我"与其他两个"我"并不总是一致的，因此会导致内部冲突。通常，当本我和超我的目标发生冲突时，自我就会介入调解。在这种情况下，自我就会开始调用防御机制，如否认和压抑。

本能和执着

弗洛伊德将所有人类本能分为两个对立的部分——厄洛斯（个人和物种生存的本能，爱本能）和塔纳托斯（死亡本能）。厄洛斯包括性、口渴和饥饿，而塔纳托斯是具有破坏性的。厄洛斯是为了生存，它阻止了塔纳托斯自我毁灭的冲动，因此塔纳托斯通常会表现为对他人的侵略或残忍。

塔纳托斯也会与力比多（性本能）产生冲突，力比多为厄洛斯提供心理原动力。弗洛伊德认为，

> 我们通过对儿童和成人的精神分析了解到，晚年生活中所有的痛苦在很大程度上都是年轻时发生的痛苦的重复。
>
> 梅兰妮·克莱因
> 《爱、罪疚与修复》

性冲动在儿童发育过程中非常重要。他指出，儿童性心理发展有五个关键阶段——口腔期、肛门期、性器期、潜伏期和生殖期——因为孩子最初会对母亲身体的某个部位产生兴趣，然后会对自己身体的其他部位产生兴趣。弗洛伊德认为，那些未能成功完成其中任何一个阶段的人，成年后就会痴迷那个阶段，并引发一系列破坏性行为。

为了探究病人的问题，弗洛伊德使用了罗夏墨迹测验（通过这种方式来分析病人对墨渍模式的感知）、文字自由联想以及梦境分析等工具。病人躺在沙发上，弗洛伊德坐在其身后做笔记。

经过修正但仍然有效

弗洛伊德是精神分析领域的领军人物，被誉为"精神分析之父"。然而，也有些批评者认为他的许多理论现在已过时了。批评者认为，弗洛伊德的观点没有科学依据，精神分析时间太长，费用也很高，而且治疗过程可能会造成

治疗师和病人之间的权力失衡。弗洛伊德自己也注意到了这些问题——病人会把对父母的感情投射到治疗师身上（后来被称为"移情现象"）。

随着时间的推移，有人修正了弗洛伊德的理论。今天，精神分析包含了20多个不同的思想流派，主要由一些从其他医学细分学科跨界到精神分析领域的医学家提出。他们认为，精神分析应该把理论建立在临床经验上，而非可重复的循证医学证据上。解决这个问题的一个尝试就是将脑成像与精神分析相结合，这直接诞生了一个新领域——神经精神分析领域。即便这样，一些精神科医生还是不相信弗洛伊德的理论。

虽然弗洛伊德理论的实践已经逐渐衰落，但精神分析的研究仍然吸引了很多临床心理学家，他们依然将弗洛伊德的核心理念奉为圭臬，即病人生活史的重要性和倾听病人说话的价值。■

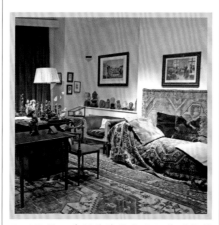

位于伦敦汉普斯特德的弗洛伊德博物馆坐落在弗洛伊德最后的家旁边。博物馆内保留了他做精神分析的沙发，该沙发被保存在他治疗病人的书房里。

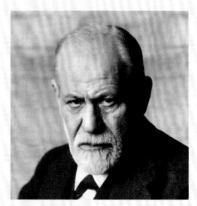

弗洛伊德

弗洛伊德于1856年出生在摩拉维亚的弗莱堡，父母是犹太人，他在莱比锡和维也纳长大。在维也纳大学学医后，他在巴黎度过了一段成长期。回到维也纳后，他与约瑟夫·布鲁尔一起开设了一家私人诊所，主要治疗歇斯底里症和神经紊乱。1886年，他与玛莎·伯奈斯（Martha Bernays）结婚，并育有6个孩子。

1897年，弗洛伊德开始进行强烈的自我分析，这后来构成了《梦的解析》这本书的基础。1902年，他被任命为维也纳大学神经病理学教授，并于1910年创立了国际精神分析协会。1938年，弗洛伊德和他的妻子以及其他家庭成员逃离奥地利（当时刚刚被纳粹德国吞并），定居伦敦。1939年，罹患癌症的弗洛伊德去世。

主要作品

1899—1900年 《梦的解析》
1904年 《日常生活中的精神病学》
1923年 《自我与本我》

这必然是种化学反射

激素和内分泌学

背景介绍

此前

1865年 克劳德·伯纳德证明了人体既能合成又能分解复杂的化学物质。

1894年 英国生理学家爱德华·夏普-谢弗（Edward Sharpey-Schafer）证明了肾上腺素的存在，并创造了"内分泌"一词。

此后

1920年 美国科学家赫伯特·麦克莱恩·埃文斯（Herbert McLean Evans）和约瑟夫·朗（Joseph Long）发现了人类生长激素。

1923年 弗雷德里克·班廷（Frederick Banting）和约翰·麦克劳德（John Macleod）因发现胰岛素而被授予了诺贝尔生理学或医学奖。

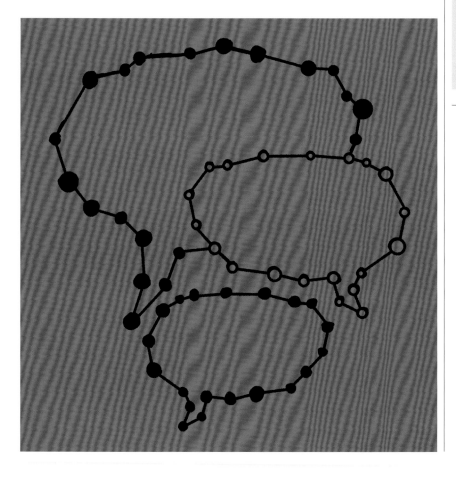

内分泌学是一门研究激素（人体的化学信使）的医学分支学科。激素是由存在于内分泌腺（如睾丸、卵巢、甲状腺、甲状旁腺、垂体、肾上腺、松果体等）中的特殊细胞合成的物质。内分泌腺分泌的激素主要通过血液在体内传播，激素可以通过刺激另一个内分泌腺来调节下游的激素水平，或者向器官和组织中的细胞传递信号。通过这种方式，激素调节人体内几乎所有的器官、生命过程和代谢功能，包括肌肉和骨骼的生长、生育能力、食欲、新陈代谢和心率等。

直到1902年，人们还认为器官之间只有通过由神经传导的电信号才能相互交流。那一年，在伦敦

参见: 生理学 152~153页, 神经系统 190~195页, 糖尿病及其治疗 210~213页, 类固醇和可的松 236~239页, 激素避孕 258页。

内分泌系统是由一系列腺体组成的, 这些腺体分泌可以调节身体功能的激素。

↓

激素分泌是由血液中某些化学物质的浓度、对其他激素的反应以及来自神经系统的信号等触发的。

↓

大多数激素通过血液到达目标细胞, 并激活这些细胞, 细胞以特定的方式做出反应。

在反馈回路中监测血液中的激素水平, 并增加或减少这些激素的分泌。

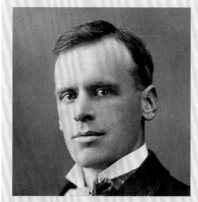

欧内斯特·斯塔林

斯塔林于1866年出生在英国伦敦, 后在盖伊医院的医学院学习医学, 1887年开始了他生理学研究的职业生涯。1890年, 他与伦敦大学学院的生理学家威廉·贝利斯相识, 二人之后成为终身的合作伙伴。他们组成了一个很好的团队: 据说斯塔林很有远见, 但缺乏耐心, 而贝利斯很谨慎, 很有条理。1893年, 贝利斯娶了斯塔林的姐姐格特鲁德(Gertrude)。除了与贝利斯在内分泌系统功能方面的合作, 斯塔林在心脏功能调节机制方面也做出了重大贡献。

1899年, 斯塔林当选为英国皇家学会会员。他致力于改善医学教育, 1910年协助皇家大学成立了教育委员会。1927年, 他在加勒比海游轮上去世, 并被安葬在牙买加的金斯顿。

主要作品

1902年 《胰腺分泌机制》
1905年 《人体功能的化学相关性》

大学学院工作的英国生理学家欧内斯特·斯塔林和他的姐夫威廉·贝利斯开展了一项实验, 证明了器官通过化学信使以及电信号进行交流。由此, 他们发现并开启了内分泌学领域。

初步迹象

19世纪一系列开创性的实验证明了激素的存在, 科学家大概猜到了它们的作用。克劳德·伯纳德1848年对肝的研究首次确立了"内分泌"的概念, 即器官制造某种物质并将其直接释放到血液中的过程。1849年, 德国生理学

家阿诺德·贝特霍尔德(Arnold Berthold)对阉割引起的动物行为和身体的变化很感兴趣。于是, 他手术切除了四只雄性小鸡的睾丸, 他发现小鸡随后没有发育出雄性特征, 如公鸡特有的鸡冠和红色肉锤、对母鸡的兴趣等。然后, 他将一只公鸡的睾丸移植到两只被阉割的小鸡的腹部, 发现这两只小鸡又发育出了正常的雄性特征。

当时公认的理论认为性发育是由神经系统控制的, 但当贝特霍尔德解剖他做实验用的鸡时, 移植的睾丸建立了新的血液供应, 但没

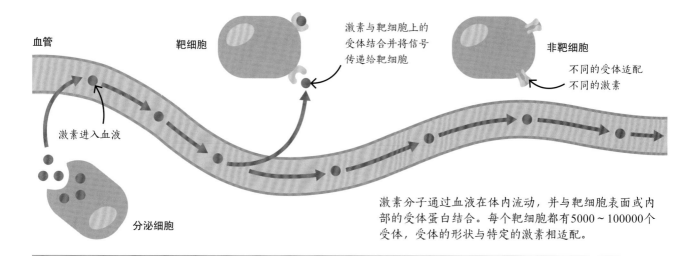

激素分子通过血液在体内流动，并与靶细胞表面或内部的受体蛋白结合。每个靶细胞都有5000～100000个受体，受体的形状与特定的激素相适配。

有神经连接。因此，贝特霍尔德认为，触发性发育的东西通过血液传播，而不是通过神经连接。尽管贝特霍尔德的研究已经非常充分了，但人们还是坚信神经才是身体中唯一的信息传递渠道。

1889年，72岁的法国神经学家夏尔-爱德华·布朗-塞加尔（Charkes-Édouard Brown-Séquard）向巴黎科学院报告，他给自己注射了一种由来自狗和豚鼠睾丸的液体混合而成的物质。布朗-塞加尔说他的力量、耐力和注意力都得到了明显的提高。他将其归因于神经系统的作用，并认为类似的提取物可以使男性恢复活力。

次年，布朗-塞加尔又报道称，在巴黎工作的美国医生奥古斯特·布朗（Augusta Brown）给几名妇女注射了过滤后的豚鼠卵巢提取物，发现这种提取物似乎对改善一些癌症、子宫疾病和衰老有益。尽管这一说法没有得到证实，但类似的研究使人们对器官内部产生的分泌物的功能产生了极大的兴趣。人们普遍认为这些物质可能具有重要的功能和潜在的治疗价值。

化学信号

19世纪90年代末，斯塔林和贝利斯在伦敦大学学院研究小肠的生理功能。成为首批研究肠道蠕动（推动消化的食物沿着肠道运动的肌肉收缩）的科学家之后，他们又开始了一项关于神经系统是否影响消化的研究。

斯塔林和贝利斯知道，当食物从胃进入肠道后，胰腺会分泌消化液（胰液）。1888年，俄国生理学家伊万·巴甫洛夫提出，胰腺分泌胰液由神经信号控制，进食后神经信号从小肠传递到大脑，然后返回胰腺。1902年，为了验证这些说法，斯塔林和贝利斯小心翼翼地切断了一条被麻醉了的狗的胰腺神经。当他们将酸引入小肠时，胰腺仍然分泌胰液。这意味着这些分泌物不受神经信号的控制。

为了证明他们的假设，即从肠道释放到血液中的一种因子触发了胰腺分泌胰液，斯塔林和贝利斯将混有肠道物质和酸的溶液注射到了静脉中。几秒钟后，他们就检测到了胰液。这证明小肠和胰腺之间的触发连接是一种化学信号，而不是神经信号。

第一种激素

1905年，在皇家内科医学院的一次演讲中，斯塔林使用了一个新词——"激素"，以描述他发现的物质，这个词来自希腊语ormao，意思是"使兴奋"或"唤

……发现这些化学物质的特性将使我们得以……获取对人体运作的绝对控制权。

欧内斯特·斯塔林
克罗恩演讲

起"。他将这种激素命名为"分泌素"。1902年的实验表明，当胃酸从胃进入肠道时，小肠就会向血液中释放分泌素。分泌素刺激胰腺分泌碳酸氢盐，并将其释放到肠道中以中和其中的酸性液体。

发现分泌素后，人们很快又发现了很多其他的激素。1921年，加拿大科学家弗雷德里克·班廷和苏格兰生理学家约翰·麦克劳德分离出了胰腺分泌的胰岛素，并发现胰岛素可以调节血糖水平。1929年，德国生物化学家阿道夫·布特南特和美国生物化学家爱德华·多伊西（Edward Doisy）分别独立发现了雌激素；1934年，孕酮被发现；1935年，睾酮和雌二醇也陆续被发现。迄今为止，科学家已经确定了50多种人类激素。

新疗法

在分离出分泌素后，斯塔林和贝利斯发现它是一种兴奋剂：一个物种的分泌素可以刺激任何其他物种分泌激素。这表明，有可能使用动物源性激素来治疗以前无法治

> 我们不想吓唬女性，但我们也不想给她们虚假的安慰。

吉莉安·里夫斯（Gillian Reeves）
英国癌症流行病学家，
《关于激素替代疗法的风险》

疗的人类内分泌疾病。随着越来越多的激素被发现，制药公司很快就开始了新机会的探索。

就在班廷和麦克劳德分离出胰岛素两年后，美国制药公司礼来开始生产回肠素，这是第一种用于治疗糖尿病的商业化胰岛素产品。到20世纪30年代中期，口服和注射用的雌激素也开始用于治疗月经不规律和围绝经期症状。

从动物产品中合成的激素数量有限，供不应求，且价格昂贵。于是，科学家开始研究能够大规模合成激素的工艺。

1926年，英国生物化学家查尔斯·哈灵顿（Charles Harington）首次实现了甲状腺素的化学合成。之前，美国化学家爱德华·肯德尔（Edward Kendall）于1914年分离出了甲状腺素。这是迈向大规模生产激素的重要一步，也有助于提高胰岛素等激素的有效性。最早的胰岛素制剂是从马的胰腺中提取而来的，每天需要注射好几次。到了20世纪30年代，锌元素的加入将胰岛素的作用延长到了24小时左右。

现代激素疗法的发展

激素合成的进步使激素疗法得到了更广泛的应用。1960年问世了含有合成孕酮和合成雌激素的避孕药，这标志着人造激素产品的供应和销售来到了一个历史转折点。20世纪60年代，合成雌激素用于激素替代疗法（HRT）也得到了广泛的普及，特别是女性用其来对抗围绝经期症状，如潮热和骨质疏松等。

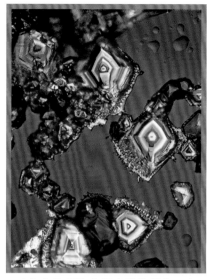

以上为孕酮的偏振光显微照片。卵巢在卵子释放后分泌孕酮，为怀孕做准备。

20世纪70年代后期，生物技术的进步使基因工程改造人类激素成为可能。新的基因剪接技术意味着普通细菌（通常是大肠杆菌）可以在实验室里通过基因改造生产激素，如胰岛素的工程化生产。

随着研究的不断深入，人们对激素的了解越来越深，有科学家开始质疑一些激素疗法的安全性，他们发现，一些激素疗法有导致疲劳甚至是诱发癌症的不良反应。例如，2002年，一项将激素替代疗法与乳腺癌和脑卒中风险增加联系起来的研究表明，必须精确计算改变激素水平带来的风险与临床获益。一些药物对人体激素微妙平衡的不利影响在当前已经成为一个非常热门的研究领域。■

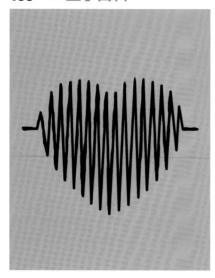

心脏的动作电位

心电图

背景介绍

此前

18世纪80年代 意大利物理学家路易吉·伽伐尼（Luigi Galvani）刺激动物骨骼肌并检测其电反应,他称之为"动物电"。

1887年 为了测量心脏的电活动,奥古斯都·D. 沃勒（Augustus D. Waller）使用了一种在法国物理学家加布里埃尔·李普曼（Gabriel Lippmann）发明的毛细管静电计基础上开发的设备。

此后

1909年 在早期心电图的帮助下,英国医生托马斯·刘易斯（Tomas Lewis）发现了心房颤动。

1932年 纽约心脏病学家阿尔伯特·海曼（Albert Hyman）发明了一种装置来重新启动停跳的心脏,被称为"人工起搏器"。

1958年 瑞典心脏外科医生阿克·森宁（Åke Senning）完成了第一例心脏起搏器植入术。

在古代,医生通过倾听身体来探寻疾病的踪迹。早期医生通过倾听来识别心脏的跳动。法国医生何内·雷奈克于1816年发明的听诊器可以清楚地听到心跳声。1903年,荷兰生理学家威廉·埃因托芬推出了第一台心电图仪,使心脏监测向前迈出了坚实的一步。心电图仪通过检测心脏产生的不同电信号来记录人的心跳模式——这被称为"心电图"（ECG）。

1842年,意大利物理学家卡洛·马泰乌奇（Carlo Matteucci）做了一个动物实验,结果显示心脏的每一次跳动都伴随着电流。在随后的几十年里,科学家想方设法记录人类心脏的电活动。在看到英国生理学家奥古斯都·D. 沃勒展示

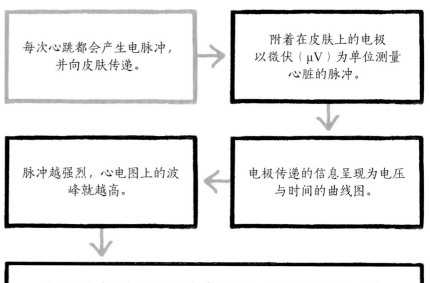

每次心跳都会产生电脉冲,并向皮肤传递。

附着在皮肤上的电极以微伏（μV）为单位测量心脏的脉冲。

脉冲越强烈,心电图上的波峰就越高。

电极传递的信息呈现为电压与时间的曲线图。

心电图上脉冲的波形以及频率等会提示心脏信号有无任何异常。

参见：传统中医 30~35页，血液循环 68~73页，听诊器 103页，器官移植手术 246~253页，心脏起搏器 255页。

1911年的这台心电图仪需要5个人来操作。病人不用戴电极，而是需要将胳膊和左腿浸入一种导电盐水中。

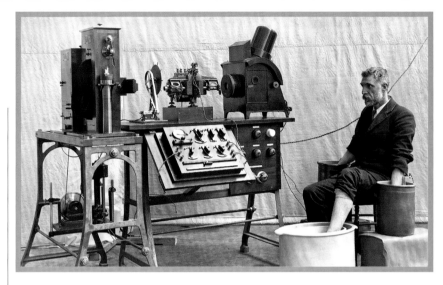

的一种装置后，威廉·埃因托芬就把研究方向转向了开发心电图仪。这种装置可以让水银在一个小玻璃管内移动，检测心脏的电脉冲。

改进心电设备

1903年，埃因托芬发明了一种灵敏弦线电流计。当来自心脏的电流通过置于两个电磁铁之间的细线时，细线就会移动，移动所投下的影子就会被记录在可移动的相纸上。与沃勒模型相比，埃因托芬模型读数更精确，并将电极点从5个减少到了3个。该模型从左臂、右臂和左腿分别进行读数，形成后来被称为"埃因托芬三角形"的模型。早期的心电图仪又大又笨重，但随着不断改进，这些机器的体积

变小了很多。今天的很多便携式设备甚至可以在数天或数周内对病人的心脏进行数字监测。用于标准心电图的电极数量也增加到了10个——胸部6个，四肢各1个——通过不同的电极组合对心脏活动进行12次测量（"导联"）。埃因托芬发明了第一台心电图仪以来，人们就一直使用这种设备。虽然也出现

了许多新的治疗方法，如β受体阻滞剂（降低心率的药物）、起搏器（调节心脏收缩的装置）、心脏移植、心脏搭桥和瓣膜置换术，但心电图在心脏病的早期诊断中仍然发挥着不可替代的作用。■

威廉·埃因托芬

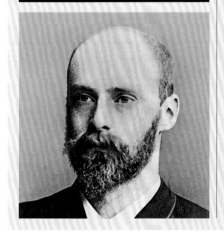

威廉·埃因托芬出生于1860年，早年生活在荷属东印度群岛（现印度尼西亚）的爪哇岛上。他的父亲在他6岁时就去世了。1870年，他随全家搬到了荷兰的乌得勒支。

他在乌得勒支接受了系统的医学培训，并于1886年成为莱顿大学的生理学教授。最初埃因托芬的研究领域是视错觉和眼睛对光的电反应，但他却对制造一台监测心脏电活动的机器饶有兴致。在发明了心电图仪之后，他继续描述心电图上的各种信号如何提

示对应的心脏病，并定期与英国医生托马斯·刘易斯通信，以便早日将该设备应用于临床。1924年，他因此而获得了诺贝尔生理学或医学奖，3年后，他去世了。

主要作品

1906年《远距心电图》
1912年《人体心电图的不同形式及其意义》

一串串闪烁的火花

火花

神经系统

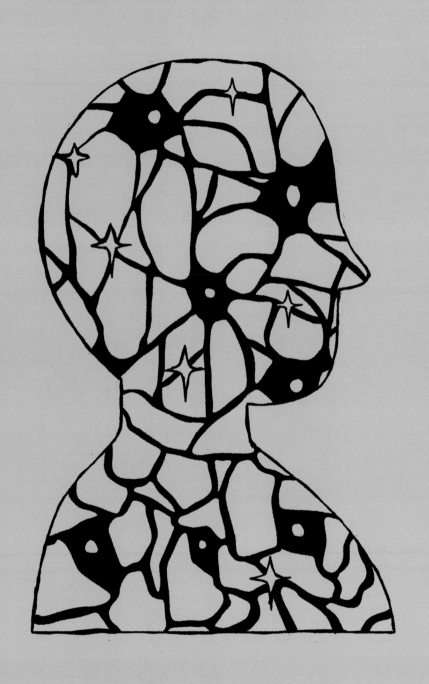

背景介绍

此前

约公元前17世纪 古埃及的《史密斯外科纸草书》记载了脊柱损伤对身体的影响。

1791年 路易吉·伽伐尼展示了青蛙腿对电刺激产生反应。

1863年 奥托·戴特斯（Otto Deiters）描述了神经元的轴突和树突。

1872年 让-马丁·夏科出版了他的开创性作品《神经系统疾病讲座》。

此后

1914年 亨利·戴尔（Henry Dale）发现了负责神经元间化学交流的神经递质。

1967年 左旋多巴成为治疗神经退行性疾病（帕金森病）的第一种有效药物。

1993年 致病基因（亨廷顿病）首次被定位到了人类染色体上。

1904年，在耶鲁大学的一系列讲座中，英国神经生理学家查尔斯·斯科特·谢灵顿首次对人类神经系统进行了广泛的阐述。两年后，他的研究以《神经系统的综合作用》为名出版了，解答了几个与神经系统功能相关的问题，并直接影响了脑外科手术和神经系统疾病治疗的发展。

肌肉的信息传递

谢灵顿的三个想法尤其具有开创性。他解释说，肌肉并非简单地接受神经的指令，首先由大脑向脊髓传递信号（大脑和脊髓之间可以相互传递信号），然后信号由脊髓传递到肌肉，接着肌肉向大脑发送有关肌肉位置和张力的信息。身体需要这种被谢灵顿称为"本体感觉"的信息来控制运动和姿势。

早在1626年，法国哲学家和科学家勒内·笛卡儿（René Descartes）就观察到了神经的相互支配——一块肌肉的活动影响其他肌肉的活动——但谢灵顿在19世纪90年代的研究首次阐明了这一过程

运作的具体机制。"谢灵顿定律"指出，伴随着肌肉的每一次激活，其对应的肌肉都会放松。例如，肘部弯曲手臂时，肱二头肌被激活（收缩手臂），肱三头肌就会被抑制（放松以允许运动）。

1897年，谢灵顿还创造了"突触"这个词来描述两个神经细胞（神经元）之间的交会点。由于当时的显微镜还不够先进，他无法观察到突触，但他看到这些反射（不自主运动反应）不像它们本来该的那么快，所以谢灵顿坚信如果这些突触参与了神经纤维的信号传导，那么一切就变得合理了。他解释了神经元通过电信号进行交流的机制。按照这种机制，电信号会沿着神经元突触的线状纤维（轴突）传递，并通过突触间的化学信号（称为"神经递质"）传递给邻近的细胞。

古代的观察记录

早在古埃及时期，《史密斯外科纸草书》就记录了脑损伤如何参与身体其他部位的功能变化，并且

神经系统被认为可以控制身体功能、反应、思想和情感。

→

神经元是神经系统的基本单位。

→

查尔斯·斯科特·谢灵顿指出，神经元通过电脉冲和化学物质在突触（交会点）上进行交流，这是集成神经网络的一部分。

这一理论改变了脑成像、手术和药物治疗神经系统疾病的发展。

←

集成神经网络形成了理解神经系统的新路径。

←

参见： 解剖学 60~63页，组织学 122~123页，阿尔茨海默病 196~197页，脑电图 224~225页，磁共振成像和医学扫描 278~281页。

描述了大脑的外部褶皱和周围的无色液体——为身体提供了免疫保护的脑脊液（CSF）。

古希腊人将观察和哲学思考结合，并且尝试详细描述神经系统。希波克拉底在公元前4世纪率先提出了"大脑是认知、思想、感觉和情感所在地"这一观点。公元前3世纪，赫洛菲勒斯提出了大脑和脊髓的综合作用，就是今天所说的中枢神经系统（CNS）的作用。中枢神经系统从身体的其他部分和外部环境收集信息，并控制运动、感觉、思想、记忆和语言。他确定了6条脑神经，以及将大脑和脊髓与身体其他器官、肌肉、四肢和皮肤连接起来的周围神经。

2世纪，古罗马医生盖伦通过解剖动物的大脑，确定了指导运动功能的神经和与感觉有关的神经是由中枢神经系统的不同部分控制的。这说明连接中枢神经系统和心脏、肺、胃、膀胱、生殖器官的自主神经系统也是存在的，自主神经

> 大脑是一个由许多未经探索和大片未知领域组成的世界。
>
> 圣地亚哥·拉蒙·卡哈尔
> （Santiago Ramóny Cajal）
> 西班牙神经学家

系统在人不自觉的情况下运作，调节呼吸和心跳等非自主性功能。

知识在增加

有证据表明，早期人们就尝试过治疗神经系统疾病。例如，在1000年前后，宰赫拉威就为有脑积水（大脑中脑脊液过多）以及头部和脊柱损伤的人做过手术。但直到16世纪人体解剖复兴，人们对神经学的理解才有了比较大的进展。

1543年，佛兰德解剖学家安德烈·维萨里出版了《人体结构》。维萨里在解剖尸体的基础上对人类大脑做了非常详尽的描述。这本书完全改变了解剖学知识和医学实践。后来，英国内科医生托马斯·威利斯（Thomas Willis）又补充了一些内容，他在17世纪早期阐述了

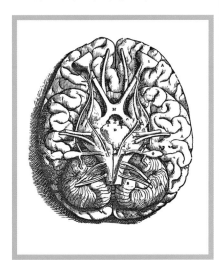

《人体结构》记录了来自大脑和脑干的不同脑区和脑神经（见左图）。

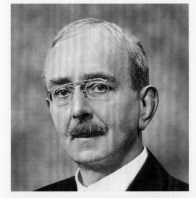

查尔斯·斯科特·谢灵顿

1857年，查尔斯·斯科特·谢灵顿出生于英国伦敦，后进入剑桥大学学习医学。1881年，他在一次医学会议上听了一场关于神经功能的讲座，大受启发，开始了神经学研究。在德国微生物学家罗伯特·科赫的指导下，他在柏林大学进修了1年，并在生理学和组织学方面打下了良好的基础。

1892—1913年，谢灵顿在伦敦和利物浦大学任教期间，开展了一系列反射反应、肌肉的神经供应以及神经元间交流的研究。1932年，在牛津大学任教期间，因对神经元功能的研究，他与埃德加·阿德里安（Edgar Adrian）共同获得了诺贝尔生理学或医学奖。谢灵顿在牛津的3名学生后来也获得了诺贝尔奖。1936年，他从牛津大学退休，1952年因心力衰竭去世。

主要作品

1906年 《神经系统的综合作用》
1940年 《人的本性》

大脑、脑神经和脊神经的结构，并解释了它们的功能。

1791年，意大利物理学家兼内科医生路易吉·伽伐尼发表了他的一项重大突破：他观察到死青蛙的腿在接触火花时会抽搐。他对生物电的研究首次表明，神经是通过电脉冲起作用的，对神经进行电刺激会让肌肉收缩。

了解疾病

随着对大脑结构和神经系统功能的逐步了解，科学家研究神经和心理疾病的新手段变得越来越多。1817年，英国外科医生詹姆斯·帕金森（James Parkinson）描述了6名患有"震颤性麻痹"（后来更名为"帕金森病"）的人的症状。虽然他的观点即"该疾病是由颈部脊髓病变引起的"是错误的，但他对该病的临床症状总结以及分析方法是正确且重要的。

帕金森病也是法国临床神经学家让-马丁·夏科在1868—1891年研究的几种疾病之一。此外，夏科对多发性硬化（MS）也颇有研究，这种疾病会损害大脑和脊髓中

> 大脑似乎是调节运动型动物神经活动的中枢。
> 查尔斯·斯科特·谢灵顿
> 《大脑及其机制》

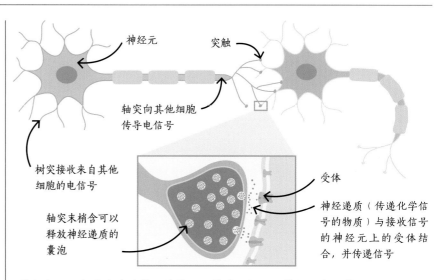

神经信号以电脉冲的形式沿着神经元传递，但以化学信号的形式通过突触在神经元之间传递——或者从神经元传递到肌肉和腺体中的细胞。如果细胞间的这种通信因病毒感染、药物、衰老或遗传因素而中断，就会发生神经系统疾病。

神经元的髓鞘。夏科指出了多发性硬化的3个症状（后来被称为"夏科三主征"）。现代精神病学很大程度上也归功于夏科，最让夏科出名的可能是他在巴黎萨尔佩特里埃医学院教书时使用催眠术来研究歇斯底里症（癔症）的症状。

显微镜时代

19世纪早期，质量更高的消色差显微镜开创了组织学的新领域——细胞和组织显微学，这让神经科学得到了前所未有的发展。1837年，捷克解剖学家约翰·浦肯野（Johann Pukinje）成为第一个描绘神经元的科学家。随后，浦肯野又详细描述了在小脑中具有分支、线状延伸的大型神经元（现在被称为"浦肯野细胞"）。1863年，德国解剖学家奥托·戴特斯描述了这些向神经元传递信息的前端延伸（后来被称为"树突"），并确定了细胞的轴突——将信息从神经元传递出去的细纤维。

19世纪60年代初，法国解剖学家保罗·布罗卡（Paul Broca）首次从解剖学角度证明了大脑的不同部位发挥着特定的生理学功能。在对去世不久的人进行尸检后，他发现失语症（无法理解和表达语言）与大脑额叶（后来被命名为"布罗卡区"）的部分损伤有关。

19世纪70年代，意大利生物学家和神经解剖学家卡米洛·高尔基对脊髓和大脑的嗅叶、海马体和小脑进行了非常详尽的描述。1873年，他用硝酸银发明了一种新的染色技术，可以在显微镜载玻片上更清楚地观察到神经元的复杂结构。

高尔基接着提出，大脑是由神经纤维网络组成的，信号在这一网络内可以无阻碍地通行。同时期

体内主要的神经递质	
神经递质	在体内的作用
乙酰胆碱	这种神经递质通过激活肌肉来控制身体的所有运动。此外，乙酰胆碱在记忆、学习和注意力方面起重要作用
多巴胺	这种神经递质与大脑奖赏系统有关，可以产生愉悦感，影响情绪和动机。此外，多巴胺能影响运动和语言
γ-氨基丁酸（GABA）	这种神经递质可以阻断或抑制大脑信号，减少神经系统的活动，在睡眠调节和缓解焦虑方面发挥重要作用
谷氨酸	谷氨酸是大脑和中枢神经系统中主要的神经递质，可以刺激和兴奋大脑活动，参与学习和记忆的神经活动
甘氨酸	甘氨酸主要作用于脑干和脊髓中的神经元，可以帮助身体处理运动和感觉信息
去甲肾上腺素	作为身体"逃跑或战斗"应激反应的一部分，这种神经递质作为应激激素被释放到血液中。负责参与调节正常的大脑活动，包括情绪、学习和注意力
5-羟色胺	这种神经递质调节许多身体过程，可以影响情绪、食欲和记忆功能。此外，它在控制身体对疼痛的反应中发挥重要作用

的西班牙神经科学家圣地亚哥·拉蒙·卡哈尔提出了不同的观点，他认为神经系统是许多独立但相互联系的细胞的集合。卡哈尔的观点后来被称为"神经元学说"。谢灵顿非常认可卡哈尔的理论，这一理论在20世纪50年代被证明是正确的。当时，新的电子显微镜已经能够清楚地看见神经元之间的联系了。

新的进展

20世纪以来，出现了非常多建立在谢灵顿神经通路理论基础上的全新发现。1914年，英国生理学家亨利·戴尔发现了乙酰胆碱在神经元中的作用。德国药理学家奥托·勒维（Otto Loewi）在1926年进一步证实了乙酰胆碱作为神经递质的作用。到目前为止，科学家已经确定了200多种神经递质。

1924年，德国精神病学家汉斯·伯杰（Hans Berger）首次进行了人类脑电图（EEG）记录。脑电图通过监测神经元发出的电信号来记录大脑活动。20世纪30年代，英国生理学家埃德加·阿德里安通过记录脑电图对大脑功能进行了详细的研究。

1952年，两位英国科学家艾伦·霍奇金（Alan Hodgkin）和安德鲁·赫胥黎（Andrew Huxley）联合发表了他们对乌贼动作电位的研究成果。这项工作，现在也被称为"霍奇金-赫胥黎模型"，展示了电信号在神经元中产生的形式与机制。

电子显微镜的出现使得科学家能够研究神经系统中更小的结构，包括谢灵顿描述过但从未看见过的突触。

磁共振成像（MRI）和计算机断层扫描（CT）等新技术的出现持续扩大了谢灵顿最初发现的应用范围。目前，新技术极大地推动了行为、脑功能、神经系统疾病药物疗效、脑外科手术以及癫痫和阿尔茨海默病等病症的病因和影响等方面的研究。■

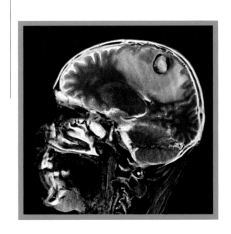

磁共振成像通常用于检测阿尔茨海默病、肿瘤、脑损伤、脑卒中或一些发育问题。

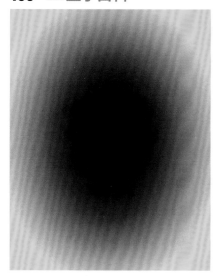

一种特殊的大脑皮质疾病

阿尔茨海默病

背景介绍

此前

公元前6世纪 古希腊哲学家毕达哥拉斯（Pythagoras）描述过人老后精神和身体的衰退。

1797年 菲利普·皮内尔用"痴呆"一词来描述大脑功能的逐渐衰退，该词来自拉丁语，意为"失去理智"。

1835年 英国医生詹姆斯·考尔斯·普里查德（James Cowles Prichard）使用"老年性痴呆"一词来描述老年人"近期记忆缺失"的状态。

此后

1984年 美国生物化学家乔治·格伦纳（George Glenner）和凯恩·王（Caine Wong）分离出了β淀粉样蛋白，这种蛋白质在阿尔茨海默病病人的大脑中形成斑块。

1993年 他克林是首个用于治疗阿尔茨海默病的胆碱酯酶抑制剂药物，但2013年因安全问题而退市了。

痴呆不是一种具体的疾病，而是一个笼统的术语，用来描述与大脑功能下降有关的一系列状况，如记忆障碍、身体和社交技能的丧失以及智力的下降。痴呆有很多原因，如酒精滥用、脑卒中（通常会导致脑血管受损的血管性痴呆）、克-雅病（一种致命的脑部疾病）和阿尔茨海默病等。阿尔茨海默病也是一种不可逆转的、最终会致人死亡的神经变性疾病，占痴呆病例的2/3。

早发型阿尔茨海默病

与其他痴呆一样，阿尔茨海默病通常影响老年人，但也有早发型阿尔茨海默病，常见于65岁以下人群。德国精神病学家爱罗斯·阿尔茨海默将这种疾病单独确定为一种痴呆类型。1906年，他在对法兰克福精神病院的病人奥古斯特·德特尔（Auguste Deter）的研究基础

上，做了一次题为"一种特殊的大脑皮质疾病"的演讲。阿尔茨海默从1901年（彼时德特尔51岁）开始观察记录德特尔的疾病进展，她在记忆、语言、定向障碍和幻觉方面都存在问题。她的症状与痴呆相符，但由于她相对年轻，阿尔茨海默诊断其为"早发型痴呆"。

1906年德特尔去世后，阿尔茨海默获得了对她的大脑进行尸检的许可。他发现其大脑皮质（大脑中与记忆、语言和思维有关的部

大脑中β淀粉样蛋白形成的斑块是阿尔茨海默病的主要病理。斑块（图中橙色部分）阻断了神经元之间的突触（蓝色）。

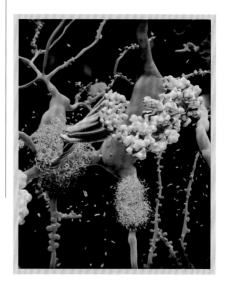

参见: 精神卫生保健 92~93页, 遗传特征与状况 146~147页, 神经系统 190~195页, 磁共振成像和医学扫描 278~281页, 遗传学和医学 288~293页, 干细胞研究 302~303页。

阿尔茨海默病如何发展

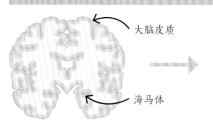

海马体和大脑皮质是大脑参与记忆的区域。阿尔茨海默病会导致这些区域萎缩。

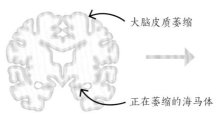

随着海马体的萎缩, 学习新信息变得越来越困难。轻度的大脑皮质萎缩会影响短期记忆。

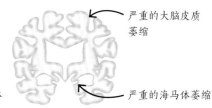

随着大脑皮质逐渐变薄, 远期记忆开始丢失。随着脑组织的进一步死亡, 身体开始失去功能, 最终死亡。

分)到处都是萎缩的状态。在显微镜下检查脑组织薄片时, 阿尔茨海默发现了一种不溶性蛋白质沉积或斑块, 以及神经纤维缠结。这些病理结构阻碍了神经元之间的交流。事实上, 阿尔茨海默不是第一个注意到这些迹象的人, 但这是第一次在一个像德特尔这样年轻的人身上观察到这些病理结构。今天, 医生诊断阿尔茨海默病时, 会通过脑部的影像扫描来寻找这些斑块和缠结, 并做出相关的诊断。

日益严重的问题

与其他形式的痴呆一样, 阿尔茨海默病的发病率随着预期寿命的增加而上升。全世界约有5000万人患有痴呆, 其中5%~8%为60岁以上的老年人。尽管胆碱酯酶抑制剂药物可以通过提高乙酰胆碱的水平进而缓解症状, 但目前并没有治愈阿尔茨海默病的方法。乙酰胆碱是一种有助于神经元间传递信息的化学物质。

阿尔茨海默病的病因尚不清楚。科学家认为, 早发型阿尔茨海默病可能是基因突变的结果, 而晚发型阿尔茨海默病可能是遗传、生活方式和环境因素共同作用的结果, 这些因素在几十年的时间里引发了大脑的变化。健康的饮食、锻炼和精神刺激可能会降低患阿尔茨海默病的风险, 但几乎没有证据证明这一点。■

爱罗斯·阿尔茨海默

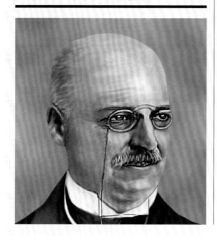

爱罗斯·阿尔茨海默于1864年出生在德国巴伐利亚州的一个小村庄, 他上学时理科成绩优良。后期他在柏林、图宾根和维尔茨堡学习医学。1887年毕业后, 他加入了法兰克福国家精神病院, 在那里学习了精神病学和神经病理学, 并开始研究大脑皮质。

1903年, 阿尔茨海默成为慕尼黑医学院精神病学家埃米尔·克雷佩林的助手。1906年, 阿尔茨海默记述了奥古斯特·德特尔的发病过程以及临床表现, 并在次年发表了相关的演讲。随后克雷佩林在1910年版教科书《精神病学纲要》中以"阿尔茨海默病"命名了这种疾病。1913年, 阿尔茨海默被任命为弗里德里希-威廉大学心理系主任, 他在前往柏林就任的途中感染了疾病, 此后一直未康复。1915年, 阿尔茨海默去世, 享年51岁。

主要作品

1907年 《一种特殊的大脑皮质疾病》

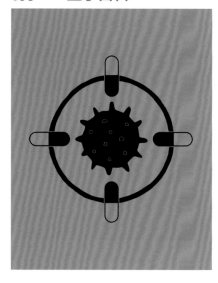

"魔法子弹"
靶向给药

20世纪初，德国科学家保罗·埃尔利希发明了一种可以治疗疾病的化学药物。他将这种药物描述为"魔法子弹"，因为这种药物可以靶向攻击致病微生物（病原体），同时不伤害身体。

1856年，埃尔利希在研究英国化学天才威廉·亨利·珀金合成的染料时产生了设计一种"魔法子弹"药物的想法。埃尔利希痴迷于染料，尤其是亚甲基蓝，这些染料可以将一些细胞染成特定的颜色，而另一些染料则不能。不同类型的细胞吸收不同的染料，这样就可以在实验室里对不同的细胞进行区分。埃尔利希分析，染料的化学结构和活细胞之间一定存在某种联系。他开始相信药物的化学结构必须与它们所针对的生物体相匹配，这样二者才能有效结合。

1890年，德国生理学家埃米尔·冯·贝林和日本医生北里柴三郎发现，人体针对病原体产生的抗毒素可以预防疾病。埃尔利希的侧链理论认为，参与这种免疫反应的抗毒素是附着在细胞上的化学受体或"侧链"，就像他在染料上观察到的结构一样。他认为，这些"侧链"（后来被证明是抗体）就像锁和钥匙一样，与病原体的"侧链"完全吻合。如此一来，如果他能找到一种有正确"侧链"的染料，他就有了"魔法子弹"。

1905年，德国科学家埃里希·霍夫曼（Erich Hoffmann）和弗里茨·绍丁（Fritz Schaudinn）在柏林合作发现了梅毒螺旋体。他们认为正是这种微生物导致了这种已经影响了人类几百年的疾病——梅

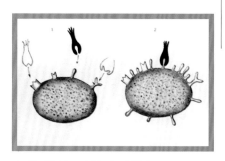

埃尔利希在1900年的克罗恩演讲中阐述了侧链理论。他提出，人体细胞会形成针对特定物质或病原体的受体，这些受体和配体会紧紧地结合在一起。

参见： 天然药房 54~59页，癌症治疗 168~175页，噬菌体和噬菌体疗法 204~205页，抗生素 216~223页，单克隆抗体 282~283页。

天然抗毒素具有与病原体结合的"侧链"。

染料分子的"侧链"与生物体的化学结构相匹配。

具有正确"侧链"的染料可以锁定并结合特定的病原体。

这种染料可能是一颗"魔力子弹"，对病原体有毒，但不会伤害身体。

毒。于是，埃尔利希决定把这种微生物作为他要攻克的第一个目标。

在赫斯特化学公司的实验室里，埃尔利希和他的团队从一种由砷化合物合成的染料开始尝试。他们尝试了数百种变化来寻找一种可以和梅毒完全匹配的染料。1907年，他们发现了一种化合物，他们称之为"606号化合物"。研究小组在晚期梅毒病人身上尝试了这种化合物，不久就发现有几个人完全康复了。临床试验很快表明，如果在疾病的早期阶段使用"606号化合物"（商品名为"砷凡纳明"），效果最好。砷凡纳明于1910年正式推出，到当年年底的时候，每天已有14000安瓿瓶的生产量了。

虽然砷凡纳明是第一种有效的梅毒治疗药物，但它的稳定性很差，如果储存不当，可能会产生致命的不良反应。1912年，埃尔利希的实验室又研制出了一种毒性更小的药物——新砷凡纳明。

虽然埃尔利希寻找一种"魔法子弹"来治疗所有疾病的梦想尚未实现，但他的研究使人们首次确立了"化疗"的概念，推动了全球制药业的发展，直接影响了其他无数药物的发明。■

研究的成功需要运气、耐心、技巧和金钱。

保罗·埃尔利希

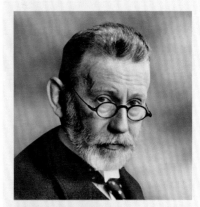

保罗·埃尔利希

1854年，保罗·埃尔利希在德国的斯特雷伦出生。在专注于研究染料染色动物组织之前，他主要学习医学。埃尔利希在染料分类和组织染色方面的工作为血液学的发展奠定了基础。

1890年，埃尔利希加入了传染病研究所的罗伯特·科赫的团队，并开始专注于免疫学。在接下来的20年里，埃尔利希证明了人体可以利用病原体的"侧链"产生针对特定细菌的抗体。由于这一突破性的发现，1908年，埃尔利希与伊拉·梅契尼科夫一起获得了诺贝尔生理学或医学奖。埃尔利希的"魔法子弹"——砷凡纳明于1910年推出，但该药引发的争议影响了他的健康，1915年，他因心脏病发作去世。

主要作品

1900年 克罗恩讲座："论免疫与细胞生命的特殊关系"

1906年 《化疗的任务》

生命所必需的未知物质

维生素和饮食

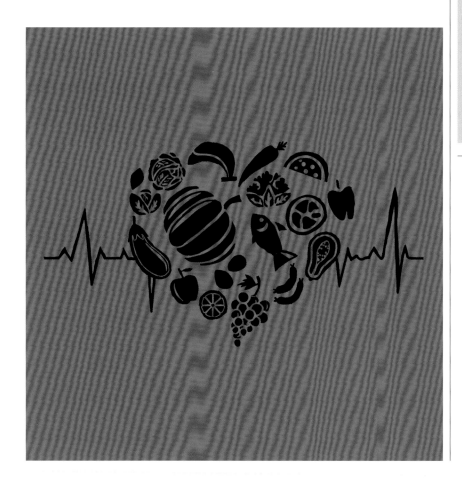

背景介绍

此前

约公元前1500年 古埃及人认识到夜盲症可以通过特定的食物进行治疗。

1747年 詹姆斯·林德证明了柑橘类水果对治疗坏血病有效。

1881年 俄国生物化学家尼古拉·鲁宁（Nikolai Lunin）提出，有些食物含有"生命必需的未知物质"。

此后

1929年 克里斯蒂安·艾克曼（Christiaan Eijkman）和弗雷德里克·霍普金斯（Frederick Hopkins）因在维生素方面的工作而被授予了诺贝尔生理学或医学奖。

1931年 匈牙利裔美国生物化学家阿尔伯特·森特-哲尔吉认为己糖酸（后更名为"抗坏血酸"）是维生素C，后来也证实了这种化合物可以有效治疗坏血病。

维生素是每一种动物必需的营养素。人体需要13种不同的维生素，由于这些维生素不能由身体产生，所以必须通过饮食获得。维生素与其他营养物质协同作用，确保细胞可以正常运作。如果缺乏任何一种维生素，就会引发疾病，有些甚至是致命的。

尽管维生素如此重要，但它直到近代才被发现。1912年，波兰出生的生物化学家卡西米尔·芬克在发表他的理论时创造了"维生素"一词，他认为，佝偻病、糙皮病和脚气病等疾病都是因饮食中缺乏重要物质而引起的营养缺乏性疾

参见: 阿育吠陀医学 22~25页, 传统中医 30~35页, 预防坏血病 84~85页, 微生物理论 138~145页, 生理学 152~153页, 循证医学 276~277页。

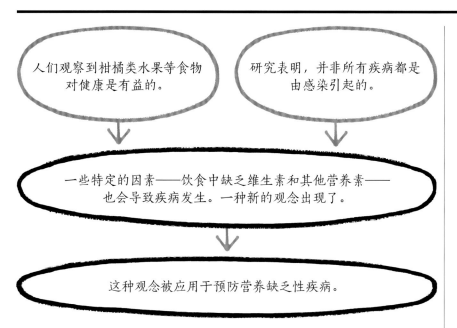

> 人们观察到柑橘类水果等食物对健康是有益的。

> 研究表明, 并非所有疾病都是由感染引起的。

> 一些特定的因素——饮食中缺乏维生素和其他营养素——也会导致疾病发生。一种新的观念出现了。

> 这种观念被应用于预防营养缺乏性疾病。

病。芬克最初认为所有这些物质都是胺类物质(amines, 一种对人体细胞的产生、生长和新陈代谢至关重要的化合物), 但后来他发现大多数维生素不是胺类物质, 于是他把"e"去掉了。芬克的工作改变了人们对饮食的理解, 开创了营养学的新纪元。

被误解的原因

直到20世纪初, 在芬克的研究下, 维生素的存在才得到证实。与营养缺乏有关的疾病在当时没有有效的治疗方法, 如非常常见的佝偻病。讽刺的是, 19世纪60年代法国化学家路易斯·巴斯德发现微生物所引发的医学思想革命, 竟然成了阻碍这些疾病治疗的根源。当时人们认为大多数疾病是由感染引起的, 不良饮食习惯在很大程度上被忽视了。比如坏血病, 人们早

就知道在饮食中加入柑橘类水果对治疗坏血病有益, 但直到1931年, 预防这种疾病的维生素C才被生理学家阿尔伯特·森特-哲尔吉分离出来。

寻找治疗方法

芬克尝试从食物中分离出影响健康的物质, 灵感来自早期研究人员的工作, 特别是克里斯蒂安·艾克曼的工作。19世纪90年代, 在印度尼西亚工作的荷兰医生艾克曼接到一项任务, 就是寻找治疗脚气病的方法。当时脚气病在东南亚很常见, 给人们带来了巨大的痛苦, 症状包括体重急剧下降、四肢肿胀、瘫痪以及脑损伤, 甚至死亡。

1897年, 艾克曼偶然发现了饮食和脚气病之间的联系。他注意到, 以精米喂养的鸡容易患上脚气病, 但当给它们喂食厨房的剩饭

时, 它们的脚很快就康复了。他的结论是, 精制米中缺乏一种基本成分, 就是被艾克曼称作"抗脚气因子"的物质。后来, 他的同事阿道夫·沃德曼(Addphe Vorderman)对监狱中的囚犯做了一项对照研究, 他让其中一些囚犯吃精米, 一些囚犯吃糙米, 结果表明, "抗脚气因子"存在于稻壳和稻粒中。

分离维生素

"抗脚气因子"最终被日本研究员铃木梅太郎(Umetaro Suzuki)找到。1911年, 铃木报告了一种从米糠中提取出来的营养物质(他称之为"树莓酸"), 并用这种营养物质成功治好了病人的脚气病。铃木的这篇报告没有被广泛传播, 但后来的科学家发现铃木说的"树莓酸"是硫胺素, 或者叫维生素B_1。

1912年, 英国生物化学家弗雷德里克·霍普金斯提出, 一些食物中含有除蛋白质、碳水化合物、

仅靠蛋白质和能量的供应并不能保证正常的营养。

弗雷德里克·霍普金斯
《生理学杂志》

维生素表			
	化合物	主要食物来源	营养缺乏性疾病或症状
A	视黄醇	油性鱼、鱼肝油、乳制品	夜盲症
*B₁	硫胺素	全谷物、肉类	脚气病
*B₂	核黄素	乳制品、肉类、绿色蔬菜	舌头发炎
*B₃	烟酸	肉、鱼、全谷物	糙皮病或叫烟酸缺乏症
*B₅	泛酸	肉类、粗粮	皮肤感觉异常
*B₆	盐酸吡哆醇	肉、蔬菜	贫血
*B₇	生物素	肉、蛋、坚果、种子	皮炎
*B₉	叶酸	多叶蔬菜、豆类	贫血、出生缺陷
*B₁₂	钴胺素	肉、鱼、乳制品	贫血
*C	抗坏血酸	柑橘类水果	坏血病
D	钙化醇	鱼油、乳制品	佝偻病
E	生育酚	未精炼的植物油、坚果、种子	轻度贫血
K	叶绿醌	绿叶蔬菜	大出血

*水溶性维生素

> 所有的营养缺乏性疾病都可以通过完善的饮食来预防。
>
> 卡西米尔·芬克
> 《国家医学杂志》

脂肪和矿物质之外的人体必需的"辅助因子"。同年，芬克在阅读了艾克曼早期关于脚气病的研究后，也发表了自己的研究结果。

芬克给鸽子喂食精米，发现鸽子身体会出现不适，但如果给它们喂稻壳提取物，它们很快就会康复。他意识到，这些提取物中的某些化学物质是维持健康必需的，尽管可能含量很少。到了1936年，"抗脚气因子"（后来被命名为"硫胺素"或"维生素B₁"）的化学结构终于被确定了下来，而芬克早在十几年前就确定了它们的存在。

不久之后，美国生物化学家埃尔默·弗纳·麦科勒姆（Elmer Verner McCollum）在研究动物的营养需求时，发现了一种叫作"脂溶性因子A"（后来被命名为"维生素A"）的物质。他发现，如果没有这种因子，他的试验鼠就会死亡。

饮食不平衡的解决之道

营养学现在已经成为一门实验科学，芬克的工作为佝偻病等营养缺陷性疾病提供了重要的方向。佝偻病在19世纪和20世纪初肆虐全球，儿童死亡率非常高，尤其是在一些新兴的工业化城市。

佝偻病是一种骨骼疾病，会导致幼童骨骼脆弱、柔软、发育迟缓以及出现畸形。长期以来，各国的医生都在寻找可行的临床解决方案，但均未获成功。1918—1921年，英国生物化学家爱德华·梅伦比（Edward Mellenby）受芬克和麦科勒姆研究成果的启发，对狗进行了实验。当梅伦比给狗只喂食燕麦片时，狗就会患上佝偻病，但喂食富含鱼肝油或板油的食物时，狗就会康复。梅伦比解释道，在缺乏"辅助因子"（维生素）的情况下，燕麦中的植酸抑制了钙和磷的吸收（钙和磷是骨骼健康生长所必需的）。然而，鱼（以及牛奶、鸡蛋和板油）中的维生素D有助于钙和磷的吸收。梅伦比的工作极大地改变了人们对佝偻病预防的态度，到了20世纪30年代初，人们认为伦敦已经没有佝偻病了。

糙皮病的症状包括皮炎、腹泻、口腔溃疡和痴呆，在1906—1940年，300多万名美国人受该疾病困扰，特别是在以玉米为主要粮食的地区，可能有多达10万人因此死亡。20世纪初，科学家认为可能是因为玉米携带了这种疾病，或者是因为玉米中含有有毒物质。然而，糙皮病在中美洲并不常见，而且几个世纪以来，玉米一直都是那里人们的主食。

1914年，美国政府指派医生约瑟夫·戈德伯格（Joseph Goldberger）寻找治疗方法。观察到食欲不好的人患糙皮病的概率更高后，他进行了一系列补充剂测试。结论是，肉、牛奶、鸡蛋和豆类等食物，或者少量啤酒酵母，都可以预防糙皮病。1937年，美国生物化学家康拉德·埃尔维赫姆（Conrad Elvehjem）证明了烟酸（维生素 B_3）可以治愈这种疾病，最终证实了糙皮病与维生素之间的联系。

填补空白

1920—1948年，维生素E、维生素K和另外7种复合B族维生素被发现，维生素总数达到了13种，这些维生素都是身体所必需的。字母F到J和字母L到Z的维生素是非必需的物质，后来在重新命名或重新分类后，人们认为这些物质并不是真正的维生素（例如，维生素F是

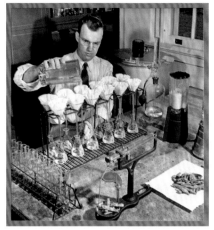

20世纪40年代，对食物中维生素含量的研究让营养学家了解了均衡饮食的组成部分——可以通过食补来预防营养缺乏性疾病。

一种脂肪酸）。

在13种必需维生素中，8种复合B族维生素和维生素C是水溶性的，很容易从体内排出，因此需要定期从膳食中补充。维生素A、维生素D、维生素E和维生素K是脂溶性的，可以长期储存在体内。

维生素以多种不同的方式起作用，目前我们对它们在人体内的许多功能和作用还不是很清楚，相关

的研究仍在继续。例如，科学家知道，眼睛的视杆细胞和视锥细胞检测光线需要某种形式的维生素A。因此，缺乏维生素A会导致视力恶化，甚至失明，但研究还不能确定维生素A能否预防特定的眼部疾病，如白内障和老年性黄斑变性。

合成维生素

20世纪20年代营养科学的蓬勃发展给合成维生素行业带来了繁荣。1933年，英国化学家诺曼·霍沃斯（Norman Haworth）首次人工合成了维生素C。从20世纪40年代开始，一个新的维生素工业逐步发展起来了：最初是食补维生素治疗营养失调，后来是大规模生产使其成为一种流行的膳食补充剂。现在的技术可以从植物或动物材料中复制出任意一种维生素或复合维生素。例如，维生素C可以从柑橘类水果中提取，但用酮酸合成成本更低。随着对维生素被人体吸收的机制越来越清楚，维生素制剂中也经常会加入添加剂以帮助吸收。■

卡西米尔·芬克

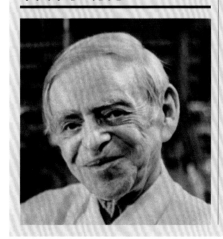

1884年，卡西米尔·芬克（原名卡西米兹）出生于波兰华沙，后在伯尔尼大学学习化学，之后又在巴黎巴斯德研究所和伦敦李斯特研究所工作。在李斯特研究所工作期间，他在维生素方面做了一系列开创性工作，还研究了脚气病、坏血病、糙皮病和佝偻病。

1915年，芬克搬到了纽约。在洛克菲勒基金会的赞助下，他于1923年回到华沙，4年后在巴黎成立了自己的卡萨生物化学研究所。第二次世界大战爆发后，身为犹太人的他离开法国，回到

了纽约，并成立了芬克医学研究基金会。除了对维生素的研究，芬克还对动物激素和癌症、糖尿病、溃疡的生物化学成分进行了系列研究。1967年，芬克在纽约去世。

主要作品

1912年《缺陷性疾病的病因学》

1913年《糙皮病研究》

1914年《维生素》

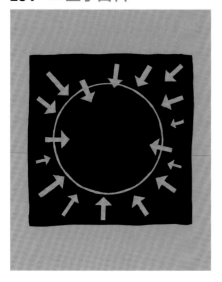

一种看不见的、可抗细菌的微生物

噬菌体和噬菌体疗法

噬菌体是一种可感染细菌的病毒。据估计，世界上有1000万亿个类似的病毒——大约是细菌数量的两倍。

死细菌斑块

1915年，英国微生物学家弗雷德里克·威廉·特沃特（Frederick William Twort）首次发现了噬菌体。他试图培养一种用于制造天花疫苗的牛痘病毒，但不断发现透明的死细菌斑块出现。特沃特推测，应该是有一种病毒能杀死细菌，但他的研究因第一次世界大战而不得不中断。同年，法裔加拿大微生物学家费利克斯·德赫雷尔（Félix d'Hérelle）作为巴斯德研究所的工作人员，在突尼斯培养一种用于对抗蝗虫的杆菌，在此期间他发现了类似的斑块。1917年，在回到巴黎后，他在培养的痢疾杆菌中也发现了类似斑块。很明显，一定有什么东西在疯狂地攻击细菌，德赫雷尔认为这是一种病毒，并把它称为"噬菌体"。

神奇的治愈

有一段时间，没有人确切地知道噬菌体是什么。德赫雷尔认为那是一种微生物，而其他人则认为那是一种化学物质。德赫雷尔迅速意识到噬菌体在医学上可能会有很大用途。如果它们能杀死细菌，那么它们就一定能治疗与细菌感染相关的疾病。1919年，在自己身上进行了一番试验后，德赫雷尔成功地治愈了几名痢疾病人。不久后，他又在印度霍乱和瘟疫中获得了成功。

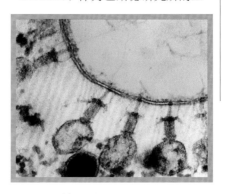

如图所示，T$_2$噬菌体正在攻击大肠杆菌。它们的尾部纤毛向细菌体内注入遗传物质，这些物质在细菌体内复制或保持休眠状态。

参见: 流行病学 124~127页, 微生物理论 138~145页, 免疫系统 154~161页, 病毒学 177页, 抗生素 216~223页, 单克隆抗体 282~283页。

噬菌体疗法的优缺点	
优势	劣势
噬菌体杀死有害细菌(细菌会对抗生素产生耐药性)	有些细菌可能会进化出抵抗噬菌体攻击的能力
噬菌体对可治疗的和对抗生素耐药的细菌都有效	在侵占细菌细胞的同时,噬菌体可能会整合一些对人类有害的DNA到人的基因组里
与抗生素不同,噬菌体对益生菌几乎没有不良影响,对环境的危害也较小	找到特定的噬菌体或噬菌体混合物来治疗一种疾病很困难、很耗时
噬菌体在治疗过程中会自然复制,因此可能只需要一次治疗	需要更多的研究来确定使用哪种噬菌体以及多大剂量是安全有效的。

然而,其他科学家发现他们无法复制德赫雷尔的研究,于是开始怀疑噬菌体疗法的有效性。随着20世纪40年代抗生素的问世,人们对噬菌体的热情逐渐消退。然而,和德赫雷尔一样,苏联微生物学家乔治·埃利亚瓦(Georgi Eliava)也是噬菌体疗法开发的先驱。20世纪30年代,德赫雷尔去苏联和埃利亚瓦一起工作。但在1937年,埃利亚瓦即将被处决,德赫雷尔被迫逃离。由于无法获得抗生素,苏联很快就将噬菌体疗法作为对抗细菌感染的救命稻草,即便在今天的俄罗斯,噬菌体疗法依然十分流行。

重新发现噬菌体

20世纪30年代末,学术界普遍认识到了噬菌体巨大的生物学意义(不是医学意义)。1940年,美国冷泉港成立了著名的噬菌体研究小组。在其研究成果的基础上,噬菌体成为发现DNA结构的关键技术。1952年,阿尔弗雷德·好时和玛莎·蔡斯就利用噬菌体实验最终证明了DNA是生命的遗传物质。

研究人员现在发现了噬菌体寄生细菌的两种方式。在这两种方式中,噬菌体的尾部纤毛都会先附着在细菌细胞壁上,然后刺穿它,将它们的双链DNA基因组注入细菌的细胞中。在"裂解"循环中,噬菌体利用细菌细胞内的营养物质进行多次复制,直到细菌的细胞破裂。但在"溶菌性"循环中,DNA在细胞内处于休眠状态,在宿主细胞分裂时进行复制,但对宿主细胞的伤害性相对较小。

随着细菌对抗生素产生耐药性,人们把视线重新聚焦到了噬菌体疗法上。目前多项噬菌体疗法的临床试验正在进行。噬菌体疗法的优势主要包括噬菌体快速复制的能力和针对特定细菌的能力。噬菌体还可以用来检测病原体,并产生抗体,可以对抗风湿病和胃肠道疾病等疾病。■

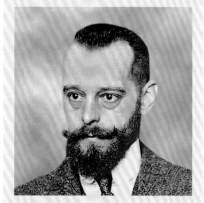

费利克斯·德赫雷尔

1873年,德赫雷尔出生于法国巴黎,并在巴黎接受教育,游历各地。24岁移居加拿大后,他对微生物学产生了兴趣。德赫雷尔在微生物学领域基本上是自学成才的,他先在危地马拉工作,后去了墨西哥,并在墨西哥发现了一种会感染蝗虫的细菌。他在突尼斯工作时观察到有一些东西可以杀死这种会感染蝗虫的细菌。

回到巴黎的巴斯德研究所后,德赫雷尔继续研究这种可杀死细菌的东西,并首次发现了噬菌体。随后他从巴黎搬到了荷兰的莱顿,然后去了埃及的亚历山大。晚年他在美国耶鲁大学任教,后去了苏联工作,1938年回到巴黎后,他开始开发噬菌体疗法。

尽管多次获得了诺贝尔奖提名,但德赫雷尔从未获得过诺贝尔奖。晚年的他持续在噬菌体方面开展研究,并于1949年去世。

主要作品

1917年 《一种看不见但可以抵抗痢疾杆菌的微生物》

1921年 《噬菌体在免疫中的作用》

1924年 《噬菌体及其行为研究》

弱化的
细菌或病毒

减毒活疫苗

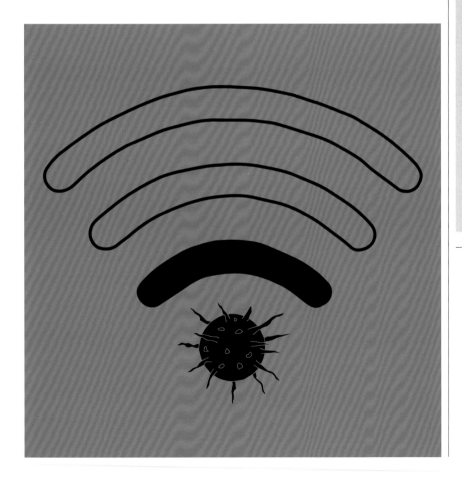

背景介绍

此前

1796年 爱德华·詹纳测试并接种了首个天花疫苗。

1881年 路易斯·巴斯德为农场的动物接种炭疽疫苗。

1885年 巴斯德首次发明了狂犬病疫苗。

此后

1937年 病毒学家马克斯·蒂勒（Max Thieller）研制出了对抗黄热病的17D疫苗。

1953年 美国病毒学家乔纳斯·索尔克（Jonas Salk）发明了一种可以对抗脊髓灰质炎的疫苗。

1954年 美国医生托马斯·C. 皮布尔斯（Thomas C. Peebles）发现并分离出了麻疹病毒。9年后，约翰·F. 恩德斯（John F. Enders）研制出了一种对抗麻疹病毒的疫苗。

1981年 一种以血浆为基础的乙型肝炎疫苗在美国被批准使用。

19世纪80年代，随着路易斯·巴斯德成功地发明了炭疽疫苗和人类狂犬病疫苗，人们对疫苗接种的兴趣迅速增长。无数科学家开始寻找新的疫苗，希望有一天疫苗接种可以消除世界上的疾病。

事实证明，疫苗探索的困难程度和危险远超任何人的想象。早期的探索损失惨重，因此，人们

参见： 疫苗 94~101页，微生物理论 138~145页，免疫系统 154~161页，全球根除疾病 286~287页，遗传学和医学 288~293页，人类免疫缺陷病毒和自身免疫性疾病 294~297页，流行病 306~313页。

在那里，青年变得苍白，
消瘦，直至死去……

约翰·济慈（John Keats）
英国诗人，25岁死于肺结核

必须找到新的方法制造疫苗并尽可能提高其效力。现在，人们已经研发了许多致命疾病的疫苗，如霍乱、白喉、破伤风、百日咳和鼠疫等的疫苗。1921年，法国科学家阿尔伯特·卡尔梅特和卡米尔·介朗发明了卡介苗，拯救了数百万人的生命。

新方法

19世纪80年代，研究人员尝试用病原体本身或其分泌的有毒化学物质来制造疫苗。爱德华·詹纳用危险系数较小的牛痘来制造天花疫苗；巴斯德将病原体减毒后，制成了减毒的活炭疽疫苗。这些"活"疫苗的两难之处在于，既要使病原体丧失致人生病的能力，又要使其保持足够的效力以激活免疫系统。

1888年，法国细菌学家埃米尔·鲁（Emile Roux）和助手亚历山大·耶尔森（Alexandre Yersin）

发现，白喉细菌通过分泌一种毒素来伤害人体。1890年，在德国，埃米尔·冯·贝林和他的日本同事北里柴三郎用动物实验证明了身体通过产生抗毒素来获得对白喉的免疫力。在从血清中提取了一些抗毒素成功治疗白喉后，他们又继续开发一种抗血清来治疗白喉。血清疗法首次提供了一种可以有效治疗白喉的方法。在20世纪20年代疫苗研制出来之前，这种方法拯救了数万人的生命。

灭活疫苗

乌克兰细菌学家瓦尔德玛·哈夫金（Waldemar Haffkine）领导了寻找霍乱疫苗的工作。哈夫金提出了一种方法：使病原体通过一系列动物（如鸽子）传播，这样病毒依然保留其原有的结构。有些病毒

的毒力会减弱，但哈夫金的目的是增强其毒力，以确保它能激发人体免疫系统。然后，他将病原体放入肉汤中煮沸以"杀死"病原体，从而防止其引发疾病。1892年，哈夫金勇敢地在自己身上试验了疫苗。

尽管1892年晚些时候，《纽约先驱报》记者奥布里·斯坦霍普（Aubrey Stanhope）勇敢地当众演示了疫苗接种，但哈夫金开发的疫苗依然遭到了质疑。在注射了疫苗后，斯坦霍普进入德国汉堡霍乱流行的中心，还睡在霍乱病人中间，甚至与其喝同样的水，但他却安然无恙，没有感染霍乱。第二年，哈夫金去了印度，那里正暴发霍乱，急需一种应对霍乱的方法。与血清疗法一样，疫苗也历经挫折，最终哈夫金研发的霍乱疫苗挽救了数十万名印度人的生命。英国细菌学

活疫苗必须保证毒性以刺激免疫系统，但又不能强到引发疾病。

毒性太强的病原体，在用作疫苗之前需要减弱毒性。

细菌通过连续培养，产生的弱化菌株可以用作促进免疫反应的疫苗。

家奥姆罗斯·莱特等科学家紧随其后，于1896年使用灭活的病原体研发出了伤寒疫苗。与哈夫金一样，莱特也在自己身上试验了疫苗。尽管莱特一开始出现了比较严重的不良反应，但最终疫苗奏效了。在第一次世界大战期间，为了预防伤寒，英国士兵全部接种了伤寒疫苗。

发明卡介苗

在寻找新疫苗的路上，卡尔梅特和介朗发明的结核病疫苗可能是最重大的突破——为了纪念这两位科学家的功绩，该疫苗被后世称为"卡介苗"。

19世纪90年代，科学家曾在牛身上寻找结核病疫苗，就像詹纳在牛身上找到天花疫苗一样。但事实证明，牛结核病对于人类来说毒性太大了，意大利的一项试验最终以灾难性的结果告终。另一方面，通过煮沸或化学处理杀死的结核杆菌无法激活人体免疫系统。所以卡尔梅特和介朗清楚地知道他们必须

> 同心协力，用卡介苗预防肺结核。
>
> *纪念卡尔梅特和介朗，*
> *巴黎巴斯德研究所*

使用活细菌，但必须把它削弱到安全的程度。

1908年，卡尔梅特和介朗从一头受感染奶牛的牛奶中提取了牛结核杆菌的菌株，并在实验室里用甘油和土豆培养这种细菌，然后加入牛胆汁来阻止细菌结块。每隔3周，他们就取出细菌并开始下一次培养。细菌的毒性会随着每一次的培养而减弱。

经过11年239次传代培养，卡

尔梅特和介朗研发出了卡介苗——一种牛结核杆菌的减毒毒株。他们发现在动物身上注射卡介苗不会引起结核病，但可以引起免疫反应。1921年，卡尔梅特决定在一位产后死于结核病的妇女生下的婴儿身上试验卡介苗。接种疫苗后，婴儿对结核病产生了免疫力。

更安全的疫苗

到了1930年，法国已有数千名婴儿成功接种了卡介苗。然而，科学家仍然担心其安全性。随后，这种担忧似乎变成了现实。在德国贝克医院，250名婴儿接种了卡介苗，之后的随访发现有73人死于肺结核，135人患病但痊愈。

调查结论表明，原因竟然是卡介苗在实验室中被毒性结核杆菌污染了，所以卡介苗并非此次事故的原因。最终两名相关的医生被送进了监狱。随后，人们又花了几十年时间逐渐恢复了对卡介苗的信心，直到现在人们都认为它是非常安全的疫苗。

阿尔伯特·卡尔梅特

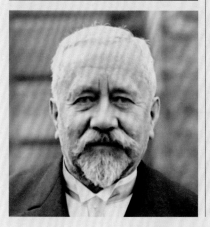

1863年，阿尔伯特·卡尔梅特出生于法国南部的尼斯，后来来到巴黎接受医生培训。学生时代，他曾前往中国香港学习热带医学，毕业后在法属刚果和加拿大纽芬兰工作。当巴斯德研究所在中南半岛设立一个分支机构时，卡尔梅特成为该机构的负责人，并组织了预防天花和狂犬病的疫苗接种运动。后来，他在因病休假期间继续研究蛇毒，并成功制造了首批抗蛇毒血清。

1895年，卡尔梅特被任命为里尔新巴斯德研究所的负责人，卡米尔·介朗也在这里加入了卡尔梅特的团队，并与他一起发明了卡介苗。尽管卡介苗并不是导致吕贝克医院灾难的原因，但还是给卡介苗造成了很大的损失。不久之后，卡尔梅特便去世了。

主要作品

1920年 《人类和动物体内的结核杆菌感染》

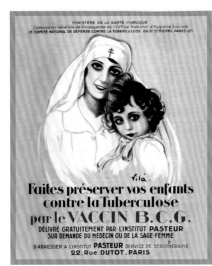

这是1917年法国卫生部的海报，号召全部父母为孩子接种卡介苗，这样可以保护孩子免受结核病的侵害。

与此同时，巴斯德研究所的其他科学家也在开发制造疫苗的新方法。当时，对于白喉病人来讲，血清疗法是唯一的救命稻草，但如果有疫苗，将可以阻止更多的人患病。1923年，法国兽医加斯顿·拉蒙（Gaston Ramon）发现福尔马林可以中和白喉分泌的毒素。

英国免疫学家亚历山大·格伦尼（Alexander Glenny）和芭芭拉·霍普金斯（Barbara Hopkins）发现甲醛也有同样的作用。

早在1913年，贝林就将引发免疫反应的毒素与阻止其造成损害的抗毒素结合在一起，制成了白喉疫苗。但是，这种混合物经常出问题，比如，1919年在美国达拉斯，10名接种过疫苗的儿童死了。拉蒙和格伦尼制备的中和毒素，或叫"类毒素"，可以引起身体的免疫反应，但安全性更高。

佐剂

拉蒙和格伦尼还发现，有些被称为"佐剂"的物质可以增强疫苗的效力，尽管时至今日人们仍不清楚原因。拉蒙用的佐剂是木薯淀粉。格伦尼用的是明矾——一种铝盐，是当今使用最广泛的佐剂。白喉联合疫苗（类毒素和佐剂）非常有效，在5年内就传播到了世界各地，并被广泛使用。现在这种致命的疾病已经很少见了。

寻找疫苗的使命仍在继续

1930年以前，医生有三种主要方法制造疫苗：使用活的、减毒的细菌（如天花疫苗和卡介苗）、使用灭活的微生物（如伤寒、霍乱、鼠疫和百日咳疫苗）、使用减毒的毒素或类毒素（如白喉和破伤风疫苗）。尽管疫苗接种从来不是万无一失的，但数亿人的生命因疫苗而被保全。

20世纪80年代中期以来，基因工程逐渐被应用于疫苗的开发上，基于此还开发了亚单位疫苗和结合疫苗来预防疾病，如人乳头瘤病毒（HPV）疫苗。目前科学家正在开发DNA疫苗，其中含有细菌抗原序列的短DNA会在疫苗接种者体内表达产生抗原并引发免疫反应。■

疫苗的种类

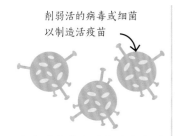

削弱活的病毒或细菌以制造活疫苗

卡介苗等减毒活疫苗含有活细菌。在健康人体内，它们可以产生强烈且持久的免疫反应。

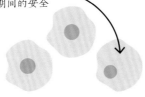

使用化学物质或加热杀死细菌或病毒，这样可以保证疫苗在使用期间的安全

像脊髓灰质炎疫苗这样的完全灭活疫苗使用的是被杀死的细菌或病毒，可能需要多次接种加强针来维持免疫力。

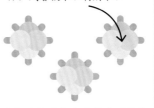

毒素从细菌或病毒中被去除，或者被中和制剂中和

破伤风等类毒素疫苗采用的是灭活毒素（类毒素）。它们针对的是细菌或病毒导致疾病的那部分（它的毒素），而不是整个细菌或病毒。

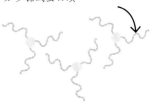

使用细菌或病毒的特定部分，如多糖或蛋白质

亚单位疫苗和结合疫苗，如人乳头瘤病毒疫苗等，是由生物体中刺激免疫反应的部分（如抗原）制成的。

模仿胰腺的生理过程

糖尿病及其治疗

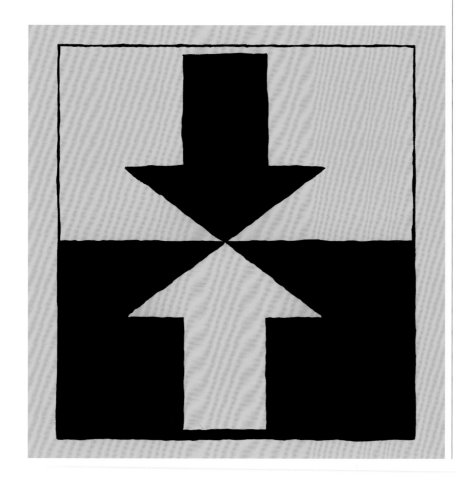

背景介绍

此前

1776年 马修·多布森（Matthew Dobson）证实了糖尿病病人血液和尿液中葡萄糖的含量超过了正常值。

1869年 保罗·朗格汉斯（Paul Langerhans）在胰腺中发现了独特的细胞群——朗格汉斯岛。

1889年 约瑟夫·冯·梅林和奥斯卡·闪可夫斯基（Oskar Minkowski）证实了胰腺和糖尿病之间的关系。

此后

1955年 英国生化学家弗雷德里克·桑格（Frederick Sange）确定了胰岛素的分子结构。

1963年 胰岛素成为第一个在实验室合成的人类蛋白质。

1985年 丹麦的一家药企首次推出了胰岛素笔，使糖尿病病人更容易注射胰岛素。

1920年，弗雷德里克·班廷首次发现了糖尿病的病因，解开了一个困扰医生几个世纪的医学谜团。关于糖尿病的最早记载——提到频繁排尿——是在古埃及《史密斯外科纸草书》中，大约可以追溯到公元前1550年。

在9—11世纪伊斯兰医学黄金年代，也可以找到对糖尿病非常详细的记录。伊本·西那等人描述了与糖尿病相关的尿甜、食欲异常、坏疽和性功能障碍等临床症状，也

参见: 古埃及医学 20~21页, 激素和内分泌学 184~187页, 遗传学和医学 288~293页, 人类免疫缺陷病毒和自身免疫性疾病 294~297页。

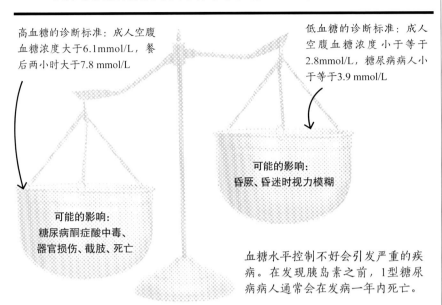

高血糖的诊断标准: 成人空腹血糖浓度大于6.1mmol/L, 餐后两小时大于7.8 mmol/L

低血糖的诊断标准: 成人空腹血糖浓度小于等于2.8mmol/L, 糖尿病病人小于等于3.9 mmol/L

可能的影响:
昏厥、昏迷时视力模糊

可能的影响:
糖尿病酮症酸中毒、器官损伤、截肢、死亡

血糖水平控制不好会引发严重的疾病。在发现胰岛素之前, 1型糖尿病病人通常会在发病一年内死亡。

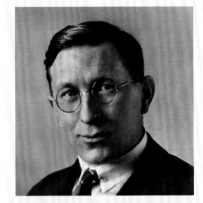

弗雷德里克·班廷

弗雷德里克·班廷于1891年在加拿大安大略省的阿利斯顿镇出生, 是一个农民家庭的小儿子。1916年在多伦多大学获得医学学位后, 他前往第一次世界大战的欧洲战场, 在那里担任医务官。

1919年, 班廷回到加拿大, 并在安大略省的伦敦市开了一家外科诊所, 同时也会进行讲课和教学。一次, 在准备一个关于胰腺功能的讲座时, 他决定开始研究胰腺与糖尿病的关系。

1923年, 班廷因对糖尿病的研究获得了诺贝尔生理学或医学奖, 并成为多伦多大学医学研究部门的负责人。第二次世界大战爆发后, 班廷重新加入了加拿大皇家陆军医疗队。1941年, 他在纽芬兰岛的一次飞机失事中去世。

主要作品

1922年 《胰腺提取物对糖尿病的影响》

通过检查尿的颜色、气味和味道进行糖尿病的诊断。1776年, 英国医生马修·多布森发表了一篇论文, 文中指出, 尿液的甜味是由尿液和血液中过量的葡萄糖导致的。他还观察到, 糖尿病在某些情况下是致命的, 但在另外一些情况下并不致命。这表明可能存在两种糖尿病, 即后来人们所熟知的1型糖尿病和2型糖尿病。

胰腺的功能

19世纪中期, 法国化学家和内科医生阿波利奈尔·布夏达(Apollinaire Balchardat)开发了一种治疗糖尿病的方法, 他认为糖尿病病人应该减少饮食中的淀粉类食物, 并积极锻炼。布夏达是最早提出糖尿病与胰腺有关的人之一。该观点后来在狗的胰腺切除实验中得到了证实。1889年, 德国内科医生约瑟夫·冯·梅林和奥斯卡·闵可夫斯基发现, 切除了狗的胰腺后狗会出现糖尿病的症状。

但当时人们对胰腺和糖尿病之间联系的具体机制还不是很清楚。早在此前的20年, 即1869年, 德国医科学生保罗·朗格汉斯就在胰腺中发现了一些功能未知的细胞群。1901年, 美国病理学家尤金·奥佩(Eugene Opie)首次将这些细胞群(现在被命名为"朗格汉斯岛", 即胰岛)的损伤与糖尿病的发病联系了起来。1910年, 英国生理学家爱德华·夏普-谢费提出, 糖尿病是由朗格汉斯岛中 β 细胞受损导致其产生的一种物质缺乏引起的。他将这种物质称为"胰岛素"(源自拉丁语中的insula, 意思是"岛屿"), 后来进一步研究发现, 这是一种蛋白质类激素。

1920年, 加拿大医生兼科学

非糖尿病病人	1型糖尿病病人
胰腺中的β细胞负责监测血液中的葡萄糖。	免疫细胞会破坏胰腺中的细胞。
β细胞产生胰岛素来调节血糖。	胰岛素无法产生。
胰岛素可以将血液中的葡萄糖转移到细胞内，并会将多余的葡萄糖送到肝脏储存。	大多数葡萄糖停留在血液中，其中部分葡萄糖通过肾脏进入尿液。
细胞以葡萄糖为能量，比如神经元利用葡萄糖为大脑活动提供能量。	为了使葡萄糖进入细胞，就必须将胰岛素添加到血液中。

胰岛素不属于我，它属于世界。

弗雷德里克·班廷
关于出售胰岛素的专利

终于从胰腺退化的狗体内成功地提取到了想要的物质，并用这些提取物让一只患有严重糖尿病的狗活了下来。他们将提取物命名为"胰岛素"。在成功证实了胰岛素的作用后，他们瞄准了下一个目标——寻找一种可以生产足够多提取物的方法，并使胰岛素成为一种可以有效治疗糖尿病的方法。

意识到狗的供应会成为限制研究的因素后，班廷和贝斯特把目光转向了从当地屠宰场获得的牛胰腺。他们想办法提取到了含有更大量活性成分的物质，并将这些提取物注射到了一只被切除了胰腺的狗体内，之后他们观察到狗的血糖显著下降。

人体试验

1921年年底，麦克劳德邀请了一位提纯工艺非常熟练的生物化学家——詹姆斯·科利普（James Collip），来帮助班廷和贝斯特纯化得到的胰腺提取物，并用于人体临床试验。1922年1月11日，14岁的糖尿病病人伦纳德·汤普森

家弗雷德里克·班廷意识到胰腺的分泌物可能可以用来治疗糖尿病。他把自己的想法告诉了苏格兰碳水化合物代谢专家约翰·麦克劳德。考虑到班廷的理论值得进一步研究，麦克劳德在多伦多大学为他提供了一个实验室和一名助手查尔斯·贝斯特（Charles Best）。

胰岛素的发现

1921年5月，班廷和贝斯特开始在狗身上进行试验。他们切除了

一些狗的胰腺，并结扎了另一些狗的胰管。试验结果发现，胰腺被完全切除的狗患上了糖尿病，而胰管被结扎的狗则正常。当狗的胰管被捆绑时，产生消化酶的腺泡细胞发生退化，而朗格汉斯岛却完好无损。这表明朗格汉斯岛分泌的物质可以预防糖尿病的发生。

班廷和贝斯特想分离并纯化这些分泌物，但由于很难让狗存活足够长的时间，所以在经过无数挫折，牺牲了很多只狗之后，他们才

（Leonard Thompson）在多伦多总医院因高血糖面临死亡，他被注射了胰腺提取物。第一次试验结果令人大失所望。但大约2周后，用更纯净的提取物又试了一次，结果比预期好了很多。汤普森的血糖逐渐恢复到正常水平，其他症状也有所缓解。

1922年5月，班廷在美国医师协会年会上发表了一篇题为《胰腺提取物对糖尿病的影响》的论文。该论文立刻引起了轰动。这篇论文还首次使用了"胰岛素"这个术语。

自此，一种治疗糖尿病的方法大获成功。这一成功背后的功劳认定也成了一段佳话。一些人认为是班廷的想法以及他和贝斯特的试验带来了这些突破。另一些人则认为，如果没有麦克劳德和科利普的帮助，他们也无法获得成功。最终，诺贝尔委员会将1923年的诺贝尔生理学或医学奖授予了班廷和麦克劳德。班廷选择与贝斯特分享他的奖金，而麦克劳德也决定与科利普分享他的奖金。

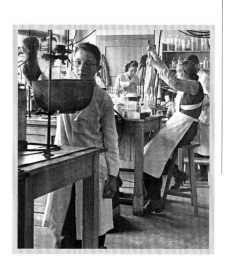

德国一家工厂的工人从动物的胰腺组织中提取胰岛素。在胰岛素出现之前，糖尿病病人只能靠饮食来控制病情。

糖尿病的类型

糖尿病有两种类型。1型糖尿病是由免疫系统攻击胰腺中参与胰岛素生产的细胞而致使身体无法生产胰岛素导致的。可以通过注射人工剂量的胰岛素来治疗1型糖尿病，但该病无法治愈。2型糖尿病病人可以分泌胰岛素，但可能由于某些原因导致胰岛素分泌不足或无法有效利用胰岛素，进而导致了血糖的升高。2型糖尿病是目前最常见的一类糖尿病，但通常很难在早期就被诊断出来，一般出现在30岁以上的人群中，但近些年，2型糖尿病在年轻人群中也越来越普遍。

研究人员还在研究2型糖尿病的致病原因，他们发现生活方式可能是主要的驱动因素。例如，肥胖就是一个已知的2型糖尿病风险因素。如果通过加强运动和健康饮食都不起作用，医生可能会建议病人使用胰岛素。但胰岛素的使用也会使血糖水平降低太多，所以使用胰岛素的1型糖尿病病人和2型糖尿病病人每天必须多次监测血糖，以避免低血糖风险。

胰岛素的生产制造

虽然胰岛素并不能完全治愈糖尿病，但它仍是一种非常有效的治疗方法，并且有可能挽救数百万人的生命。班廷、贝斯特和科利普共同拥有胰岛素的专利权，但他们最终只以1美元的价格将其卖给了多伦多大学。然而，规模级生产制造胰岛素并不是一件容易的事情，因此多伦多大学选择与美国制药公司礼来公司共同开发胰岛素。

1922年6月，礼来公司的科学家开始研究胰岛素，但他们发现，用猪胰腺很难提高产量，也很难获得具有完全活性的胰岛素。礼来公司在向多伦多总医院的糖尿病诊所运送胰岛素后发现，由于药效变化太大，很多病人出现了低血糖症状，如出汗、头晕、疲劳，甚至晕厥等。

1922年年底，礼来公司首席化学家乔治·沃尔登（George Walden）在胰岛素纯化工艺方面获得了重大突破。他首创的等电沉淀法可以纯化出更纯净、更有效的胰岛素。生产问题解决后，公司就能够大量储备胰岛素了。

进一步的突破

在接下来的几十年里，研究人员继续改进胰岛素的生产和运输方式。科学家在20世纪50年代成功确定了胰岛素的分子结构，也确定了胰岛素基因在人类染色体中的位置。

1977年，科学家将大鼠的胰岛素基因成功地拼接到了一种细菌的基因组中，然后用这种细菌生产出大鼠胰岛素。1978年，人类首个用大肠杆菌生产的基因工程胰岛素问世。1982年，礼来公司以精蛋白锌重组人胰岛素混合注射液的名字销售这款胰岛素产品。今天，通过这种方式生产的胰岛素仍是绝大多数糖尿病患者赖以生存的药物。◼

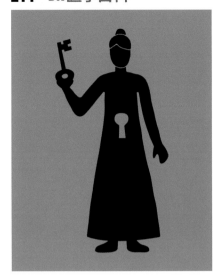

生育不自主，女性无自由

避孕

背景介绍

此前

1484年 教皇英诺森八世（Pope Innocent Ⅷ）批准处死向妇女提供避孕建议的"女巫"。

1855年 美国化学家和工程师查尔斯·固特异（Charles Goodyear）用硫化橡胶制造避孕套。

1873年 在美国，《康斯托克法》禁止发放计生用品。

此后

1942年 美国计划生育联合会成立。

1960年 美国政府批准了第一种口服避孕药，后来被称为"药丸"。

1973年 在美国，最高法院裁定妇女有权堕胎。

2012年 联合国宣布获得生育自由是一项基本人权。

意外怀孕会对女性健康产生威胁，流产不当甚至会导致死亡。

消除计划生育方面的法律障碍，让女性成为自己健康和生活的第一负责人。

有了安全、便利的避孕措施，女性就可以拥有自己身体的自主权。

美国护士、女性主义者玛格丽特·桑格认为节育是女性的一项基本权利。她在纽约下东区的贫民区工作，因此对郊区贫困移民因意外怀孕所受的伤害非常了解。桑格经常被叫到那些在小诊所堕胎的女性家里，这些堕胎手术常常由未经训练的人用未消毒的工具进行。她惊讶地发现，许多女性对自己的生殖系统没有基本的了解，有时甚至会请她分享少生孩子的诀窍。

法律障碍

美国1873年颁布的《康斯托克法》认定所有避孕药具和与之相关的文学作品都是"下流的"，并禁止传播。桑格坚决反对该法，并尽可能多地为女性提供避孕药具。她认为，每位女性都有权控制自己怀孕的时间，而避孕是终结女性贫困循环非常重要的一步。由于无法控制家庭的规模，所以女性总是被迫努力维持家庭的收支平衡，也没有办法让自己接受教育。更重要的是，危险的非法堕胎数量急剧上升。

参见: 助产术 76~77页, 医学界的女性 120~121页, 激素避孕 258页, 体外受精 284~285页。

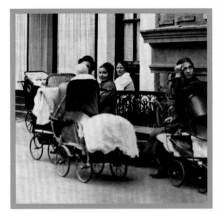

1916年, 玛格丽特·桑格在纽约布鲁克林开了美国第一家计划生育诊所, 图中可以看到很多女人在诊所外等候。这家诊所在开业10天后就被政府强制关闭了。

1914年, 桑格创办了女性主义刊物《女性反抗者》。她坚持认为所有女性都应该了解避孕措施, 她还创造了"避孕"(birth control)一词。被控违法后, 桑格被迫逃到了英国, 但一年后她又回到了美国。

1916年, 桑格因在纽约布鲁克林开了一家计划生育诊所而被判入狱30天。在她上诉期间, 法院裁定医生可以出于医疗原因开避孕药。为了利用这一法律漏洞, 桑格在1923年成立了避孕临床研究所。该研究所全部由女医生组成, 后来成为美国计划生育联合会的一部分。在随后的30年里, 桑格一直利用这个组织向美国大众推广避孕。

来之不易的改革

桑格不停游说立法机构修订法律, 并取得了多项胜利。例如,

1936年, 纽约州、康涅狄格州和佛蒙特州是第一批允许家庭医生合法开避孕药的州; 后来, 在1971年, 《康斯托克法》删除了有关避孕的内容。

到了1971年, 口服避孕药在美国社会已经得到广泛使用。桑格一直为女性可获得的避孕药具数量太少而耿耿于怀, 也一直致力于避孕药的推广。后来她得到了女富豪凯瑟琳·麦考密克(Katharine McCormick)的经济援助, 以及生物学家格雷戈里·平卡斯(Gregory Pincus)的技术支持。1960年, 美国政府批准了避孕药的生产, 桑格终于为美国女性争取到了控制自己生育的权利。■

我们的法律强迫妇女独身……或堕胎……著名的医学权威都曾宣布这两种情况对妇女的健康有害。

玛格丽特·桑格

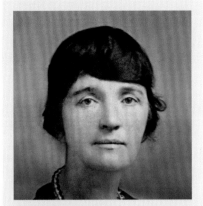

玛格丽特·桑格

桑格于1879年在美国纽约康宁出生, 原名玛格丽特·希金斯。她出生于一个爱尔兰工人家庭, 家里有11个孩子。她的父亲思想进步, 支持妇女选举权。1902年, 在接受护士培训后, 她嫁给了建筑师威廉·桑格(William Sanger)。这对夫妇为各种事业奔走, 后来桑格加入了纽约社会党妇女委员会和世界产业工人协会。

桑格一生都在与美国的避孕法做斗争, 其中也包括她对优生优育的支持。优生优育试图通过避孕和绝育来减少"意外怀孕"的人口。她并不支持基于种族或阶级层面的"优生优育", 但"优生优育"的种族歧视还是给她的声誉带来了很大的损害。桑格于1966年去世。

主要作品

1914年 《计划生育》
1916年 《母亲须知》
1931年 《我为节制生育而战斗的经过》

神奇的霉菌可以拯救生命

抗生素

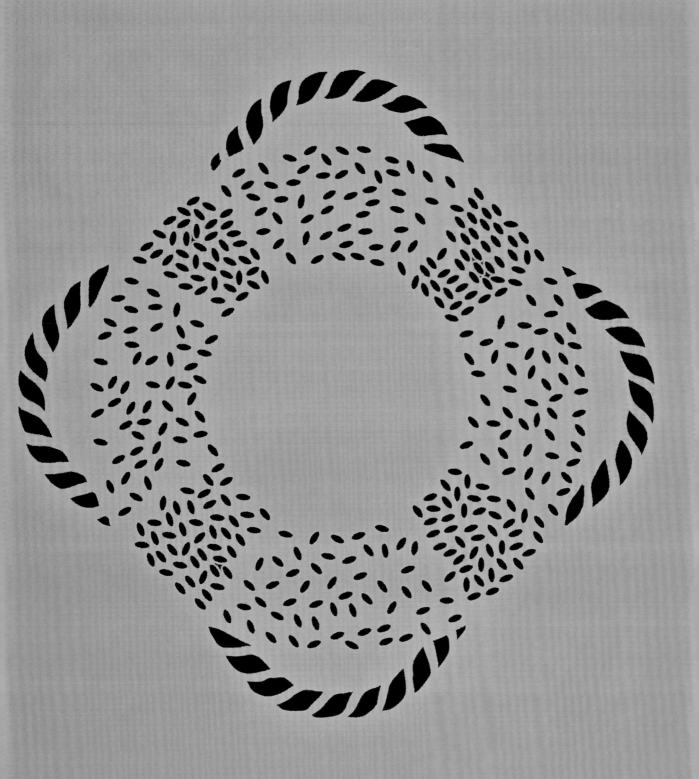

背景介绍

此前

1640年 英国药剂师约翰·帕金顿（John Parkington）建议使用霉菌来治疗伤口。

1907年 保罗·埃尔利希发现了"606号化合物"，后来该化合物成为首个合成抗菌剂砷凡纳明。

此后

1941年 霍华德·弗洛里（Howard Florey）、恩斯特·钱恩（Ernst Chain）和诺曼·希特利（Norman Heatley）用青霉素治疗了一名败血症病人。

1948年 本杰明·达格尔（Benjamin Duggar）在土壤样本中发现了第一个四环素类抗生素。

1960年 英国必成制药公司推出新型抗生素甲氧西林，用于杀死对青霉素耐药的病原体。

2017年 世界卫生组织公布了抗生素研究中优先考虑的病原体清单。

在20世纪之前，包括肺炎、肺结核、腹泻、风湿热、尿路感染，以及梅毒和淋病等在内的感染性疾病都缺乏有效的治疗方法。1928年，在伦敦圣玛丽医院工作的苏格兰细菌学家亚历山大·弗莱明的研究彻底改变了这一切。弗莱明当时正在对葡萄球菌进行实验——这是一种会导致败血症（血液中毒）和食物中毒等疾病的细菌——当时一个错误的操作成就了一个伟大的医学突破。

首个抗生素

度假回来后，弗莱明发现他的一个培养皿里的细菌被霉菌污染了。经过仔细检查，他注意到霉菌的周围一圈都没有葡萄球菌生长。后来证实这种霉菌就是真菌青霉菌。得益于这一偶然的现象，弗莱明发现了第一种天然抗生素药物，这种药物后来被生产出来用于治疗很多细菌引发的感染，事实上也彻底改变了医学界对细菌感染束手无策的窘境。起初，他将这种物质称

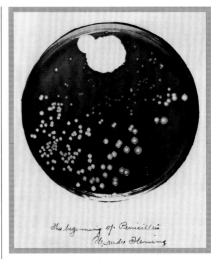

亚历山大·弗莱明最初培养的青霉菌（如图所示）带来了抗生素的突破性发现，成为医学史上的一个里程碑事件。

为"霉菌汁"，但从1929年开始使用"青霉素"这个名字。

弗莱明证明了青霉素可以杀死一些细菌，但还有一些细菌没有被杀死。后来科学家将细菌分为两类：革兰氏阳性菌和革兰氏阴性菌。1884年，丹麦细菌学家汉斯·克里斯蒂安·格拉姆（Hans Chris-

亚历山大·弗莱明

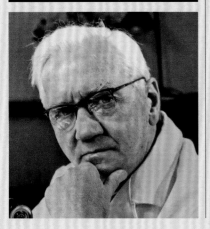

1881年，亚历山大·弗莱明出生在苏格兰的艾尔郡。之后他跟随哥哥进入了医学界。1906年，弗莱明毕业于伦敦圣玛丽医学院，在那里他成为免疫学和疫苗治疗先驱奥姆罗斯·莱特的助手。

第一次世界大战期间，弗莱明在皇家陆军医疗队服役，亲眼看见了败血症对受伤士兵的危害。回到圣玛丽医院后，他发现了第一个溶菌酶——一种在眼泪和唾液中抑制细菌的酶。弗莱明对自己在青霉素开发中所起的作用很谦虚，1944年他被授予爵士爵位，1945年与霍华德·弗洛里、恩斯特·钱恩一起获得了诺贝尔生理学或医学奖。1947年，弗莱明获得了美国功绩勋章。他于1955年去世。

主要作品

1922年 《在组织和分泌物中发现的一种溶菌元素》

1929年 《青霉素培养物的抗菌作用》

参见：流行病学 124~127页，护理和卫生 128~133页，细胞病理学 134~135页，微生物理论 138~145页，免疫系统 154~161页，疟疾 162~163页，靶向给药 198~199页，流行病 306~313页。

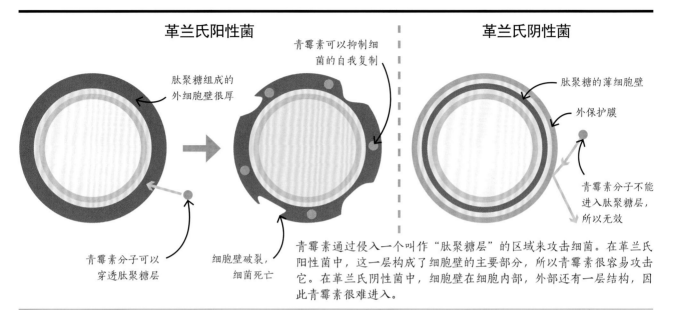

革兰氏阳性菌

肽聚糖组成的外细胞壁很厚

青霉素可以抑制细菌的自我复制

革兰氏阴性菌

肽聚糖的薄细胞壁

外保护膜

青霉素分子不能进入肽聚糖层，所以无效

青霉素分子可以穿透肽聚糖层

细胞壁破裂，细菌死亡

青霉素通过侵入一个叫作"肽聚糖层"的区域来攻击细菌。在革兰氏阳性菌中，这一层构成了细胞壁的主要部分，所以青霉素很容易攻击它。在革兰氏阴性菌中，细胞壁在细胞内部，外部还有一层结构，因此青霉素很难进入。

tian Gram）发明了一种新的染色方法，可以将细胞壁周围有外膜的细菌与没有外膜的细菌区分开。这种技术至今仍被微生物学家广泛使用。没有外膜的细菌（革兰氏阳性菌）会被染成紫色，在显微镜下可见；那些有外膜的（革兰氏阴性菌）则不会被染色。

弗莱明指出，青霉素可以杀死革兰氏阳性菌——包括导致肺炎、脑膜炎和白喉在内的各种革兰氏阳性菌。它也能杀死革兰氏阴性淋病细菌，却不能杀死那些引起伤寒和副伤寒的细菌。1929年，弗莱明发表了他的研究，但当时他的研究并没有掀起多大的波澜。

大规模生产

1938年，澳大利亚病理学家霍华德·弗洛里召集了牛津大学邓恩病理学院的一组生物化学家开会，大家逐渐意识到青霉素可能有巨大的潜力。弗洛里的团队里有来自德国的犹太难民恩斯特·钱恩，以及英国的诺曼·希特利和爱德华·亚伯拉罕（Edward Abraham）。他们面临着巨大的挑战：霉菌中只含有二百万分之一的青霉素，而且很不稳定，很难处理。生产青霉素的过程非常缓慢，但希特利想出了一种改进方法：将青霉素从杂质中分离出来，然后将其溶于水中，

有些研究常常是无心插柳的结果。

亚历山大·弗莱明

以便后期加工纯化。1941年年初，该团队就在阿尔伯特·亚历山大（Albert Alexander）身上进行了第一次临床试验，这是一名患有急性败血症的病人。没有人知道应该注射多少青霉素，也不知道治疗的时间窗，所以他们需要反复试验来解决这些问题。亚历山大被静脉注射了青霉素，24小时后，体温开始下降，感染逐渐消退。然而，该团队只能获得少量的青霉素，5天后就全用完了，病人最终因败血症复发而死亡。

弗洛里意识到需要大量的青霉菌。他的团队开始在能找到的任何容器中培养青霉菌，实验室烧瓶、便盆和陶陶罐罐都没放过，但培养速度仍然无法满足临床需求。

随着第二次世界大战的爆发，对青霉素的需求急剧增加，但英国制药工业正火力全开生产其他药物。于是，弗洛里和希特利飞往美

青霉素的分子结构

1945年，英国生物化学家多罗西·霍奇金（Dorothy Hodgkin）利用X射线晶体学发现了青霉素的分子结构。她发现，青霉素分子的核心有一个内酰胺环，由一个氮原子和三个碳原子组成。这个发现非常重要，因为后来的研究证明内酰胺环是青霉素有效的原因。

革兰氏阳性菌细胞的外壁由肽聚糖层组成，这些肽聚糖层通过交联蛋白连接在一起。如果细菌细胞分裂时有青霉素存在，青霉素的β-内酰胺环会在交联蛋白构建时与其结合，抑制细菌细胞壁的形成，从而阻止细胞分裂的完成。细菌的细胞壁无法形成，其细胞就无法维持渗透压，因此就会死亡。

1964年，霍奇金因对青霉素分子结构的研究获得了诺贝尔化学奖。

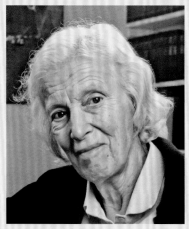

因对青霉素分子结构的研究，多罗西·霍奇金于1947年被选为英国皇家学会会员。

国寻求帮助。1941年年底，美国农业部开始组织这种抗生素的大规模生产。一年后，一名患有链球菌败血症的妇女在美国被青霉素成功治愈。随后青霉素的生产量呈指数级增长，1943年生产了210亿单位，1945年生产了6.8万亿单位，挽救了成千上万人的生命。同样在1945年，英国生物化学家多罗西·霍奇金发现了青霉素的分子结构，从此人们就可以化学合成这种药物了。这意味着科学家可以通过改变青霉素的结构，研发出更广谱的新型衍生抗生素。

从天然提取到人工合成

几个世纪以来，人们早就知道有些物质可以治愈一些疾病。在古埃及，人们将发霉的面包涂在被感染的伤口上。在许多其他文明中，如古希腊、古罗马、中国都有用霉菌治疗疾病的记载。虽然当时还不了解，但这些可能都与抗生素相关。19世纪，对霉菌抗菌特性的研究快速发展。1871年，英国生理学家约翰·桑德森（John

没有弗莱明，就没有钱恩和弗洛里；没有弗洛里，就没有希特利；没有希特利，就没有青霉素。

亨利·哈里斯（Henry Harris）
澳大利亚病理学家

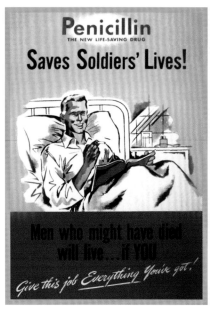

第二次世界大战期间发行的一张海报展示了美国的一个青霉素广告，广告的对象是医生。美国政府下令20家公司批量生产这种药物，并大力推广。

Sanderson）注意到，青霉菌的孢子阻碍了细菌的生长。同年，英国外科医生约瑟夫·李斯特观察到了霉菌对人体组织的抗菌作用。1897年，法国医生欧尼斯特·杜彻斯尼（Ernst Duchesne）用青霉菌治愈了豚鼠的伤寒。

1900年，德国科学家保罗·埃尔利希开始尝试寻找一种可以找到并摧毁所有病原体，同时又不影响健康细胞的"灵丹妙药"。他指出，有些染料会使一些细菌细胞着色，而另外一些细菌细胞则不会被染色。亚甲基蓝是一种常见的染料，可以对单细胞疟原虫进行染色，而疟原虫是导致疟疾的罪魁祸首。

埃尔利希的目标是找到一种有效的方法来治疗性传播疾病梅毒。

> 智能修补，首要法则就
> 是保存全部的记录。
>
> 保罗·埃尔利希

他的日本助手秦佐八郎（Sahachiro Hata）对一系列合成的砷化合物进行了试验，发现其中一种——砷凡纳明——能够选择性摧毁梅毒螺旋体，这是一种可以导致梅毒的微生物。1910年，埃尔利希将其作为药物推向了市场。但这种药物的不良反应很大。1912年，埃尔利希推出了改进版的新药，该药后来成为梅毒的标准疗法。然而，作为一种砷化合物，新药仍然有不良反应，而且很难储存。20世纪40年代，新出现的青霉素，成为更安全的新砷凡纳明替代品，并逐渐成为治疗梅毒的新方法。

开发新的抗生素

现在人们都已经知道了，青霉素是一种杀菌剂——可以直接杀死细菌来发挥抗菌作用。然而，如弗莱明所发现的一样，青霉素并非对每一种细菌都有效。随着时间的推移，不同作用机制的新抗生素品种不断被开发出来。

20世纪50年代和60年代是抗生素发现的"黄金年代"。许多制药公司在此期间进行了大范围的抗生素新药探索。到了1968年，已经有12种新的抗生素品种了。到目前为止，已有20多种抗生素可以使用。

抗生素攻击细菌的方式主要有三种。第一种方式（如青霉素）通过破坏病原体细胞壁的合成来杀菌。万古霉素是一种和青霉素作用机制一样的抗生素，于1958年获批上市。万古霉素对大多数革兰氏阳性菌有效，包括对青霉素耐药的细菌。但它的不良反应也在一定程度上限制了它的使用范围，使其相较于其他抗生素显得黯然失色了许多。但在20世纪80年代，越来越多的细菌出现了耐药性，万古霉素又因其强大的杀菌作用重新被重视了起来。

第二种方式是通过抑制生命必需的蛋白质合成来抑制细胞增殖。这类抗生素中首个被发现的是链霉素。1943年，美国微生物学学生阿尔伯特·沙茨（Albert Schatz）在土壤中发现了合成链霉素的灰色链霉菌。这种抗生素对包括结核病在内的多种细菌感染有效。

四环素是另一类抑制蛋白质合成的抗生素。1948年，植物生物学家本杰明·达格尔从美国密苏里州的土壤中发现了一种叫作"金黄色链霉菌"的细菌。他从这种细菌中分离出了四环素，这是四环素大家族中首个被发现的抗生素。作为药物销售的金霉素（四环素的一种），随后被用于治疗动物和人类的感染。

微生物学家在20世纪50年代又开发了一些其他的四环素，此后许多四环素被用于治疗一系列疾病，包括痤疮、呼吸道感染、胃溃疡、衣原体感染和莱姆病等。有些

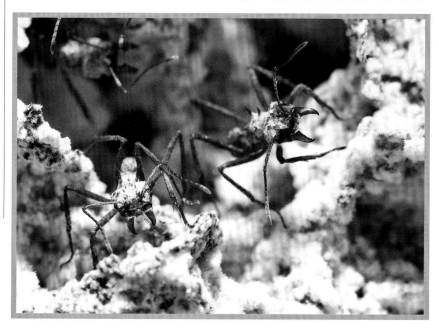

剪叶蚂蚁正在叶子上"种植"真菌。这种真菌会产生假心菌（看起来像一种白色粉末）。一些科学家认为可以用这种细菌开发新的人用抗生素。

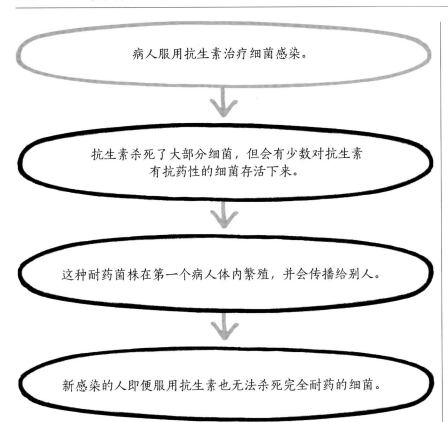

病人服用抗生素治疗细菌感染。

抗生素杀死了大部分细菌，但会有少数对抗生素有抗药性的细菌存活下来。

这种耐药菌株在第一个病人体内繁殖，并会传播给别人。

新感染的人即便服用抗生素也无法杀死完全耐药的细菌。

四环素也被用来治疗疟原虫感染引起的疟疾。与早先的青霉素等抗生素不同的是，四环素可以同时抗革兰氏阴性菌和革兰氏阳性菌。

四环素通过进入病原体细胞并阻止关键分子与核糖体（细胞器的一种）结合，抑制蛋白质的合成。维持细胞全部功能的所有蛋白质都是由这些核糖体制造的，当这个过程停止时，细胞就不能繁殖了。

现在，几乎一半的四环素用于畜牧业。这些药物用于猪、牛和其他集中饲养的动物，以防止动物发生胃肠道感染，也用于刺激生长来增加肉和乳制品的产量。四环素在农业中的过度使用导致了耐药菌的快速增加。现在，四环素对动物

或人类已经不再有效。

喹诺酮类药物是第三种抗菌方式的抗生素，通过抑制细菌DNA复制来使其无法繁殖。喹诺酮类药物的代表是环丙沙星，这种抗生素在20世纪80年代末被推出。喹诺酮类药物被广泛用于治疗骨骼和关节感染、伤寒、腹泻以及呼吸道和泌尿系统感染。

超级细菌的出现

金黄色葡萄球菌在1884年由德国科学家弗里德里希·罗森巴赫

这张照片显示了手机背面的细菌，手机背面的温度为细菌提供了最佳的繁殖环境。手机上的细菌还包括大肠杆菌和超级细菌MRSA等。

（Friedrich Rosenbach）发现。这是一种会导致败血症、呼吸系统疾病以及食物中毒等的细菌。科学家估计，在1941年以前感染了金黄色葡萄球菌的人中，有超过82%最后死亡了。然而，抗生素被发现以来，似乎研发新药的细菌学家和耐药性细菌之间展开了一场抗生素的"竞赛"。

细菌繁殖非常迅速，因此突变和进化的发生频率也非常高。弗洛里团队中的两名成员钱恩和亚伯拉罕在1940年首次观察到了大肠杆菌对青霉素的耐药性，当时这种药物还没有投入生产。大肠杆菌可能是无害的，但有些基因突变后就可能引发食物中毒和胃肠道感染。青霉素的耐药性在20世纪40年代后期变得越来越普遍。科学家在20世纪50年代和60年代初开发了替代抗生素万古霉素和甲氧西林，试图打败耐药菌株——但是，耐甲氧西林的金黄色葡萄球菌也在同期出现，现在成为超级细菌中的一种。

这些超级细菌对几乎所有抗生素都有抗药性，而且比它们的"祖先"更致命。一个典型的例子是假单胞菌，这是一种曾经在烧伤

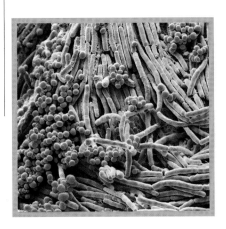

感染中发现的细菌。21世纪初，这种超级细菌开始对某些抗生素产生耐药性，并引发非常致命和常见的院内感染。21世纪最初的10年中，科学家将超级细菌的耐药性分为了极端耐药和完全耐药两大类。

全球健康威胁

超级细菌对人类构成了重大的威胁。结核病的治疗已经受到了威胁，因为结核分枝杆菌已经进化出了对异烟肼和利福平（这两种药是此前治疗结核病最强大的抗生素）耐药的菌株。霍乱（由霍乱弧菌引起）也更难治疗，因为在亚洲和南美洲已经出现了耐药菌株。

世界卫生组织已将抗生素的耐药性确定为全球健康和粮食安全面临的严重风险之一，有可能会使现代医学多年的发展成就付之一炬。现在医生已经发现，治疗肺炎、肺结核、食物中毒和淋病变得越来越难，因为曾经疗效很好的抗生素效果变得越来越差。即使是

世界正走向后抗生素时代，曾经可以治愈的常见感染和轻微伤害可能会变得再次致命。

深田敬二
世界卫生组织助理总干事

对常用抗生素的耐药性		
抗生素滥用已经导致越来越多的细菌对曾经有效的抗生素产生耐药性。仅在美国，2018年的抗生素处方量就达到了2.589亿。2018年，全球抗生素市场价值为450亿美元，预计到2026年将达到620亿美元。		
抗生素	**获批时间**	**首次发现耐药性**
青霉素	1941年	1942年
万古霉素	1958年	1988年
甲氧西林	1960年	1960年
阿奇霉素	1980年	2011年
环丙沙星	1987年	2007年
达托霉素	2003年	2004年
头孢他啶阿维巴坦	2015年	2015年

常见的手术，如剖宫产和器官移植，由于用于治疗术后感染的抗生素有效性降低，也开始变得越来越危险。在美国，每年有280万人感染耐抗生素细菌或真菌，其中超过3.5万人因此死亡。

抗生素的滥用

虽然抗生素耐药性是自然发生的，但抗生素的滥用加速了这一过程。滥用分为两大类。第一类是抗生素被人类过度使用，比如抗生素经常被用来治疗完全无效的病毒感染。有时由于病人不能完成全部的抗生素治疗疗程，因此残存的细菌会慢慢获得对抗生素的耐药性。第二类是人们过度地给动物服用抗生素。1950年，美国的食品科学家发现，在牲畜饲料中添加抗生素可能影响它们的肠道菌群，从而加速动物的生长。由于这些药物比传统补充剂便宜，所以许多农民接受了这种做法。显然动物体内像养蛊一样，逐渐出现了大量的超级细菌，

然后传播给人类。

据忧思科学家联盟估计，截至2001年，美国约90%的抗生素被用于农业或其他非治疗目的。世界卫生组织现在呼吁不论为了预防疾病还是为了促进生长，都不要给健康的动物使用抗生素。

保持基本的卫生规则，如勤洗手等，就可以减少细菌的传播，也就可以最大限度地减少对抗生素的需求。虽然抗生素挽救了数百万人的生命，但微生物学家现在却再次面临寻找新的有效药物来对抗感染的挑战。■

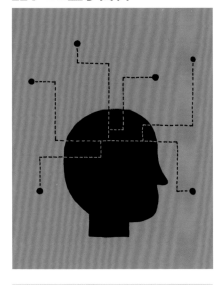

观察大脑的新窗口

脑电图

背景介绍

此前

1875年 英国医生理查德·卡顿（Richard Caton）观察了一只猴子和一只兔子暴露在外的大脑的电活动。

1912年 俄国生理学家弗拉基米尔·普拉夫迪奇-涅明斯基（Vladimir Pravdich-Neminsky）发表了第一张动物脑电图。

1924年 汉斯·伯杰在一个接受神经外科手术的男孩身上记录了人类首张脑电图。

此后

1936年 第一个脑电图实验室在美国波士顿麻省总医院成立。

1953年 两位美国神经生理学家尤金·阿瑟林斯基（Eugene Aserinsky）和纳撒尼尔·克莱特曼（Nathaniel Kleitman）首次证明了快速眼动睡眠（REM）和做梦之间的联系。

1935 年，英国神经生理学家威廉·格雷·沃尔特（William Grey Walter）用脑电图（EEG）来诊断一位患有脑瘤的病人。这种测量人脑电活动（脑电波）的技术，早在20世纪20年代就已被德国神经精神病学家汉斯·伯杰使用。沃尔特进一步改进了检测脑电波范围的技术，使脑电图成为一种常规的诊断工具。

大脑包含数十亿个神经元，这些神经元构成了一个庞大且复杂的网络。神经元在被称为"突触"的网络连接处相互交流——突触上的任何活动都会产生电脉冲。每一个突触的电压都很小，所以电极无法检测到，但是当数千个神经元同时放电时——这种放电在人类大脑中

特殊的传感器（电极）附着在头皮上，可以监测大脑电活动。

→

大脑产生的电脉冲被电极检测到，并被传送到电脑中进行分析。

临床医生通过分析不同脑电图的模式来检测异常大脑电活动和诊断相关的疾病。

←

电脑将检测到的脑电波转换成波形图，表述大脑电活动。

参见： X射线 176页，神经系统 190~195页，阿尔茨海默病 196~197页，超声波 244页，磁共振成像和医学扫描 278--281页。

威廉·格雷·沃尔特

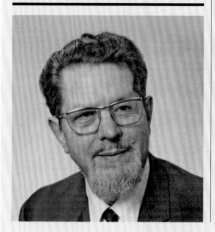

威廉·格雷·沃尔特于1910年出生在美国堪萨斯城，5岁时移居英国。他毕业于剑桥大学自然科学专业，后被汉斯·伯杰在脑电图方面的工作吸引，随后便在伦敦莫兹利医院与英国神经学家弗雷德里克·戈拉（Frederick Galla）合作，并使用自建的脑电图检测仪开展相关的研究。

1939年，沃尔特搬到布里斯托尔的伯顿神经病学研究所，在那里他开展了他最著名的工作——制造电子机器人，后来他成为工程控制论的先驱。

1970年，沃尔特在试图躲避一匹脱缰的马时不小心撞到了他的摩托车上。他昏迷了3个星期，一只眼睛还失明了。沃尔特于1977年去世。

主要作品

1950年 《仿生技术》
1951年 《学习的机器》
1953年 《活大脑》

持续不断地发生——它们产生的电场足够强大，可以被电极检测到。

沃尔特在每个病人的头皮周围放置探测装置（电极）来绘制大脑的电活动图。他的脑电图检测仪区分了一系列反映不同意识状态的大脑信号，从高频波到低频波（δ波）。沃尔特的重大突破是发现了中断的δ波与脑肿瘤以及癫痫之间的关系。

不同波长的脑电波

大脑的电脉冲还有许多未解之谜，现在神经生理学家已经识别出了5种主要的脑电波。当人处于深度睡眠状态时，非常低频的δ波占主导地位。θ波则会发生在大脑清醒但放松的时候，比如处于自动驾驶或白日梦状态时。更高频率的α波发生在一天中有针对性的休息期间，如冥想或反思的时候。β波是警觉或强烈参与时大脑会出现的脑电波。最后，频率最高的γ波与峰值集中的周期有关。

在沃尔特首次提出他的模型以后，脑电图技术变得越来越复杂，但其基本原理并没有改变。当大脑中的神经元传递信息时，放置在头皮周围的电极就可以检测到电信号。这些电信号被记录下来，由神经生理学家分析结果。脑电图主要用于诊断和监测癫痫、脑肿瘤、脑炎、脑卒中、痴呆和睡眠障碍等脑部疾病。脑电图是无创的，非常安全。

多种可选择的扫描技术

现代医学还有其他工具可以用于分析人类大脑的健康，尽管这些工具可能并不能直接测量大脑电活动。比如，正电子发射断层成像（PET）可以检测大脑的代谢活动，而功能性磁共振成像（fMRI）则可以记录脑内血液流动的变化。然而，脑电图是唯一一种可以测量大脑电活动快速变化的技术，检测到这些变化的时间精度一般为1毫秒，甚至更短。脑电图的缺点是，位于头皮上的电极很难一直精确地识别大脑深处发生的电活动以及准确的位置。■

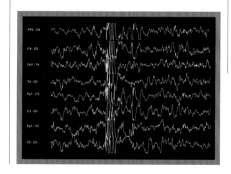

这张脑电图显示了癫痫发作时病人混乱的脑电波。癫痫通常会反复发作，一般是由大脑的突发性异常放电导致的。

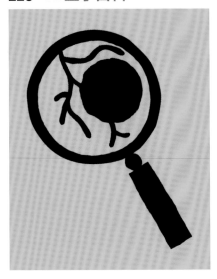

隐匿性疾病的早发早治

癌症筛查

背景介绍

此前

1908年 奥地利妇科医生瓦尔特·绍恩斯坦（Walther Schauenstein）注意到健康子宫颈与即将癌变或已癌变子宫颈之间肉眼可见的差异。

1927年 罗马尼亚妇科医生奥雷尔·巴贝斯（Aurd Babes）指出，宫颈细胞可以用于检测宫颈癌。

1930年 奥地利病理学家沃尔特·席勒（Walter Schiller）首次描述了癌症的发展过程，并提出了通过常规检查来筛查癌症的想法。

此后

1963年 美国纽约市的一项实验发现，乳房X射线检查将乳腺癌死亡率降低了30%。

1988年 世界上首个大规模乳腺癌筛查项目在英国开始，筛查对象是50~70岁的女性。

2020年 世界卫生组织提出了要在2030年消除宫颈癌的全球战略。

癌症的早期诊断对预后至关重要。

→

对看上去健康的人群进行筛查，可以识别那些有可能患上癌症但还没有症状的人。

↓

筛查可以揭示一些癌症的早期迹象，包括癌前细胞。

←

如果检测到了异常细胞，就可以在它们发展成癌细胞之前将其切除。

全球范围内，癌症每年造成近1000万人死亡。如果科学家不能找到在早期就识别它们的方法，这个数字未来会越来越大。最有效的方法是筛查那些看上去还健康的人，这样可以识别出可能已经患有这种疾病但还没有表现出症状的人。

1943年巴氏涂片筛查被发明后，美国开启了第一个大规模筛查项目，希望能在人群中筛查出一些宫颈癌病例。早期发现癌前病变可以预防宫颈癌的发生。

20世纪20年代，希腊裔美国医生乔治·帕帕尼科拉乌和罗马尼亚妇科医生奥雷尔·巴贝斯发明了一种检测方法：从女性子宫颈提取细胞样本，然后在显微镜下观察。他们独立开展工作，都观察到了健康细胞和癌细胞之间的差异。更重要的是，巴贝斯证实了，在癌细胞出现之前，通常会出现可检测到的癌前病变阶段。1943年后，帕帕尼科拉乌的巴氏涂片筛查成为宫颈癌

参见： 组织学 122~123页，细胞病理学 134~135页，癌症治疗 168~175页，吸烟与肺癌 266~267页，干细胞研究 302~303页。

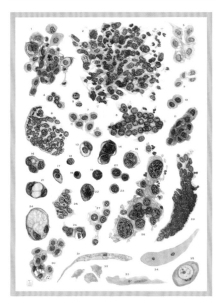

乔治·帕帕尼科拉乌利用脱落宫颈细胞制成细胞学图谱，用来培训其他临床医生使用他的筛查方法，以及帮助他们识别宫颈细胞的变化。

的标准筛查程序，从此宫颈癌的死亡率大大降低。

筛查的成功

巴氏涂片筛查证明了早期癌症筛查对预后非常关键，它的成功进一步激发了科学家开发其他癌症检测方法的兴趣。20世纪60年代末，最常见的癌症——乳腺癌和结直肠癌，也有了早期筛查的方法。

乳房X射线检查已经成为乳腺癌筛查的标准程序，但X射线检测不到太小的肿瘤。2000年以来，新技术不断迭代，3D数字成像可以对乳房组织进行逐层分析，这样就可以检测到微小的病灶。此外，如果发现得早，结直肠癌是非常容易治疗的。结肠镜检查、乙状结肠镜检查（检查下结肠）和粪便隐血检查（FOBT）都可以非常有效地对肠癌进行筛查。据统计，60%的结直肠癌死亡可以通过筛查避免。

喜忧参半的结果

筛查并非无往不胜。前列腺癌是男性第二大癌症。20世纪90年代以来，医生使用前列腺特异性抗原（PSA）对其进行检测。前列腺特异性抗原血液含量高于正常值就可能有前列腺癌存在，但这种异常也可能是由其他因素引起的。最终并没有明确的循证医学证据表明引入前列腺特异性抗原检测使前列腺癌的死亡率有所下降，所以一些国家现在已经放弃了PSA的检测。

平衡筛查的收益与成本及风险（如假阳性结果）才是一项癌症筛查成功的关键。该领域仍需继续开发新的检测技术，同时也要确认现有的最有效方法。■

乳房X射线检查没什么好怕的。它不是敌人，而是朋友。

凯特·杰克逊（Kate Jackson）
美国演员

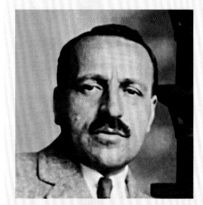

乔治·帕帕尼科拉乌

乔治·帕帕尼科拉乌于1883年出生在希腊的埃维亚岛，后进入雅典大学学习医学。1913年，他和妻子玛丽（Mary）移民到美国，并在纽约大学病理学系和康奈尔大学医学院解剖学系获得教职，同时其妻子被聘为他的技术员。

从1920年起，帕帕尼科拉乌开始研究宫颈细胞结构的变化，并对他的妻子进行了第一次巴氏涂片筛查。随后他进行了一项大规模的研究，揭示了通过巴氏涂片筛查获得癌细胞的第一个实例。帕帕尼科拉乌最初的发现并没有引起多少人的兴趣，但1943年这些结果发表后产生了广泛的影响，随后巴氏涂片开始被广泛采用。1961年，帕帕尼科拉乌搬到美国佛罗里达州，并担任迈阿密癌症研究所所长，但仅3个月后，他就因心脏病发作去世了。

主要作品

1943年 《通过阴道涂片诊断子宫癌》

1954年 《脱落细胞学图集》

GLOBAL HEALTH
1945—1970

全球健康
1945—1970年

在美国纽约举行的国际卫生会议同意建立世界卫生组织。

1946年

约翰·凯德（John Cade）发现，锂盐能有效治疗双相情感障碍。

1949年

在法国，让·雷德（Jean Delay）和皮埃尔·德尼尔克（Pierre Deniker）使用氯丙嗪治疗精神分裂症和躁狂症。

1952年

美国外科医生约瑟夫·默里（Joseph Murray）成功实施了世界上首例器官移植（肾脏移植）手术。

1954年

1948年

美国医生菲利普·肖瓦特·亨奇（Philip Showalter Hench）使用可的松（"化合物E"）来治疗风湿性关节炎。

1951年

加拿大工程师约翰·霍普斯（John Hopps）发明了首个心脏起搏器。

1953年

英国剑桥大学的弗朗西斯·克里克（Francis Crick）和詹姆斯·沃森（James Watson）发表了他们的DNA双螺旋结构模型。

1956年

在苏格兰，伊恩·唐纳德（Ian Donald）使用超声波来检查怀孕期间胎儿是否异常。

界卫生组织于1948年4月7日正式成立。该组织的使命之一就是让全球范围内的人民拥有尽可能高的健康水平。在随后的几十年里，新药开发、遗传学、免疫学和骨科、器官移植技术，以及精神疾病新疗法等领域都呈现出了勃勃生机，数百万人的生命健康得到改善或挽救。

心灵的治愈

战争使数以百万计的战斗人员和平民遭受疾病、伤害、抑郁症等精神疾病的折磨。美国心理学家B. F. 斯金纳（B. F. Skinner）认为，人类可以通过条件反射重新学习以前学过的行为和情绪反应，从而使他们的行为更恰当。从20世纪40年代开始，斯金纳不断打磨自己的行为治疗理论，这些理论对20世纪60年代认知行为疗法的发展影响很大。

除了认知行为疗法，精神疾病也使用了相关药物治疗。1949年，澳大利亚精神病学家约翰·凯德发现，以前用于治疗痛风的锂盐对治疗双相情感障碍效果很好。同样，氯丙嗪最初一直被用作麻醉剂，但从1952年开始被用于治疗精神分裂症和躁狂症。

生活方式的改变

长期身体状况不佳的人，其状况在战后也得到了改善。1945年以前，肾衰竭一直是一种无法治愈且随时可能导致死亡的疾病，当时荷兰医生威廉·科尔夫（Willem Kolff）开发了一种透析仪，可以用于过滤肾衰竭病人血液中的有毒物质和过量体液。尽管透析技术随后得到了充足的改进，但病人仍然需要长时间与机器连接在一起。

1952年，法国外科医生让·汉伯格（Jean Hamburger）将一位母亲的健康肾脏移植给了她患有肾衰竭的儿子。但由于供体和受体的免疫排斥——男孩的身体对器官产生了排斥反应，不久后男孩就去世了。1954年，美国外科医生约瑟夫·默里在同卵双胞胎之间成功进行了器官移植（肾脏）。

器官移植手术最重要的问题是找到合适的供体。南非心脏外科医生克里斯蒂安·巴纳德在1967年

玛莎·高蒂尔（Marthe Gautier）发现了唐氏综合征的染色体成因。

美国食品药品监督管理局批准了异炔诺酮（"药丸"）作为口服避孕药使用。

约翰·查恩利（John Charnley）成功完成了首例髋关节置换术。

第一例人类心脏移植手术由克里斯蒂安·巴纳德（Christiaan Barnard）在南非开普敦进行。

1958年　　**1960**年　　**1962**年　　**1967**年

1959年　　**1960**年　　**1965**年　　**1967**年

英国免疫学家詹姆斯·高万斯首次描述了淋巴细胞在淋巴系统和血液之间循环的机制。

美国食品药品监督管理局的药理学家弗朗西斯·奥尔德姆·凯尔西（Frances Oldham Kelsey）拒绝批准沙利度胺，这是一种最早用于缓解产妇恶心呕吐的药物。

一项由理查德·多尔（Richard Doll）和奥斯汀·布拉德福德·希尔（Austin Bradford Hill）于1951年发起的流行病学研究表明，吸烟与肺癌之间存在明显的联系。

英国医生西西里·桑德斯（Cicely Saunders）建立了第一个专门为姑息治疗开设的临终关怀门诊。

首次成功进行了心脏移植手术，但直到20世纪80年代，可以有效降低排斥风险的免疫抑制药物——环孢素——才获批使用。

了解身体

　　20世纪50年代，随着医学的进一步发展，越来越多的人体奥秘被揭开。1953年，科学家发现了DNA的双螺旋结构。1956年，瑞典隆德大学的科学家确定了人类有46条染色体，排列成23对。1958年，法国研究人员玛莎·高蒂尔发现，唐氏综合征是由三条21号染色体引起的，正常情况下人体只有2条21号染色体。

　　1959年，英国医生詹姆斯·高万斯在淋巴细胞的研究方面做出了巨大贡献，他证明了淋巴细胞（白细胞的一种）不会消失，而会在淋巴系统中移动，并且会产生抗体——这也是人体免疫反应的核心。

　　医学进步并没有局限于细胞层面。在骨科领域，1962年，英国外科医生约翰·查恩利进行了世界上首例全髋关节置换术。1968年，加拿大外科医生弗兰克·冈斯顿（Frank Gunston）开展了世界上第一例全膝关节置换术。在产科，超声波替代X射线成为一种新型无创方法，并且成为产妇产检的首选技术。

　　对于希望避孕的人来说，口服避孕药就是一款不可多得的药物。避孕药"药丸"在1960年被批准使用，改变了数百万名女性的生活。这不仅是医学上的进步，也间接加快了女性解放运动的步伐。

审慎对待创新疗法

　　尽管新的治疗方法和药物通常能改善人们的生活，但相应地也存在风险。因此，所有的创新疗法必须经过严格的临床试验。1961年，沙利度胺——一种在一些国家用于缓解产妇恶心呕吐的药物——在全球范围内造成了至少1万名新生儿的出生缺陷。1960年，美国食品药品监督管理局的药理学家弗朗西斯·奥尔德姆·凯尔西因不满意沙利度胺的风险研究，拒绝批准其在美国使用。事实证明，她的这一行为挽救了许多人的生命。■

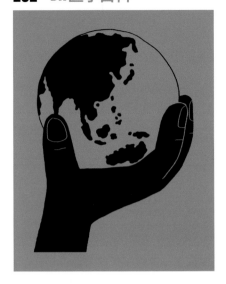

我们捍卫每个人的健康权

世界卫生组织

由专家组成的机构来负责国际公共卫生这一观点最早由中国医生施思明于1945年提出。1945年4月25日,施思明受邀参加在旧金山举行的联合国国际组织会议。美国和英国代表明确表示,卫生问题不在本次会议的议程上,但施思明在巴西吉拉尔多·保拉·苏扎(Geraldo de Paula Souza)博士和挪威卡尔·埃旺(Karl Evang)博士的支持下,提议召开一次会议讨论建立一个国际卫生组织。施思明的提议得到了参会者压倒性的支持。一年后,在纽约举行的国

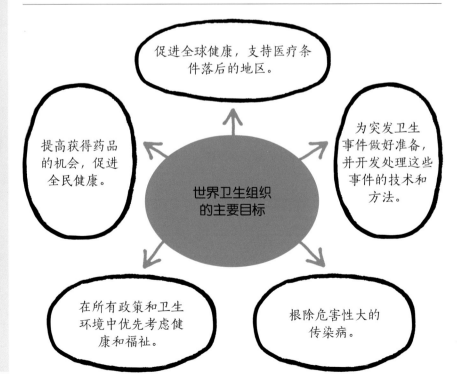

参见：疫苗 94~101页，微生物理论 138~145页，症疾 162~163页，全球根除疾病 286~287页，流行病 306~313页。

际卫生会议批准了世界卫生组织的章程。

早期的组织

对施博士来说，世界卫生组织的成立代表着一个新时代，在这个时代，国际公共卫生将带来一个战后全球合作的重要机遇。国家间卫生合作最早开始于19世纪的欧洲。1851年，在法国举行了一次国际卫生大会，试图号召大家集体应对霍乱的暴发，但政治上的分歧一直伴随始终，直到1892年该大会再次召开，才商定出了应对该疾病的联合政策。

从20世纪初开始，大西洋两岸出现了新的国际卫生机构，如1902年成立的泛美卫生组织、1907年成立的欧洲公共卫生办公室，以及1923年成立的国际联盟卫生组织。这些机构主要负责疾病控制和传染病（如天花和斑疹伤寒）的根除工作，必要时会采取隔离措施。

世界卫生组织于1948年4月7日正式开始工作，继承了早期各机构的任务和资源，并提出了使全世界人民拥有尽可能高的健康水平的愿景。起初世界卫生组织的预算仅为500万美元，由55个成员国提供。世界卫生组织提出，首先要处理症疾、结核病和性传播疾病的大暴发，以及制定防治麻风病和沙眼的策略，并探索改善儿童健康的方法。

现今的世界卫生组织

到2020年，世界卫生组织已发展到194个成员国，预算为42亿美元。世界卫生组织的主要职能包括发布全球公共卫生准则，提供卫生条例、卫生教育和大规模疫苗接种，以及收集关于卫生问题的全球数据。迄今为止，世界卫生组织最著名的成就是根除了天花。

为应对COVID-19的大流行，世界卫生组织再次充当了全球信息枢纽，向各国政府发布实用建议、最新科学研究以及有关该病毒传播的新闻，包括全球死亡率数据。

每年4月7日为世界卫生日，庆祝世界卫生组织的成立，旨在促进和提高全球健康意识。■

健康不仅是无病无痛，更是身体、心理和社会适应方面均处于完好状态。

《世界卫生组织宪章》

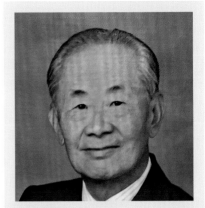

施思明

1908年，施思明出生于中国天津，是当时中国驻英国大使的儿子。施思明先后就读于温切斯特学院和剑桥大学，学习化学和医学。

施思明曾在伦敦圣托马斯医院实习，于1934年回到中国，致力于公共服务。在第二次世界大战期间，施思明在美国工作，并且参与了美国《租借法案》的制定。施思明在1945年世界卫生组织的成立方面发挥了重要作用。1954年，他成为联合国医疗主任，并担任此职务直到1968年退休。他于1998年去世。

主要作品

1982年 《世界卫生组织的起源：个人回忆录（1945—1948年）》

1986年 《为联合国工作：个人回忆录（1948—1968年）》

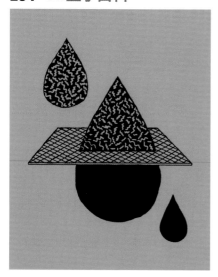

人工肾脏可以挽救生命

透析

急性和慢性肾衰竭非常严重，会危及生命。肾脏的生理功能包括排除体内多余的盐、液体和代谢废物等。如果患上肾衰竭，这些物质就会积聚在血液中。19世纪末和20世纪初，人们对肾脏的了解还很少，也没有找到有效治疗肾脏疾病的方法。20世纪40年代，荷兰医生威廉·科尔夫成功研发了肾脏透析仪，这种设备可以有效过滤病人血液中的有毒物质和多余的液体。

20世纪20年代，德国医生格奥尔格·哈斯（Georg Haas）首次尝试使用自己设计的各种机器对人类进行肾脏透析。他最初选择使用从水蛭唾液中提取的水蛭素作为抗凝剂来阻止血液形成凝块，但这种物质会引起过敏反应。哈斯后来改用肝素，这是一种天然存在于人体内、至今仍被使用的抗凝血剂。然而，由于透析过程太短，无法产生令人满意的治疗效果，哈斯的病人最终无一幸存。

科尔夫的透析仪

1945年，透析技术有了很大的突破。当时，科尔夫正在为一名67岁的急性肾衰竭病人进行为期一周的透析，他使用的设备就是现代肾透析仪的前身——旋转鼓式透析仪。他使用的材料很常见，也很容易获得，如做滚筒的木床板条、做

在透析过程中，来自身体的血液通过非常薄的中空纤维，首先过滤掉多余的盐和废物，然后进入流向相反方向的透析液。过滤后的血液流回体内。

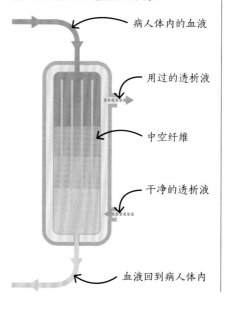

病人体内的血液

用过的透析液

中空纤维

干净的透析液

血液回到病人体内

参见： 血液循环 68~73页，外科学 88~89页，输血和血型 108~111页，生理学 152~153页，器官移植手术 246~253页。

管子的半透明玻璃纸，还有电动机等。

在透析过程中，病人体内的血液，加上抗凝血剂肝素后通过玻璃纸管。玻璃纸管被包裹在木质滚筒上，然后木质滚筒在槽内的电解质溶液（透析液）中旋转。当木质滚筒转动时，血液会同步进行扩散过滤：小分子毒素通过半透性管道时会从浓度较高的一侧（血液）进入浓度较低的一侧，直到达到平衡。过滤后的血液保留了较大的蛋白质分子和血细胞，然后流回体内。

进一步改良

美国波士顿的彼得·本特·布里格姆医院对科尔夫的机器进行了改良。新的科尔夫-布里格姆透析仪被运往世界各地的22家医院。随后，新的透析仪采用了超滤技术，这是一种最早由瑞典医生尼尔斯·阿尔沃尔（Nils Alwall）在

> 如果我看到可能性，我会毫不犹豫地去尝试大多数人不会尝试的事情。
>
> 威廉·科尔夫
> 获得罗斯生物工程奖后的采访

1947年开发的新技术。在超滤过程中，血液一侧的压力比透析液里的更大，所以可以从血液和透析液中去除更多多余的液体。

1964年，有工程师对中空纤维透析仪做了进一步开发。这种中空纤维透析仪使用了约10000个毛细血管大小的中空膜，这样可以创造出更大的血液和透析液接触的表面积，可以更高效地过滤血液。

现代透析

通过透析仪过滤血液进行血液透析至今仍然是最常见的肾脏透析形式，但对于全世界范围内约30万名肾病病人来说，腹膜透析可能是另一种更可行的替代方案。腹膜透析是病人居家自行进行的一种透析手术，透析液通过导管流入腹部，腹膜过滤掉血液中的废物，然后将废物排出体外。病人每天需要进行4~6次透析，也可以在睡眠过程中进行透析。

今天人们面对的挑战已不再是科尔夫开创的透析技术，而是与日俱增的肾衰竭病人数量。全世界约有200多万人接受透析治疗（其中约9万人接受了肾脏移植），但这实际上可能只占到需要治疗但无法获得或负担不起治疗费用的人群的十分之一。■

威廉·科尔夫

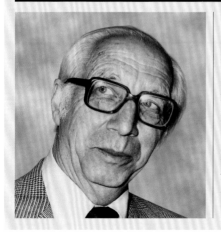

威廉·"皮姆"·科尔夫于1911年出生在荷兰莱顿，后在家乡学习医学。在格罗宁根大学读研究生时他就已开始了对人工肾脏功能的研究。1940年纳粹德国入侵荷兰后，科尔夫在海牙建立了欧洲第一个血库，之后他搬到了坎彭的一家小医院。1943年，他在这家小医院发明了世界上第一台肾透析仪。两年后，他用这台设备成功拯救了一名女性。1950年，科尔夫移居美国，随后将研究方向转向了心血管问题和人工心脏的开发。1985年，科尔夫入选发明家名人堂，他一直工作到1997年退休。2009年，科尔夫死于心力衰竭。

主要作品

1943年 《人工肾脏：一个大表面积的透析器》

1965年 《首次人工肾临床经验》

大自然的
万能解毒药

类固醇和可的松

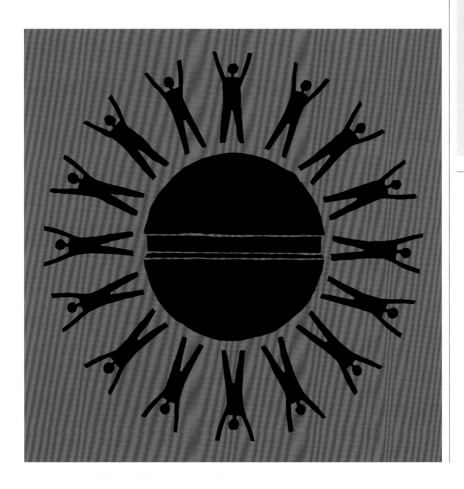

背景介绍

此前

1563—1564年 意大利解剖学家巴托洛梅奥·尤斯塔奇首次描述了位于肾脏上方的肾上腺。

1855年 英国医生托马斯·艾迪生（Thomas Addison）描述了一种疾病，后来被称为"艾迪生病"。肾上腺分泌皮质醇过少就会引起这种疾病。

20世纪30年代 美国和瑞士的研究人员开始分离肾上腺激素。

此后

1955年 美国先灵公司首次合成了一种更为安全的治疗炎症性疾病的皮质类固醇——强的松。

2020年 世界卫生组织公布了英国使用皮质类固醇地塞米松治疗COVID-19重症的积极临床试验结果。

类风湿性关节炎是一种由于免疫系统过度激活进而攻击关节附近的正常细胞，并导致炎症和肿胀的自身免疫性疾病。1800年首次报道了这类疾病，1859年将其正式命名为"类风湿性关节炎"，但人们对其了解依然很少。当美国医生菲利普·肖瓦特·亨奇在20世纪30年代开始研究这种疾病时，几乎没有什么疗法可以缓解这种疾病引发的症状和不适。

1948年，人们发现肾上腺皮质（位于每个肾脏上方的肾上腺的外侧）自然产生的激素皮质醇可以

参见：细胞病理学 134~135页，免疫系统 154~161页，激素和内分泌学 184~187页，器官移植手术 246~253页，单克隆抗体 282~283页，遗传学和医学 288~293页。

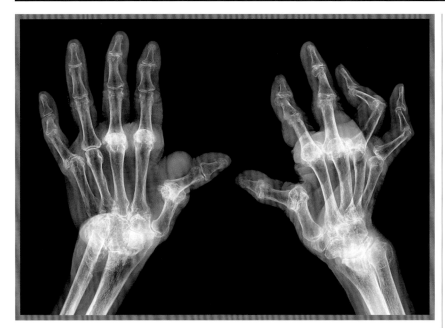

如图所示，类风湿性关节炎可导致严重的手部畸形。这种病主要影响关节周围的滑囊，会引起疼痛、肿胀。

缓解这种疾病的症状，这是首个有效的治疗方法，并为开发皮质类固醇的新型抗炎药物铺平了道路。亨奇和他的同事爱德华·肯德尔，以及瑞士研究员塔德乌什·赖希施泰因（Tadeus Reichstein）因在肾上腺皮质激素及其结构和生理效应的研究方面的贡献而获得了1950年的诺贝尔生理学或医学奖。

黄疸带来的线索

19世纪中叶，英国医生阿尔弗雷德·加罗德（Alfred Garrod）首次将类风湿性关节炎与痛风区分开来，为类风湿性关节炎的研究奠定了基础。痛风是由血液中尿酸过量引起的。加罗德指出，这一病理现象在其他的关节炎中都观察不到。

到了20世纪20年代，大多数人认为类风湿性关节炎是微生物感染的结果。然而，亨奇坚信一定没这么简单。1929年，身为明尼苏达州梅奥诊所风湿病科主任的亨奇注意到，一个风湿性关节炎病人在出现黄疸的第二天症状变得不那么严重了。黄疸痊愈后的几个月，病人的关节炎疼痛开始持续减轻。亨奇进一步观察到，其他关节炎病人在出现黄疸时，也有类似的变化。

到了1938年，亨奇已经研究了30多个有黄疸后关节炎症状暂时缓解的病例。他观察到怀孕也有同样的缓解作用。当时人们已经知道，在怀孕或者有黄疸的情况下，血液中类固醇激素的浓度高于正常水平。因此，亨奇推断一定有一种天然类固醇激素造成了这种结果。

类风湿性关节炎病人怀孕或出现黄疸时，关节炎症状会暂时得到缓解。

↓

在这种情况下，身体会释放一种天然的抗炎剂，被称为"X物质"。

↓

进一步的研究表明，产生X物质的部位是肾上腺。

↓

随后的几年里，瑞士和美国的研究人员总计分离出28种肾上腺化合物。

↓

化合物E，后来被命名为"皮质醇"，对缓解风湿性关节炎疼痛效果非常明显。

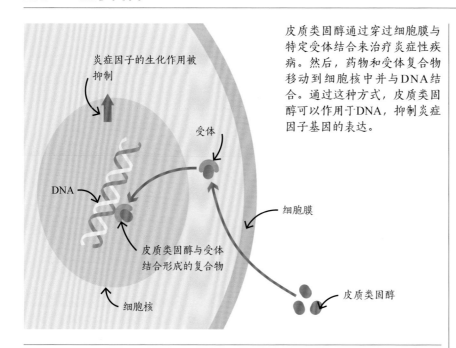

炎症因子的生化作用被抑制

受体

DNA

皮质类固醇与受体结合形成的复合物

细胞膜

细胞核

皮质类固醇

皮质类固醇通过穿过细胞膜与特定受体结合来治疗炎症性疾病。然后，药物和受体复合物移动到细胞核中并与DNA结合。通过这种方式，皮质类固醇可以作用于DNA，抑制炎症因子基因的表达。

因为当病人出现黄疸或怀孕时，哮喘、花粉热和食物敏感等过敏性疾病也会得到改善，这表明在这些情况下，同样的机制发挥了抗炎的作用。

寻找X物质

亨奇与梅奥诊所的生理化学教授爱德华·肯德尔合作，开始研究X物质的来源。在整个20世纪30年代，肯德尔一直在研究肾上腺皮质激素。肾上腺皮质激素是肾上腺皮质分泌的一种激素，有着重要的生理作用。到了1940年，梅奥诊所、一些美国实验室和赖希施泰因工作的巴塞尔实验室已经分离出28种化合物。1941年，亨奇和肯德尔确信其中一种他们命名为E的化合物就是他们一直在寻找的X物质。

第二次世界大战暂停了他们所有的研究。亨奇被任命为美国陆军和海军总医院的医疗服务主任和美国陆军风湿病中心的主任。在此期间有谣言称，注射了肾上腺皮质提取物后德国空军飞行员可以在高空飞行，这间接让美国政府增加了对肾上腺激素研究的资助。战争结束后，肯德尔与默克制药公司的刘易斯·萨基特（Lewis Sackett）合作生产了大量的化合物E，亨奇因此获得了足够的化合物E，用于类风湿性关节炎的研究。

立竿见影的成功

亨奇选择29岁的加德纳夫人（Mrs Gardner）作为他的第一个研究对象。她患有严重的类风湿性关节炎，只能坐在轮椅上，并在梅奥诊所住院近两个月。1948年，亨奇开始每天给她注射化合物E，效果出奇得好。治疗2天后，加德纳夫人就发现关节疼痛明显减轻了。3天后，她就可以下地走路了，只是稍微有点跛。第4天，

她甚至在商场逛了3个小时。在接下来的几个月里，又有13名症状和加德纳夫人一样严重的病人接受了化合物E的治疗，他们都被治愈了。1949年4月，当亨奇在一次医生同行会议上汇报他的研究结果时，全场响起了雷鸣般的掌声。一年后，诺贝尔奖颁给了亨奇、肯德尔和赖希施泰因。

潜在不良反应

关于化合物E神奇疗效的消息迅速传播开来，亨奇将其重新命名为"可的松"（这种自然产生的化合物后来被命名为"皮质醇"）。《纽约时报》和其他报纸将其吹捧为"灵丹妙药"，类风湿性关节炎病人纷纷要求医生给自己开药。然而，亨奇本人从未声称这是一个完美的解决方案。他很快意识到可的松并不能治愈疾病，因为当停止治疗时，症状就会复发。在1950年发表的一篇论文中他写道，可的松应该被广泛推广使用，甚至成为一种标准的治疗程序。此外，他观察到了一系列不良反应，这困扰着他。皮质类固醇（如可的松）

> **可的松价格昂贵，而且有潜在的不良反应。**
>
> 《柳叶刀》

通过模仿肾上腺中自然产生的皮质醇的作用来发挥抗炎作用。在体内，自然产生的皮质醇既参与蛋白质向碳水化合物的转化，也参与水盐平衡的调节。然而，当用消炎药可的松时，处方剂量远远大于体内的生理剂量。因此，这种失衡就会导致严重的不良反应，如水肿（肿胀）、高血压、骨质疏松以及一些精神疾病。这些问题在加德纳夫人和其他长期使用高剂量可的松的病人身上表现得十分明显。随后亨奇甚至直接拒绝给那些他认为特别容易受这些不良反应影响的病人开可的松。

皮质类固醇的兴起

随着不良反应更小的药物的出现，如新的非甾体抗炎药（NSAIDs），可的松作为类风湿性关节炎治疗药物的使用从20世纪50年代末开始逐渐减少。然而，此时研究人员已经发现可的松和其他皮质类固醇可用于治疗更多疾病。1950年，四项独立的研究报告

当前皮质类固醇的使用情况	
皮质类固醇	治疗应用
倍他米松	严重的皮炎（一种皮肤病）
布地奈德	哮喘，过敏性鼻炎，自身免疫性肝炎
地塞米松	黄斑，水肿，关节及软组织炎症
氢化可的松	尿布疹、湿疹等轻度炎症性皮肤病，严重的急性哮喘，艾迪生病，严重的炎症性肠病
甲泼尼龙	关节炎，过敏性疾病，器官移植，多发性硬化复发
泼尼松龙	慢性阻塞性肺疾病，重度哮喘，轻中度急性哮喘，溃疡性结肠炎，克罗恩病，系统性红斑狼疮，急性白血病
曲安缩松	过敏性鼻炎，关节和软组织炎症

了可的松在治疗哮喘、结膜炎等疾病和系统性红斑狼疮等结缔组织疾病方面的效果。在治疗这些疾病时，由于剂量很小，远低于用于治疗类风湿性关节炎时的剂量，所以几乎不需要担忧药物的不良反应。

20世纪50年代以来，皮质类固醇强大的作用已经改变了许多医学分支学科，从风湿病到皮肤病、胃肠道疾病、眼科和呼吸道疾病等。此外，它在治疗肝炎、银屑病等疾病方面也有很好的疗效。通过抑制免疫反应，这些药降低了身体排斥移植的风险，所以在器官移植过程中也有着很好的应用。■

菲利普·肖瓦特·亨奇

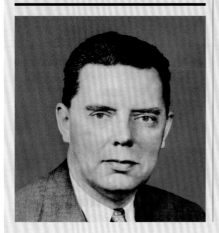

菲利普·肖瓦特·亨奇出生于1896年，在美国宾夕法尼亚州的匹兹堡长大。1917年，他加入美国陆军医疗队，1920年在匹兹堡大学获得医学博士学位。1923年，他加入梅奥诊所，并于1926年成为诊所风湿病科的主任。他于1927年结婚，育有四个孩子。

亨奇是美国风湿病协会的创始成员之一，并于1940年和1941年担任该协会的主席。第二次世界大战结束后，他回到梅奥诊所，并于1947年成为医学教授。亨奇于1957年退休，1965年在牙买加度假时死于肺炎。

主要作品

1938年　《自发性黄疸对类风湿性关节炎的影响》

1950年　《醋酸可的松和垂体促肾上腺皮质激素对类风湿性关节炎、风湿热和某些其他疾病的影响》（与霍华德·肯德尔、查尔斯·H. 斯克洛姆等人合著）

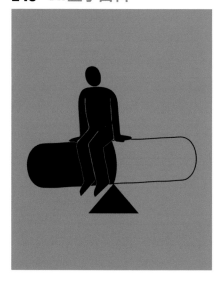

镇静效果

锂盐和双相情感障碍

1949年，澳大利亚精神病学家约翰·凯德在药物锂治疗双相情感障碍方面取得了突破性进展。他注意到，双相情感障碍病人大脑的尸检结果显示出一些异常症状，如血凝块，他认为双相情感障碍可能有器质性原因。凯德假设，躁狂双相情感障碍病人由于体内某种化学物质过量而处于中毒状态，而当病人抑郁时，这种化学物质又处于缺乏状态。

豚鼠理论

凯德将躁狂症病人和非躁狂症病人的尿液分别注射到豚鼠体内，发现躁狂症病人的尿液对豚鼠的致命性比非躁狂症病人的更高。于是他尝试在尿液中加入锂（此前用于治疗痛风），发现锂可以降低尿液的毒性，而且大剂量的锂会使豚鼠变得很消极。因此，凯德认为锂可以安抚躁狂症病人的躁狂情绪，于是他给10名病人服用了锂，

谈话治疗

药物治疗

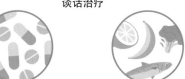

生活方式管理

双相情感障碍病人可以通过药物、谈话（如认知行为疗法）和生活方式管理（如改善饮食和定期锻炼）进行治疗。

并观察到症状有了显著的改善。20世纪60年代，许多欧洲国家将锂用作治疗躁狂症的药物。丹麦精神病学家莫根斯·肖在1970年发表的论文表明，锂对双相情感障碍治疗有效。目前锂依然是治疗双相情感障碍的主要药物。■

参见: 天然药房 54~59页, 精神卫生保健 92~93页, 神经系统 190~195页, 氯丙嗪和抗精神病药物 241页。

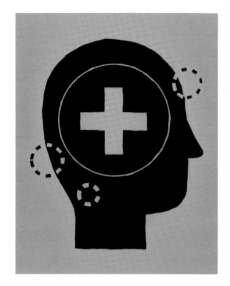

精神科的青霉素
氯丙嗪和抗精神病药物

20世纪40年代，法国外科医生亨利·拉博里（Henri Laborit）建议罗纳-普朗克制药公司开发一种作用于中枢神经系统的抗组胺药，并认为其镇静作用可以用于手术前对病人的麻醉。1950年，氯丙嗪药物被生产了出来。

巴黎圣安妮医院的两位法国精神病学家让·雷德和皮埃尔·德尼尔克从1952年开始使用氯丙嗪治疗患有躁狂症和精神分裂症的住院病人。研究表明，这种药对控制病人的躁动或过度兴奋很有效，因此，也被称为"强效镇静剂"，后来又被称为"抗精神病药"。

世界上首个抗精神病药

经过加拿大精神病学家海因茨·莱曼（Heinz Lehmann）的小规模研究，氯丙嗪从1954年开始在美国被用于精神病治疗。到20世纪60年代，氯丙嗪在欧洲和北美洲已被广泛用于精神分裂症和双相情感障碍的治疗。该药通过阻断大脑中的多巴胺受体，减少了脑细胞间的信息传递，进一步减轻了精神病症状。此外，它还减少了精神病治疗对电击疗法等治疗方法的依赖。

尽管从20世纪60年代就开发了一系列新的抗精神病药，但从没有一种药获得过如氯丙嗪那样的成功。氯丙嗪现在是公认的世界上首个抗精神病药。■

我不敢相信精神病会被一颗简单的药丸治愈了。
海因茨·莱曼
《神经精神药理学历史回忆》

参见： 天然药房 54~59页，阿司匹林 86~87页，锂盐和双相情感障碍 240页，认知行为疗法 242~243页。

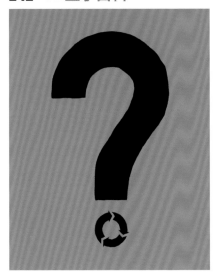

改变人的思维方式

认知行为疗法

20世纪40年代，从第二次世界大战战场上归来的军人需要有效的短期疗法来治疗焦虑和抑郁，加之行为学研究正在起步，就产生了一种治疗心理障碍的新方法——行为疗法。行为主义的支持者反对西格蒙德·弗洛伊德内省和更主观的精神分析方法，认为该方法侧重于潜意识心理的作用。相反，他们坚持认为，可测量的外部因素，如事件和环境，对行为和情绪的影响更重要。作为这一理论的

先驱，美国心理学家B. F. 斯金纳在1953年建立了一门行为科学，这门科学支撑了现代心理治疗的大部分理论体系，并影响了认知行为疗法的发展。

条件反射

斯金纳的理论建立在早期行为主义者——俄国生理学家伊万·巴甫洛夫和美国心理学家约翰·沃森的理论基础上。巴甫洛夫在19世纪90年代对狗进行的实验表明，反

行为理论表明，对行为的反复积极或消极反应会影响人的行为和情绪。

认知理论认为，感知、解释和赋予事件意义的方式会影响行为和情绪。

通过使用认知行为疗法改变人的行为和思维模式，就可以调节情绪并解决心理问题。

参见： 精神卫生保健 92~93页，精神分析 178~183页，神经系统 190~195页，锂盐和双相情感障碍 240页，氯丙嗪和抗精神病药物 241页。

应是可以通过"经典条件反射"习得的：在喂食之前反复摇铃（一种不相关的刺激），训练一段时间后，狗只要听到铃声就会分泌唾液。沃森后来提出用条件反射的理论可以解释所有人类心理活动。

1938年，斯金纳首次提出，如果所有的行为和情绪反应都是习得的（条件反射），那么人就有能力重新习得如何表现得更得体。他将这种再学习过程称为"操作性条件反射"，包括积极或消极的强化——通过奖励期望行为和抑制不希望的行为来塑造行为。

认知的革命

思维（认知过程）如何影响情绪和行为呢？20世纪60年代，对这一问题的好奇引发了学术界对斯金纳工作的重新评估和第二波心理治疗理论的讨论与完善。美国精神病学家阿伦·贝克等认知治疗师认为，斯金纳所证明的条件反射并不能解释或控制所有的行为活动，一些无用或不准确的思维也会对行为活动产生影响。识别和评估这些消极的感知或潜意识的想法，然后纠正它们，使它们反映现实，而不是一种扭曲或功能失调的现实观，这构成了贝克认知理论的基础。

治疗师开始将行为理论和认知理论结合起来，提出了一种称为"认知行为疗法"（CBT）的治疗方法。多项研究揭示了研究和修正可见的行为，以及评估和重新塑造认知或者想法的有效性，认知行为疗法也获得了学术界的支持。

认知行为疗法的第三波浪潮

20世纪90年代以来，认知行为疗法的第三波浪潮出现，进一步拓宽了认知行为疗法的领域。这些新方法希望改变人们与其思想和情感的关系，而不是改变他们思想的内容，包括正念、可视化和以认同为基础的治疗。

> 永久的康复在于病人能够懂得如何接受恐慌，直至不再害怕它。

克莱尔·威克斯

尽管认知行为疗法还在不断发展，但它仍然植根于严谨的科学实验和临床案例研究来获得可测量的结果和可量化的数据，就像斯金纳努力将心理治疗和心理学发展为一门科学一样。斯金纳强调强化训练在影响行为改变方面自有其存在的价值，这一观点也产生了很深远的影响。■

B. F. 斯金纳

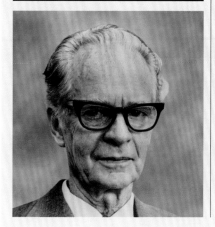

B. F. 斯金纳于1904年出生在美国宾夕法尼亚州，他最初的梦想是成为一名作家，但在阅读了伊万·巴甫洛夫和约翰·沃森的研究后，他对人类行为的科学研究产生了兴趣。受前辈工作的启发，他开始证明行为是由周围环境而不是主观的心理过程或自由意志控制的。

1948—1974年，在担任哈佛大学心理学教授期间，斯金纳利用他的"斯金纳箱"等发明进行了一系列行为实验。老鼠可以通过踩杠杆，鸽子可以通过啄杠杆来获得食物或水，这些研究证明了行为可以通过斯金纳说的"操作性条件反射"的过程来改变和加强。这项开创性的研究对心理学和教育学的研究方法产生了深远且广泛的影响。斯金纳于1990年因白血病去世。

主要作品

1938年 《有机体的行为》

1953年 《科学与人类行为》

1957年 《言语行为》

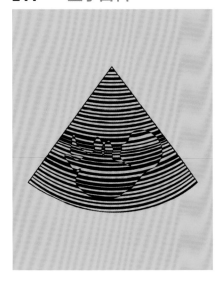

新的诊断维度

超声波

此前

1794年 意大利牧师兼科学家拉扎罗·斯帕兰扎尼（Lazzaro Spallanzani）发现蝙蝠利用回声定位（探测声波）来确定空间的方位。

1917年 第一次世界大战期间，法国物理学家保罗·朗之万（Paul Langevin）及其同事开发了声呐，利用超声波来探测潜艇。

此后

1975年 美国一家医疗超声公司开发出线性阵列超声扫描仪，可以对胎儿进行清晰的实时成像。

1986年 日本学者马场一宪（Kazunori Baba）使用超声波捕捉到了胎儿的第一张3D超声图像。

2019年 英国伦敦iFind项目的科学家使用计算机引导的超声波对胎儿进行了一次迄今为止最清晰的扫描。

英国医生伊恩·唐纳德是首位将超声波技术应用于产科领域的人。1956年，唐纳德在工程师汤姆·布朗（Tom Brown）和产科医生约翰·麦克维卡尔（John McVicar）的协助下，成功制造了第一台超声诊断扫描仪。

超声波是一种超过人类听觉范围的高频声波，能让医生实时获得胎儿的关键信息。这种技术被称为"医学超声检查"，无创安全。超

任何一项新技术，如果它的临床用途能被证明是无害的，那它就会变得更有吸引力。

伊恩·唐纳德

声检查通过换能器将超声波送入人体并使其到达检测部位，然后利用计算机将返回的声波转换成图像。

诊断先行

伊恩·唐纳德并非首个将超声波作为诊断工具的医生。1942年，奥地利神经学家卡尔·杜西克（Karl Dussik）和他的兄弟尝试通过测量超声波束穿过头骨的传输来定位脑肿瘤。20世纪40年代末，美国人乔治·路德维希（George Ludwig）使用超声波检测动物的胆结石。英国医生约翰·怀尔德（John Wild）在电气工程师约翰·里德（John Reid）的帮助下，于1951年开发了第一台手持接触式超声扫描仪。1953年，瑞典心脏病学家英奇·埃德勒（Inge Edler）和德国物理学家赫尔穆特·赫兹（Hellmuth Hertz）首次开展了超声心动图检测，利用超声波来研究心脏的工作机制。■

参见: 助产术 76~77页, X射线 176页, 心电图 188~189页, 脑电图 224~225页, 磁共振成像和医学扫描 278~281页。

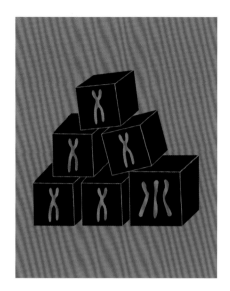

所有的细胞均有 47条染色体

染色体和唐氏综合征

背景介绍

此前

1866年 英国医生约翰·兰登·唐（John Langdon Down）描述了现在以他的名字命名的综合征及其临床特点。

1879年 德国生物学家华尔瑟·弗莱明发现了脊椎动物的染色体。

1956年 瑞典的艾伯特·利文（Albert Levan）和美国华裔科学家蒋有兴（Joe Hin Tjio）发现人类有46条染色体。

此后

1999年 人类基因组计划的目标是绘制人体所有基因组图谱，并首次揭示一条染色体（22号染色体）上的全部遗传密码。

2000年 与唐氏综合征相关的21号染色体被测序。

2013年 美国研究人员发现，唐氏综合征的特征可能与脑细胞中一种特定蛋白质的低水平表达有关。

1958年，法国巴黎儿科研究员玛莎·高蒂尔发现了唐氏综合征的病因。在医院实验室检查玻片时，玛莎·高蒂尔发现患有唐氏综合征的儿童有三条21号染色体，而不是两条。

在高蒂尔发现这一现象的两年前，瑞典隆德大学的遗传学家发现，大多数人几乎所有的体细胞中都有23对染色体（总共46条）——每对染色体中有一条遗传自母亲，另一条遗传自父亲。精子和卵细胞各有23条未配对的染色体。当卵子与精子受精时，受精卵就变成了一个有23对染色体的细胞。

三体

遗传学家现在知道，在生殖器官中产生精子和卵细胞的减数分裂过程中，可能会出现第三个拷贝或额外的染色体片段，这种情况被称为"三体"。三体可以发生在任何一条染色体上，但导致唐氏

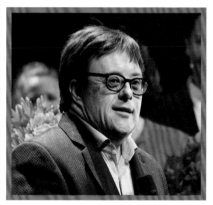

电影《我也是》的主演、西班牙演员帕布罗·皮内多（Pablo Pineda），是欧洲第一个获得学士学位的唐氏综合征病人。

综合征的21-三体最常见，每1000个新生儿中就会出现1例21-三体。21-三体会有明显的身体特征，如面部轮廓扁平、肌肉张力差，以及轻度到中度的学习障碍。爱德华兹综合征是由18-三体引起的心脏缺陷，每6000个婴儿中就有1例。∎

参见：遗传特征与状况 146~147页，遗传学和医学 288~293页，人类基因组计划299页，基因治疗 300页。

起死回生

器官移植手术

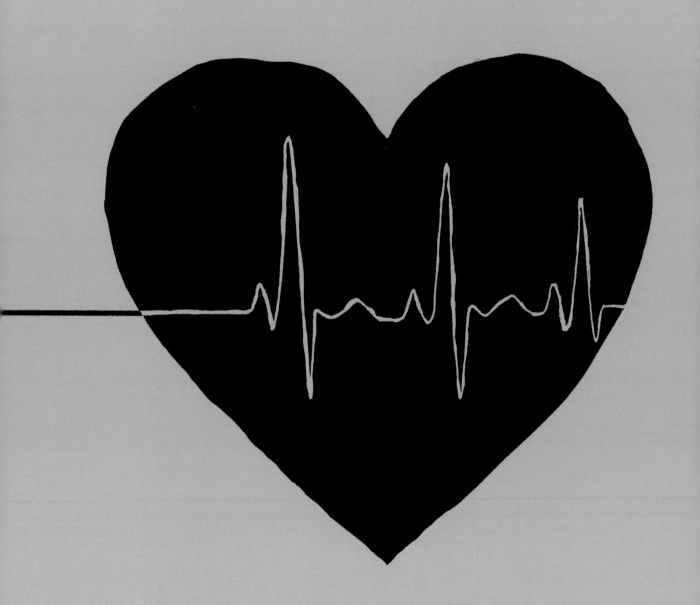

背景介绍

此前

1668年 荷兰乔布·范·米克伦（Job van Meekeren）成功开展了首次骨移植手术。

1838年 在美国，理查德·基萨姆（Richard Kissam）将一只猪的角膜移植到了一名年轻人体内，帮他暂时恢复了视力。

此后

1979年 西班牙通过立法确立了死后器官捐赠的推定同意制度，成为首个拥有"选择退出"制度的国家。

1998年 法国医生让-米歇尔·杜伯纳德（Jean-Michel Dubernard）进行了首例双臂异体移植手术。

2002年 美国科学家开始研究如何培育克隆猪来生产人类器官移植所需的供体。这些猪经过基因改造，可以减少排斥反应。

2008年 法国外科医生洛朗·兰提里称完成了首例完整面部移植手术。

移植手术，即用健康的身体部位替换受损或衰竭的身体部位，是现代医学最惊人的创举。1954年，世界上首例肾脏移植手术成功，并引领了这一潮流，仅仅13年后，世界上第一例人类心脏移植手术也成功了，并被誉为移植手术皇冠上的明珠。从那一刻起，全球数十万人的生命可以通过心脏、肾脏、肺和肝脏移植被挽救。虽然移植对病人来讲是非常重大的手术，但现在许多外科医生认为这类手术已经是常规手术了。

早期的研究

19世纪中期全身麻醉出现后，外科医生才开始考虑器官移植的可能性。全身麻醉使得外科医生可以开展体内手术，而不会给病人带来难以忍受的疼痛，也不会让他们的肌肉痉挛。

20世纪初，外科医生开始在动物身上进行移植手术。1902年，匈牙利外科医生埃默里希·乌尔曼（Emerich Ullmann）在一只狗身上开展了肾脏移植手术，他将狗的肾脏从腹部移植到颈部，并用黄铜管将其与循环系统重新连接起来。年轻的法国外科医生亚历克西斯·卡雷尔（Alexis Carrel）也开展了类似的手术，他甚至将一只狗的心脏移植到了它的脖子上。

卡雷尔在做实验的过程中还发明了显微缝合技术，这种技术后来在人体移植手术中重新连接切断的血管时被广泛使用。

成功与失败

1905年，奥地利眼科医生爱德华·齐尔姆（Eduard Zirm）为因处理石灰而失明的捷克农场工人阿洛伊斯·格洛格（Alois Glogar）成功进行了角膜移植手术。齐尔姆使用了一个11岁男孩的角膜，手术的效果很好。手术后3个月，格洛格就回到了工作岗位，并在他的余生保持了很好的视力。

卡雷尔和其他外科医生相信全面实现人体器官移植只是时间问题。然而，每次在狗之间进行器官

"卡雷尔缝合法"是一种简单且巧妙的方法，可以将供体器官的血管与宿主的血管连接起来。1912年，卡雷尔因缝合血管的方法而被授予了诺贝尔生理学或医学奖。

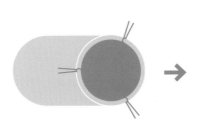

血管的两端相互接触，并在血管周围等距的点上用三针连接起来。

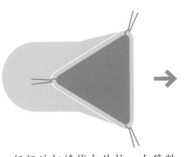

轻轻地把缝线向外拉，血管就变成了一个三角形。

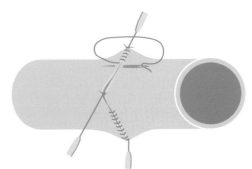

直的边缘可以很容易被缝合在一起，也不需要镊子来固定组织，从而避免撕裂或擦伤的风险。

参见: 输血和血型 108~111页, 麻醉 112~117页, 皮肤移植 137页, 免疫系统 154~161页, 心电图 188~189页, 透析 234~235页, 再生医学 314页, 面部移植 315页。

> 这是生命本身的馈赠。

迪克·切尼（Dick Cheney）
美国第46任副总统
关于他接受心脏移植手术的评论

移植后，接受器官移植的狗在几周内就会死亡，即使手术看起来完成得很成功。到了20世纪40年代，许多外科医生已经掌握了在人体上进行器官移植的手术技术，但多次尝试都以病人死亡告终。

新的见解

第二次世界大战期间对皮肤移植的研究有助于揭示这一原因。在战争期间，许多轰炸机飞行员遭受了严重的皮肤烧伤，但捐赠者的皮肤从未被成功移植。为了找到失败的原因，英国科学家彼得·梅达沃在兔子身上做了一系列实验。他发现受体会主动排斥"外来"皮肤。就像身体会产生对抗病原体感染的抗体一样，受体也会产生对抗移植物的抗体。起初，身体似乎接受了移植，但慢慢地，受体开始产生针对移植物的抗体。几周后，受体的免疫系统就会开始全面攻击移植物。

随后梅达沃偶然发现同卵双胞胎之间的皮肤移植不会发生排斥，近亲杂交牛之间的移植也不会发生排斥。排斥反应的问题很严重，因此在这个问题没有得到解决之前，器官移植几乎没有成功的可能。然而，外科医生还是竭尽全力、不顾一切地挽救生命，并且在想，如果能找到近亲捐赠者，类似于双胞胎之间的免疫耐受性或许可以帮助病人存活下来。

与此同时，1945年，荷兰发明家和医生威廉·科尔夫发明了透

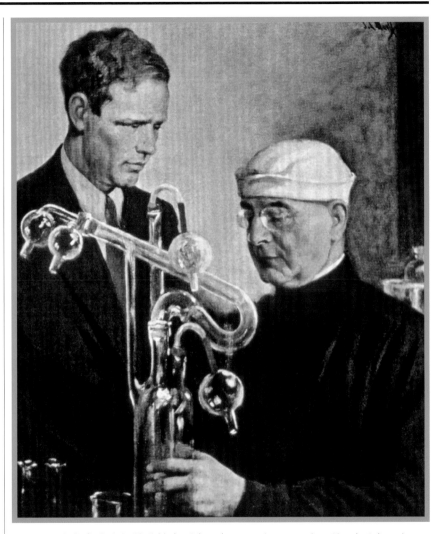

1935年，亚历克西斯·卡雷尔（右）与美国飞行员查尔斯·林德伯格（Charles Lindbergh）（左）合作设计了灌注泵，这是心脏直视手术中使用的心肺机的前身。

析仪，这是一种机械过滤器，可以在短时间内代替受损的肾脏，给肾脏恢复的机会。但医生对透析是否能帮助病人在肾移植中存活下来仍存有一定的疑惑。

1952年，在巴黎的一家医院

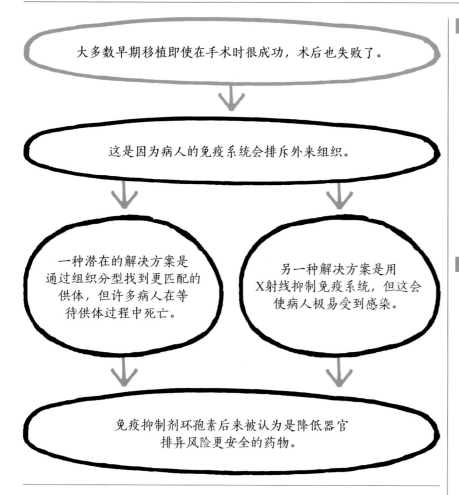

大多数早期移植即使在手术时很成功，术后也失败了。

这是因为病人的免疫系统会排斥外来组织。

一种潜在的解决方案是通过组织分型找到更匹配的供体，但许多病人在等待供体过程中死亡。

另一种解决方案是用X射线抑制免疫系统，但这会使病人极易受到感染。

免疫抑制剂环孢素后来被认为是降低器官排异风险更安全的药物。

肾脏移植现在看来已经司空见惯，是一种常见手术。但第一次开展手术的时候，就像首次驾驶飞机飞越海洋一样，心惊胆战！

约瑟夫·默里
《纽约时报》

里，法国外科医生让·汉伯格将一位母亲的肾脏移植给了她肾脏受损的儿子，并在手术期间用一台透析仪维持男孩的生命。捐赠者和受赠者的这种血缘关系是除同卵双胞胎以外最亲密的关系，手术一开始似乎很成功。然而，不到两周，肾脏便出现了免疫排斥，男孩最终不幸死亡。

两年后，在美国波士顿的一家医院，约瑟夫·默里（Joseph Murray）成功完成了世界上首例器官移植手术。他从罗纳德·赫里克（Ronald Herrich）身上取下一个肾脏，并将其移植给了他的同卵双胞胎兄弟理查德（Richard）。理查德活了8年，在此期间他结婚生子。他最后因心力衰竭去世时，捐献的肾脏还在正常工作。

受到默里的激励，其他外科医生也开始尝试肾脏移植。然而，由于移植的肾脏很快遭到免疫排斥，几乎所有病人都死亡了，只有同卵双胞胎之间的移植获得了成功。所以，医生迫切希望找到解决办法。

克服免疫排斥

为了降低器官排斥的概率，移植外科医生尝试用X射线照射病人，以抑制身体的免疫系统。然而，这大大削弱了身体的防御能力，即使是轻微的感染也会使病人病得很重。美国血液病专家威廉·达梅谢克（William Dameshek）建议使用抗癌药物6-巯基嘌呤，这种药物通过干扰癌细胞的代谢来抑制癌细胞的繁殖。他希望这种药物能抑制免疫系统中识别外来组织的白细胞的增殖，从而降低器官排斥的可能性。

20世纪60年代初，英国医生罗伊·卡尔恩（Roy Calne）在狗身上试验了这个想法。在对这些动物进行肾脏移植后，他给它们服用了硫唑嘌呤，这是一种与6-巯基嘌呤类似的药物。最终，硫唑嘌呤在一只名叫"棒棒糖"的狗身上效果很好，于是卡尔恩决定把这种药物给移植后的病人服用。然而，他的病人中依然只有少数活了下来。

1963年，美国外科医生托马斯·斯塔兹（Thomas Starzl）在手术后立即给他的移植病人服用硫唑嘌呤，令人惊喜的结果出现了。

斯塔兹发现，如果在服用硫唑嘌呤后，受体的身体依然会轻度排斥供体的心脏，那他就继续给他们服用大剂量的同样可以抑制免疫系统的类固醇药物。最终发现，硫唑嘌呤和类固醇药物的联合使用显著提高了病人的生存机会。

同一时期，瑞士制药公司山德士的生物化学家在研究土壤样本，以寻找可作为抗生素来源的真菌。在检测了挪威的土壤样本后，他们发现了一种叫作"膨大弯颈霉"的真菌，并从中提取了一种名为"环孢素"的物质。研究发现，这是一种几乎没有毒副作用的免疫抑制剂。环孢素在20世纪80年代初获批，从此彻底突破了器官移植手术的瓶颈，减少了移植器官的排斥反应，也避免了病人死于感染。

随后，研究人员继续研究更好的方法，并通过人类白细胞抗原（HLAs）来识别鉴定更合适的供体。这些人类白细胞抗原就像化学护照，可以立即识别细胞是自己的

> 经我治疗的移植病人
> 都快有一大家子之多了。
>
> 托马斯·斯塔兹
> 《纽约时报》

还是外来的，如果是外来的，受体的免疫系统就会立即排斥。世界上没有两个人可以拥有相同的人类白细胞抗原（同卵双胞胎除外），但有些人的人类白细胞抗原很相似。有血缘关系的人比无血缘关系的人更容易有相似的人类白细胞抗原。血液检测可以显示供体人类白细胞抗原与病人的有多匹配。匹配度越高，器官被排斥的可能性就越小。

肝脏移植

随着肾脏移植在20世纪60年代变得越来越普遍，外科医生开始探索肝脏和心脏移植的可能性。肝脏比肾脏大得多，也复杂得多，而且在手术过程中没有机器可以暂时代替肝脏的功能。此外，全肝只能来自死者的捐献，但由于器官离体后对血液供应不足非常敏感，因此肝脏必须在捐赠者死亡后15分钟内取出并冷藏。

1963年，美国的托马斯·斯塔兹和英国的罗伊·卡尔恩率先尝试了肝脏移植手术，所选的病人如果不进行肝脏移植就一定会死亡。两名病人在手术中都幸存了下来，但随后肝脏出现排斥反应，两名病人都死了。在随后的20年里，外科医生一直在尝试，但四分之三的肝脏移植病人均在一年内死亡。20世纪80年代初环孢素问世后，情况得到了极大的改善。如今，90%的肝脏移植病人至少能存活一年，许多人甚至可以完全恢复。

克里斯蒂安·巴纳德

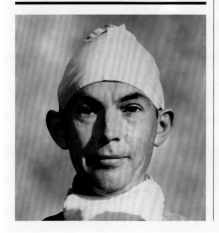

1922年，克里斯蒂安·巴纳德出生于南非西开普省一个贫穷的牧师家庭。他的一个弟弟5岁时因心脏病去世，于是他决定成为一名心脏外科医生。1967年，他在南非开普敦开展了第一例人类心脏移植手术，从此举世闻名。

巴纳德后来又开展了"辅助移植"，即将一颗健康的心脏放在病人患病的心脏旁边来辅助后者行使功能。此外，他还开创了使用猴子心脏的先河，以让病人在等待合适供体的时候，用猴子的心脏续命。巴纳德61岁时患上了风湿性关节炎，于是退出了心脏外科手术。在生命的最后几年里，他写了一部小说和两部自传，并成立了克里斯蒂安·巴纳德基金会，目的是帮助贫困儿童。巴纳德于2001年去世，享年78岁。

主要作品

1970年 《一生一世》

1993年 《第二颗心》

1996年 《捐赠者》

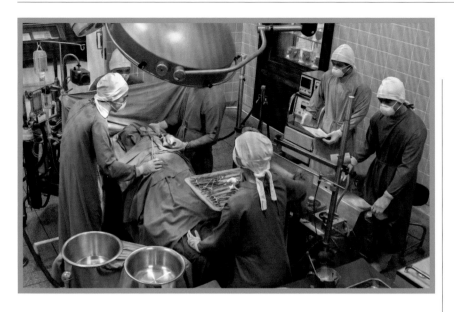

2017年，为纪念首例心脏移植手术成功50周年，开普敦格罗特舒尔的博物馆展出了左侧这幅画。

车撞死了。

手术很成功，沃什坎斯基的新心脏开始跳动，手术几天后一切看起来都很好。然而，由于他服用的阻止新心脏排斥反应的药物严重削弱了他的免疫系统，最终沃什坎斯基在手术后18天死于肺炎。但是这意味着心脏移植的时代已经开启了。随着环孢素在20世纪80年代初出现，心脏移植的成功率直线飙升。

心脏移植手术

心脏移植是所有器官移植手术中挑战最大的。20世纪50年代初，俄国科学家弗拉基米尔·德米霍夫（Vladimir Demikhov）在狗身上进行了心脏移植手术尝试，但成功率无法保证。在狗不死亡的情况下，很难取出旧的心脏并植入新的心脏。20世纪50年代末，美国斯坦福大学的外科医生诺曼·沙姆韦（Norman Shumway）发现只要用冰水冷却病人，就可以在取出心脏时使病人的心脏停止跳动，血液也停止流动。此外他还发明了一种人工心脏设备来泵血，直到新心脏开始正常工作。沙姆韦和心脏外科先驱理查德·洛尔一起练习从尸体上取出心脏，然后将其放进去。

在对狗的心脏进行了几年的实践之后，沙姆韦决定尝试人类心脏移植，尽管仍然需要面对很大的排斥风险。在沙姆韦等待合适的病人和捐赠者期间，南非外科医生克里斯蒂安·巴纳德抢在他的前面进行了人类心脏移植手术。1967年12月3日，巴纳德利用沙姆韦和洛尔的技术，在开普敦的格鲁特·舒尔医院开展了世界上首例人类心脏移植手术。手术成功的消息瞬间成为全世界的头条新闻。巴纳德的病人是路易斯·沃什坎斯基（Louis Washkansky），一名54岁的杂货商。捐献的心脏来自一名年轻女子，她在过马路时被一辆汽

供体短缺

心脏移植受到了供体短缺的限制。就肾移植来说，几乎一半的移植肾脏来自活体捐赠者，经过精心挑选后，大部分由亲属自愿捐献。但是，心脏必须来自已经死亡的捐赠者，所以很多病人直到去世都在等待心脏供体。而且，供体心脏可能在离病人很远的地方，或者不能在最需要的时间提供。因此，

心肺联合移植

许多需要心脏移植的病人往往会有肺受损情况。随着心脏移植变得可行，外科医生将心肺联合移植提上了日程。

1968年，首例心脏移植手术一年后，美国外科医生丹顿·库利（Denton Cooley）在一名2个月大的婴儿身上进行了世界上首例心肺联合移植手术。婴儿术后仅存活了14个小时，这个想法后来也就被放弃了。直到1981年，斯坦福大学的外科医生布鲁斯·赖茨（Bruce Reitz）决定再试一次，因为新批准的环孢素可能会带来更高的成功率。病人是45岁的玛丽·戈尔克（Mary Gohlke），最终手术成功了，玛丽活了5年。

今天，一半以上的心肺联合移植病人至少能存活5年。然而，供体的短缺和供体死后肺组织的迅速恶化极大地限制了心肺联合移植手术的数量。

> 与其把心脏埋起来让虫子吃掉，不如移植给需要的人。

克里斯蒂安·巴纳德
《时代杂志》

获取和运送心脏，以及准备手术，都需要与时间赛跑。由于缺氧、缺血，心脏供体组织在被取出后的4～6个小时就开始恶化。

电动的人工心脏

由电池供电的"全人工心脏"（TAHs）可能是解决心脏供体短缺的终极方案。20世纪60年代，在美国工作的阿根廷心脏病专家多明戈·利奥塔（Domingo Liotta）和美国外科医生O. H."巴德"·弗雷泽（O. H."Bud" Frazier）在休斯敦的得克萨斯心脏研究所开展了全人工心脏技术研究。这些早期的人工心脏主要用于心脏移植病人的桥接治疗，即治疗目的是在找到捐赠者之前让病人存活。

1969年，已经做了29次移植手术的美国心脏外科医生丹顿·库利遇到了一位名叫哈斯克尔·卡普（Haskell Karp）的病人，由于找不到心脏供体，他可能在几天内死亡。于是，库利给他植入了一个人工心脏。两天半后，卡普等到了一颗捐赠的心脏，但在植入这颗心脏

可供移植的器官和组织越来越多。最近，手和脸也被列入了器官移植名单。到目前为止，全世界已经开展了几百例手部或面部移植手术。

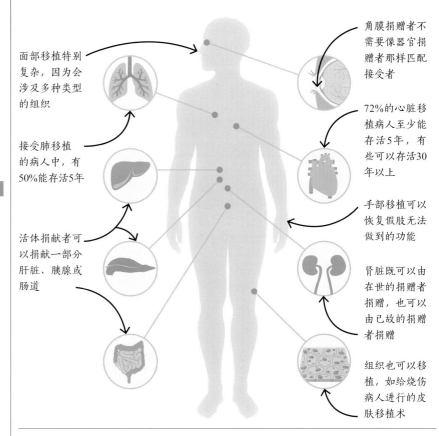

面部移植特别复杂，因为会涉及多种类型的组织

接受肺移植的病人中，有50%能存活5年

活体捐献者可以捐献一部分肝脏、胰腺或肠道

角膜捐赠者不需要像器官捐赠者那样匹配接受者

72%的心脏移植病人至少能存活5年，有些可以存活30年以上

手部移植可以恢复假肢无法做到的功能

肾脏既可以由在世的捐赠者捐赠，也可以由已故的捐赠者捐赠

组织也可以移植，如给烧伤病人进行的皮肤移植术

后不久卡普就因感染死亡了。一些外科医生谴责库利植入了一种他们认为还不能用于人体试验的设备。然而，随着越来越多的病人因新移植的心脏产生排斥反应而死亡，一些外科医生想知道，人工心脏是否能成为解决问题的方案，而不仅仅是作为桥接治疗使用。

20世纪80年代初，美国医生将一颗名为Jarvik-7的人工心脏移植给了许多垂死的心脏病人，其中有一人存活了2年。当免疫抑制剂环孢素出现后，心脏移植的存活率大大提高，人们对人工心脏的兴趣也就慢慢减弱了，但在21世纪供体短

缺变得更加严重时，人们对人工心脏重燃期盼，并且随着全人工心脏技术的发展，终末期心力衰竭病人桥接治疗的时间也更长了。

人工心脏并没有像最初希望的那样成为心脏移植的长期替代品。大多数心脏外科医生认为，在实验室里用干细胞和其他克隆器官培育出的心脏将可能给移植手术带来革命性的变化，尽管这些应用目前来说还处于早期阶段。与此同时，肾脏、肝脏和心脏移植每年依然挽救成千上万的病人，是目前医学界最显著的成就之一。■

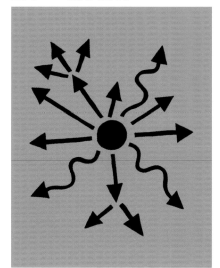

一种颇有前景但难以驾驭的分子

干扰素

干扰素，因其干扰病毒感染的能力而得名，是多种细胞因子大类中的一种。1957年，英国国家医学研究所的病毒学家阿利克·艾萨克斯（Alick Isaacs）和琼·林登曼（Jean Lindenmann）首次报道了干扰素。

病毒通过感染细胞在体内传播。被病毒感染的细胞释放干扰素，可减缓细胞复制，限制病毒的传播，阻止进一步感染。干扰素也会扩散到健康的组织中，提醒健康的细胞注意危险并限制病毒在其间的复制。干扰素主要有三种类型——α、β和γ，作用各不相同。

起初，人们对将干扰素开发成抗病毒药物非常兴奋，甚至觉得干扰素还有治疗癌症的潜力。20世纪60年代，芬兰科学家凯瑞·坎特尔（Kari Cantell）发现，用仙台病毒感染白细胞可以诱导白细胞分泌α干扰素。1980年，瑞士的一个实

在科学领域，就像在演艺圈一样，没有一夜成名的事情。

迈克·爱德哈特（Mike Edelhart）和琼·林登曼《干扰素》

验室通过基因工程改造α干扰素基因实现了α干扰素和其他干扰素的大规模生产。

在动物研究中，干扰素治疗癌症的效果很好，但在临床研究中，不良反应十分严重，包括流感样症状、恶心甚至严重的抑郁。然而，在低剂量下，干扰素仍被用于治疗各种癌症、肝炎和多发性硬化。■

参见：疫苗 94~101页，免疫系统 154~161页，病毒学 177页，抗生素 216~223页，人类免疫缺陷病毒和自身免疫性疾病 294~297页。

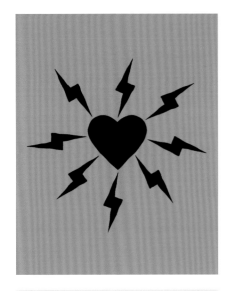

病患之感
心脏起搏器

人类心脏在一生中大约跳动20亿次，并且非常有规律。然而，全世界约有300万人的心脏需要靠人工起搏器提供的刺激来保持跳动正常。

从笨重到小巧玲珑

1951年，加拿大工程师约翰·霍普斯发明了世界上首个有效的心脏起搏器，这个起搏器需要放置在体外，看起来十分笨拙，而且需要由主电源供电。七年后，受益于小型电池和控制信号的微型晶体管技术的发展，瑞典工程师鲁内·埃姆奎斯特（Rune Elmgvist）和心脏外科医生阿克·森宁一起发明了一种可以植入胸腔的起搏器。

1958年10月8日，森宁在垂死的阿恩·拉尔森（Arne Larrson）体内植入了首个植入式起搏器。虽然这个起搏器只工作了3个小时，第二天早上不得不进行更换，但在此后的43年里，拉尔森通过换用26个起搏器，活到了86岁。

由病人控制的可变速率起搏器于1960年问世，而锂电池于1972年问世，使起搏器的电池寿命从大约2年延长到了10年。最新的起搏器已经做到了药丸大小，而且传感器可以集成更多数据，设备也能够根据身体活动自动调节心率。■

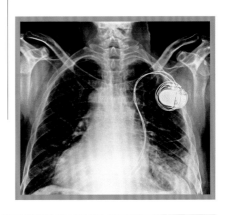

X射线扫描显示锁骨下方被植入了一个起搏器。它的导线进入右心室，将电脉冲传送给心脏。

参见: 血液循环 68~73页, 听诊器 103页, 心电图 188~189页, 器官移植手术 246~253页。

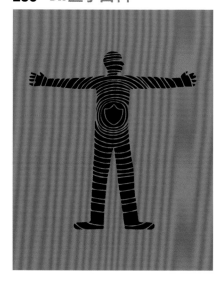

自身免疫反应的中心

淋巴结和淋巴管

背景介绍

此前

1651年 法国科学家让·佩凯（Jean Pecquet）报道了胸导管（主要是淋巴管）的作用。

1652年 托马斯·巴托林（Thomas Bartholin）展示了遍布全身的淋巴管，并创造了"淋巴管"一词。

1701年 荷兰解剖学家弗雷德里克·鲁谢（Frederik Ruysch）首次描述了淋巴循环。

1770年 威廉·休森（William Hewson）发现了微小的圆形细胞——后来被称为"淋巴细胞"。

1784年 意大利解剖学家保罗·麦斯卡尼（Paolo Mascagni）称淋巴细胞在淋巴管中循环并最终进入了淋巴结。

此后

1959年 法国科学家雅克·米勒首次发现了T细胞。

1980年 研究明确了T细胞、B细胞在获得性免疫中的作用方式。

淋巴系统是人体主要的循环系统，也是抵御感染的关键防御系统。淋巴系统通过众多的淋巴管清除淋巴液中的毒素和其他代谢废物，而淋巴细胞识别并对抗进入人体的病原体。

1959年，英国医生詹姆斯·高万斯首次发现了淋巴细胞在淋巴系统和血液之间循环，这是认识淋巴细胞和淋巴循环在人体免疫系统中发挥核心作用的关键。

先前的认识

公元前5世纪，古希腊医生希

淋巴系统包含一些关键的器官，如胸腺、骨髓和脾，淋巴细胞在这些器官中产生并成熟。淋巴细胞的激活发生在淋巴结中。在淋巴结内部，淋巴细胞会识别抗原。

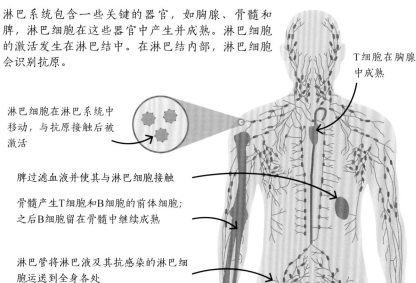

T细胞在胸腺中成熟

淋巴细胞在淋巴系统中移动，与抗原接触后被激活

脾过滤血液并使其与淋巴细胞接触

骨髓产生T细胞和B细胞的前体细胞；之后B细胞留在骨髓中继续成熟

淋巴管将淋巴液及其抗感染的淋巴细胞运送到全身各处

淋巴结过滤淋巴液，清除受损的细胞和病原体，并允许识别抗原的淋巴细胞在该处集结。淋巴结主要集中在腋窝、腹股沟和颈部

参见： 血液循环 68~73页，疫苗 94~101页，免疫系统 154~161页，癌症治疗 168~175页，靶向给药 198~199页，单克隆抗体 282~283页。

> 整个社会和全体人类都会受益于高万斯的贡献。

安德鲁·科普森（Andrew Copson）
英国人文主义协会首席执行官

波克拉底的著作中就有淋巴结（淋巴细胞聚集的"小腺体"）的早期记载。2世纪，盖伦医生也写到了淋巴管。但直到17世纪50年代，丹麦医生托马斯·巴托林和瑞典科学家奥劳斯·鲁德贝克（Olaus Rudbeck）才分别发现淋巴管遍布全身。在此后的几个世纪里，科学家逐渐拼凑出了这个系统的解剖结构及其循环的具体机制。

一个关键的系统

血液将营养物质和氧气输送到全身各处的细胞，同时会带走血浆中的细胞代谢废物。血浆大部分会留在血液中，但也有一些与其他液体一起渗入身体组织间隙。从那里，这些组织液作为淋巴液流入淋巴管。

淋巴液和血浆一样，也是一种透明的液体，在身体周围缓慢移动，清除细胞代谢废物，循环一周后返回血液。人体全身大约有600个淋巴结，由网状组织构成，可以过滤淋巴液并捕获病原体和毒素。淋巴液里也含有淋巴细胞，这是一种在脾和淋巴结等地方发现的微小的白细胞。1770年，英国外科医生威廉·休森首次观察到了这些白细胞，但当时他并不了解它们的功能。在炎症反应和细菌性疾病中可以检测到这些淋巴细胞，但在詹姆斯·高万斯的发现被世人熟知之前，人们一直认为淋巴细胞是寿命较短的细胞，因为人们发现淋巴细胞在很短的时间里就会从血液中消失。

高万斯理论的突破之处在于他证明了这些细胞没有消失，而是被吸收到了淋巴系统中，然后在组织液和淋巴液中循环，最后回到了血液中。事实上，淋巴细胞寿命很长，最长可以存活15年，所以同样的细胞会不断地在血液、组织液和淋巴液中循环。高万斯接着指出，淋巴细胞是一种"携带"抗体的细胞，通过在组织中循环将抗体散及

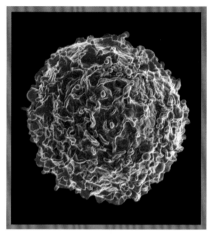

淋巴细胞是白细胞的一种，包括B细胞和T细胞，可以对特定的入侵者做出反应并形成记忆。上图显示了B细胞正在释放针对特定抗原的抗体。

全身。他还指出，淋巴细胞与抗原（病原体表面的分子）发生反应，并引发免疫反应。目前，淋巴细胞被普遍认为是人体获得性免疫系统的枢纽细胞。■

詹姆斯·高万斯

1924年，詹姆斯·高万斯出生于英国谢菲尔德，后在伦敦国王学院获得医学学位。第二次世界大战结束时，他在新解放的贝尔根-贝尔森集中营中做医学志愿者，并于1947年毕业。高万斯还曾就读于牛津大学，1955—1960年在埃克塞特学院担任医学研究员，在那里他完成了淋巴细胞再循环的开创性研究。

1963年，高万斯因在淋巴系统方面的研究当选英国皇家学会会员。他在该学会担任研究教授15年，并于1977—1987年出任英国医学研究委员会主席。1989年，他成为人类科学前沿计划（总部设于法国斯特拉斯堡）的首任秘书长。1982年，他被授予爵士爵位，后于2020年去世。

主要作品

1959年 《大鼠淋巴细胞从血液到淋巴的再循环》

1995年 《神秘的淋巴细胞》

2008年 《淋巴细胞的起源和功能》

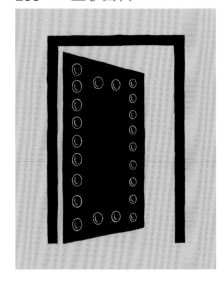

生育自主权

激素避孕

20世纪中期，两种主要的避孕方式是避孕套和阴道隔膜。不过，20世纪20年代以来，激素避孕的科学基础已被广泛理解。1951年，避孕先驱玛格丽特·桑格要求生物学家格雷戈里·平卡斯开发一种药丸形式的激素避孕药。大约在同一时间，化学家卡尔·杰拉西（Carl Djerassi）合成了一种人工孕酮——炔诺酮（孕激素的一种）。

平卡斯知道，大剂量的孕酮会抑制试验动物的排卵。1953年，他与妇科医生约翰·罗克（John Rocks）共同发起了一项女性避孕药的临床试验。1955年，由于反避孕法和天主教会的反对，平卡斯和罗克斯不得不将他们的试验转移到波多黎各。这种药物现在被称为"异炔诺酮"，其中雌激素和孕酮含量是现代避孕药的10倍。参与该试验的200名志愿者起初并不知道避孕药可能产生不良反应，试验中她们陆续出现了头晕、恶心、头痛和血栓等症状。

1960年，尽管这种药的激素含量非常高（1961年不良反应减少了一半），美国食品药品监督管理局还是批准了异炔诺酮作为口服避孕药使用。平卡斯和卡尔·杰拉西也因对避孕药的贡献而被后世尊为"避孕药之父"。■

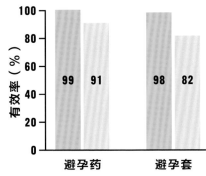

图例：■ 正确使用 ■ 现实世界

如果避孕药能够被正确使用，那么它和避孕套之间的有效性只有1个百分点的差异，但在现实世界中，二者通常有9个百分点的差异。

参见： 医学界的女性 120~121页，激素和内分泌学 184~187页，避孕 214~215页，美国食品药品监督管理局和沙利度胺 259页。

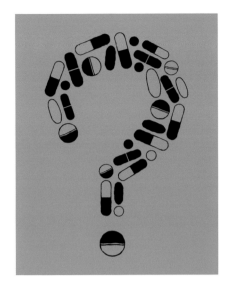

提供安全证明才放行

美国食品药品监督管理局和沙利度胺

背景介绍

此前

1848年 美国通过了《药品进口法》，以防止从海外进口假药（或掺杂了假药成分的药品）。

1875年 英国通过《食品药品销售法》，旨在阻止在食品和药品中掺入有害成分。

1930年 在美国，食品、药品和杀虫剂管理局更名为食品药品监督管理局（FDA）。

此后

1962年 美国国会授权食品药品监督管理局为药物测试和批准制定全面的新标准。

2001年 欧洲发布了临床试验指令，以规范欧洲的所有临床研究。

2018年 美国通过一项法律，允许终末期病人使用没有获得食品药品监督管理局批准的试验性药物。

1937年，100多名美国人，大多数是儿童，在服用了一种名为"磺胺酏剂"的新药后不幸去世。这种新药虽然通过了外观和味道的测试，但没有进行毒理测试。虽然磺胺本身是安全有效的，但溶解药物的二甘醇是一种毒药。这一事件引发了公众的愤怒，于是美国政府于1938年出台了《食品、药品和化妆品法》，该法确立了美国药品审批的机制，要求制药公司必须证明新药是安全且有效的，并允许政府随时对工厂进行检查。

美国食品药品监督管理局负责批准新药的团队有一位正在攻读博士学位的药理学家，名叫弗朗西斯·奥尔德姆·凯尔西。1960年，美国食品药品监督管理局委派凯尔西审查一种名为"沙利度胺"的药物，这种药物被证明对减轻产妇的恶心很有效。尽管这种药物已经在其他40个国家获得了批准，但凯

（凯尔西）非凡的判断力……阻止了一场重大悲剧……发生在美国。

约翰·F.肯尼迪（John F. Kennedy）
美国第35任总统

尔西拒绝批准该药，理由是该药的风险评估没有考虑到对胎儿可能的影响。

1961年，德国和英国有报道称，服用沙利度胺的母亲生下的婴儿有严重的出生缺陷。药物通过胎盘导致了胎儿的畸形。全世界至少有1万名儿童受到影响，其中一半在出生后几个月内死亡，但在美国只有17名儿童死亡。■

参见：天然药房 54~59页，医学界的女性 120~121页，类固醇和可的松 236~239页，循证医学 276~277页。

恢复功能

骨科手术

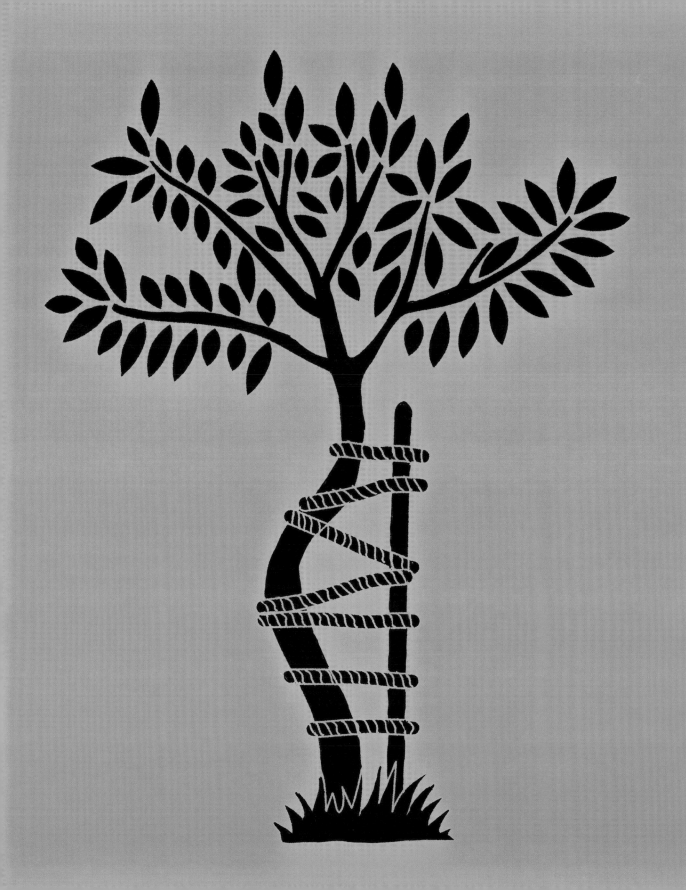

背景介绍

此前

公元前1650年 古埃及人使用夹板来修复骨折的骨头。

约1000年 宰赫拉威编纂了医学百科全书《医疗手册》，其中详细描述了骨科手术。

1896年 X射线首次被用于评估骨骼损伤。X射线是1895年被威廉·伦琴发现的。

此后

1968年 弗兰克·冈斯顿首次成功完成了全膝关节置换。

1986年 日本生物医学工程师马场一宪发明了3D超声波，可以进行详细的骨骼成像。

20世纪90年代 机器人辅助髋关节和膝关节置换术进入临床。

1962 年在英国威根的莱廷顿医院进行的全髋关节置换，是20世纪骨科手术史上的一个重要里程碑。全髋关节置换术是英国骨科医生约翰·查恩利的创意，现已成为最常见的外科手术之一。

据估计，60岁以上的人有10%患有髋关节骨关节炎，股骨头和髋臼之间的磨损会产生剧烈的疼痛。此前人们尝试过从钢到玻璃的各种材料，但效果都不好。

经过多年的研究和几次失败后，查恩利使用钴铬合金制作了股骨头，用高密度聚乙烯制作了髋臼，端杆则安装在股骨中。这样可以使大腿骨以最小的摩擦在髋臼内移动。全髋关节置换术实施后，查恩利随访了5年才宣布手术是安全的。其他外科医生也开始开展这种手术。到2019年，仅在美国，每年就有超过30万例全髋关节置换术。查恩利的工作也促进了其他关节替代技术的发展。

> 本末倒置；人工关节已经被广泛使用，现在我们正试图找出失败的原因。
>
> 约翰·查恩利
> 《骨与关节外科杂志》

肌肉骨骼修复

骨科手术是指通过外科修复骨折及相关的软组织（韧带、肌腱和软骨）来矫正骨骼畸形（如脊柱侧弯）、重建或替换受损关节（也称为"关节成形术"）、切除骨肿瘤以及治疗一系列其他骨骼疾病的外科技术。

"骨科"（orthopaedic）这个词来自希腊语ortho（意思是"直的"）和pais（意思是"孩子"），是法国医生尼古拉斯·安德里（Nicolas Andry）在1741年创造的，描述了该学科早期的一个研究重点——试图使儿童弯曲的脊柱和四肢变直。19世纪90年代，骨科领域的关注点开始聚焦在纠正年轻人的骨骼畸形和修复骨折上。

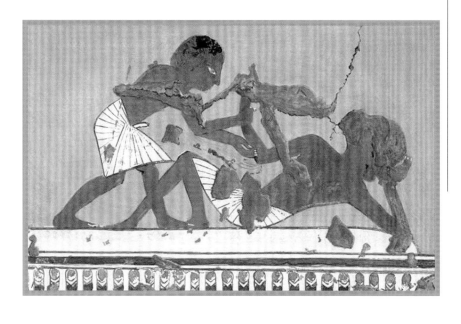

古埃及卢克索墓中的一幅画可以追溯到公元前13世纪拉美西斯二世统治时期，画中展示了一名医生正在用一种沿用至今的方法来修复脱臼的肩膀。

参见: 古埃及医学 20~21页,古希腊医学 28~29页,伊斯兰医学 44~49页,战场医学 53页,外科学 88~89页,X射线 176页,超声波 244页,微创手术 298页,机器人和远程手术 305页。

髋关节因长期使用、高强度运动或骨关节炎、骨折等情况遭到磨损或损坏。

→

髋关节损伤会导致关节肿胀、僵硬、疼痛和活动能力降低。

→

很难找到不被身体排斥还耐用的、能恢复运动的材料,这导致了关节置换术迟迟得不到大的发展。

↓

1962年,约翰·查恩利开创了全髋关节置换术,通过使用新材料来减少摩擦,延长关节寿命。

←

外科医生在20世纪40年代和50年代尝试髋关节置换术,但未获得成功。

早期骨科手术实践

骨科的起源比它的名字要古老得多。据记载,许多早期文明发明过属于自己的治疗骨科损伤的方法。公元前17世纪,古埃及的《史密斯外科纸草书》上就描述了医生将棕榈树皮垫板固定于骨折的肢体上,并用亚麻绷带固定使其恢复的过程。古希腊医学先驱希波克拉底在他的著作中写道,用浸过蜡和树脂的绷带包裹受伤的四肢可使其康复。

在伊斯兰的黄金时代,西班牙科尔多瓦著名的外科医生宰赫拉威对脊柱损伤和颅骨骨折进行了手术。在法国,外科专著《外科全书》的作者居伊·德·肖里亚克率先提出了通过滑轮牵引治疗骨折的方法。

几个世纪以来,骨科几乎没有什么进展,而在许多地方,由没有接受过正式医学培训、自学成才的医生进行的正骨手术逐渐兴起。在中国,传统的正骨术随着武术的发展而繁荣。后来,正骨师改进了训练或战斗受伤后的治疗技术。18世纪初,英国最著名的接骨师之一"疯子"萨莉·马普(Sally Mapp)在伦敦附近从事接骨工作。

现代骨科医学的先驱

1876年,休·欧文·托马斯(Hugh Owen Thomas)在《髋关节、膝关节和踝关节疾病》一书中描述了他发明的髋关节和膝关节夹板(被称为"托马斯夹板")。这种夹板使用一根铁棒和皮带来固定骨折部位并辅助骨头愈合。在他的侄子、军队整形外科主任罗伯特·琼斯(Robert Jones)于第一次世界大战期间使用托马斯夹板后,股骨复合性骨折的死亡率从80%以上降至20%以下。此外,托马斯项圈(一种用于颈部受伤的

休·欧文·托马斯的夹板在第一次世界大战期间被采用,极大地改善了复合性骨折的预后。在此之前,常用的治疗方法是截肢。

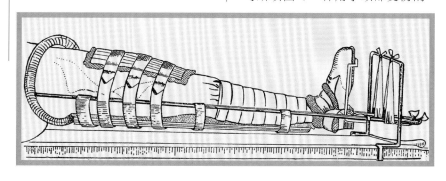

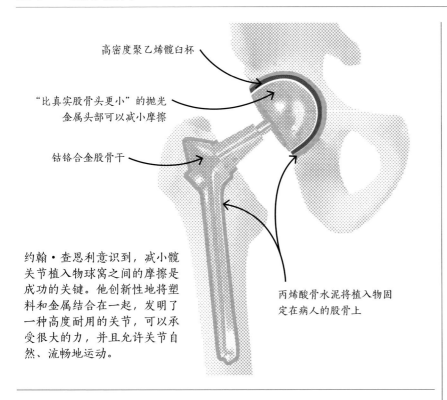

高密度聚乙烯髋臼杯

"比真实股骨头更小"的抛光金属头部可以减小摩擦

钴铬合金股骨干

约翰·查恩利意识到，减小髋关节植入物球窝之间的摩擦是成功的关键。他创新性地将塑料和金属结合在一起，发明了一种高度耐用的关节，可以承受很大的力，并且允许关节自然、流畅地运动。

丙烯酸骨水泥将植入物固定在病人的股骨上

支架）、托马斯测试（一种用于髋关节畸形的测试）和托马斯鞋跟（一种用于平足的矫正儿童鞋）也都是托马斯发明的骨科创新器具。

荷兰军医安东尼乌斯·马希伊森（Anthonius Mathijsen）1851年的发现也是这一时期非常重要的进展。他发现，绷带在水和巴黎石膏（石膏）中浸泡几分钟就会变硬，可以很好地支撑骨折后的四肢。1896年，新发明的X射线被用于骨科显影成像，在一台腕骨枪伤的骨科手术中，X射线成像显示出了子弹在病人腕骨正中的位置。在整个20世纪，X射线在骨科中扮演了越来越重要的角色。

在第二次世界大战早期，德国外科医生克·金切尔（Gerhard Küntscher）发明了髓内钉。髓内钉被安装在骨折股骨的中央腔内，在骨头愈合时可提供支撑。这一发明使得病人，尤其是德国士兵能够迅速恢复行动能力。此后，该技术经过多次改进，至今仍被用于股骨和胫骨骨折的治疗中。

20世纪50年代，美国外科医生保罗·哈林顿（Paul Harrington）发明了另一种金属植入物——一套连接在钢棒上的钩子系统。该系统用于脊柱弯曲矫正手术，在20世纪80年代被后路双杆多节段内固定系统所取代。从20世纪50年代起，苏联外科医生格奥尔基·伊利扎洛夫（Gavriil Ilizarov）发明了固定架（也被称为"Ilizarov固定架"），可以用来矫正角度畸形和腿部长度差异，也能用来修复因打石膏而无法愈合的骨头。

20世纪60年代初，约翰·查恩利在全髋关节置换术方面取得了颠覆性进步。加拿大外科医生弗兰克·冈斯顿看到这一报道后，备受鼓舞，决定挑战全膝关节置换术。但全膝关节置换术比全髋关节置换术更复杂，因为膝盖由三个部分组成：股骨底部、胫骨顶部和膝盖骨。1860年，德国外科医生忒米斯托克利斯·格卢克（Thermistocles Gluck）曾尝试将象牙植入膝盖，但失败了。1968年，当冈斯顿使用与查恩利全髋关节置换术相同的材料时，他重现了一个与正常关节一样的膝关节。

冈斯顿在股骨末端安装了一个可以弯曲的钴铬合金部件，让其附着在胫骨上的聚乙烯平台上晃动，就这样复制了膝盖的自然弯曲和伸展。现在美国外科医生每年要进行大约60万例全膝关节置换术。虽然目前的膝关节假体在冈斯顿设计的首个假体的基础上已经迭代出了多款产品，但使用的材料都是相似的。

约翰爵士是一个完美主义者，只有所有发明达到了他心目中全部的要求，他才会满意。
莫林·亚伯拉罕（Maureen Abraham），
英国手术助理护士

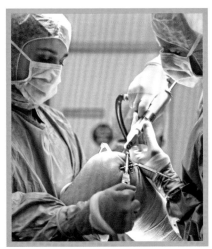

最近的技术进步开创了微创骨科手术的新时代，如膝关节的腔镜手术。

现代骨科医学

现代骨科医学范畴十分广泛，而且随着人均寿命的延长、职业需求的变化以及生活方式的演变，范畴会越来越广，因此新的医疗需求对医疗技术提出了新的挑战并进一步推动着创新。随着人口老龄化和全球肥胖水平提高等，骨关节炎等肌肉骨骼疾病的发病率逐年攀升，因此查恩利在关节替代手术方面的开创性工作仍具有重要意义。根据世界卫生组织2013年的预测，到2050年，全球将有近10亿人患骨关节炎。当软骨磨损时，膝盖、臀部和脊柱的缓冲减少，导致骨头之间相互摩擦增多。虽然步行架以及一些其他设备可以帮助病人活动，姑息药物也可以缓解疼痛，但目前来说，关节置换术仍是这类临床问题有效的治疗方法。

骨折也是最大的临床需求之一，美国每年有超过600万人受到影响。手腕骨折是75岁以下人群最常见的骨折，髋部骨折在75岁以上人群中最常见。现代骨折的治疗方法与古代类似：使用夹板或石膏限制骨折部位的活动。与此同时，新的研究和医疗技术的进步继续指导着手术，并试图促进骨骼更快愈合。

持续的创新

1986年3D超声的发明，使骨骼和关节的无创绘图成为可能。该技术协助疾病的诊断和治疗，也进一步促进骨科医学的培训。近些年出现的视频辅助微创手术以及人工智能辅助的手术导航等技术意味着许多手术将越来越微创。

微创手术尤其适用于骨科肿瘤学，这是一种处理骨和周围软组织癌变肿瘤的学科。以前，对于骨癌，通常来说推荐的早期治疗方法只有截肢，但随着微创手术、化疗和放疗技术的进步，在许多情况下可以避免截肢。

20世纪60年代查恩利开展全髋关节置换术以来，改进关节置换的研究在持续进步。人们尝试了不同类型的金属、陶瓷和塑料等各种材料，"表面置换"开始成为一种选择，这种手术可以让病人保留更多的原始骨骼，而不需要置换整个关节。

此外，外科医生也在研究软骨移植和利用干细胞生长的组织来替代关节中受损的肌腱和韧带。虽然骨科手术的许多机械原理和治疗目的几个世纪以来并没有改变，但该领域自使用树皮夹板以来已取得了长足的进步。■

> 他有这种工程学的天赋，最终真的复现了髋关节的功能。
>
> 吉尔·查恩利夫人
> (Lady Jill Charnley)

约翰·查恩利

1911年，约翰·查恩利出生于英国的伯里，第二次世界大战期间，他在英国军队中担任医务官。战后，他开始研究压缩对骨折的影响和人工关节的润滑。

查恩利知道与机械工程师合作对关节置换术至关重要。1958年，他在威根的莱廷顿医院建立了一个髋关节手术中心。在用聚四氟乙烯做髋关节材料的实验失败后，他从1962年开始改用聚乙烯。查恩利多年来致力于改善髋关节手术效果，并在减少术后感染方面做出了一系列重要贡献，他因此在1975年获得了著名的李斯特奖章。约翰·查恩利于1982年去世。

主要作品

1950年　《常见骨折的闭合性治疗》
1979年　《髋关节低摩擦置换术》

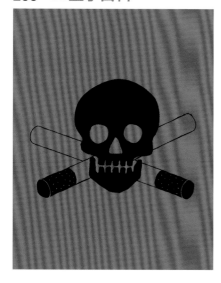

吸烟有害健康
吸烟与肺癌

世界卫生组织2018年的数据显示，肺癌是人类最常见的癌症之一，每年有约210万个确诊病例和176个死亡病例，占所有癌症死亡人数的22%，其中约80%的死亡是由吸烟造成的。几十年来，烟草公司一直在强烈否认烟草和肺癌之间的关联，还资助一些支持其立场的研究，然后聘请统计学家对相反的证据提出疑问。

一项针对英国医生的研究

1951年，英国流行病学家理查德·多尔和奥斯汀·布拉德福德·希尔开展了一项针对医生的流行病调查，以确定吸烟与肺癌之间的关联。当时，英国多数男性吸烟，包括大部分医生（20世纪60年代中期，英国女性吸烟率高达45%）。多尔和希尔采访了4万多名医生，了解他们的吸烟习惯，并随访调查，这项研究一直持续到2001年。

到1965年，这项研究已经清楚地表明，吸烟者比不吸烟者患肺癌和其他疾病的概率更高。那些在

第二次世界大战爆发前就开始吸烟的人平均少活了10年。希尔对数据采用了9个原则（布拉德福德·希尔准则），以确保相关性足够高，能够经受住烟草公司的批驳。

引发癌症

环境因素和职业暴露于氡气、石棉和空气污染下都可能导致肺癌，只有大约8%的肺癌病人可归因于遗传因素，一般是第5号、第6号或第15号染色体发生突变引起

知识的进步并不意味着我们可以无视已有的知识。
奥斯汀·布拉德福德·希尔
《环境与疾病：关联还是因果？》

参见: 职业医学 78~79页, 流行病学 124~127页, 细胞病理学 134~135页, 免疫系统 154~161页, 癌症治疗 168~175页。

布拉德福德·希尔准则

1965年制定的布拉德福德·希尔准则确定了在寻找疾病原因时应该考虑的9个原则。虽然遗传学和分子生物学提供了全新的研究视角, 但这些原则至今仍被使用

原则	问题
1. 强度	因果之间的联系有多紧密?
2. 一致性	其他研究有类似的结果吗?
3. 特异性	还有其他疾病?
4. 时序性	原因先于结果吗?
5. 剂量反应	更多的曝光会加重或者增加效果吗?
6. 合理性	因果关系可信吗?
7. 相干性	实验室检测是否符合流行病学统计?
8. 实验	这种疾病可以通过实验性干预来改变吗?
9. 类比	是否已经建立了足够强的因果关系, 使得较弱的证据表明相似的因果关系可以被接受?

的。然而, 大多数肺癌是吸烟引起的。烟草中含有的微粒和其他一些致癌物质, 都具有致癌性。这些致癌物质会激活致癌基因, 从而导致细胞异常增殖或使人体的抑癌基因失活。

患有肺部炎症的人也容易患肺癌。例如, 肺气肿和支气管炎是由进入人体气道的微小颗粒引起的, 并且由于这些疾病的存在, 肺部很难清除这些刺激物, 这就增加了人们患癌症的概率。

肺癌的治疗

1933年美国外科医生埃瓦茨·格雷厄姆 (Evarts Graham) 首次成功实施肺切除术以来, 肺癌治疗有了显著的改善。放疗在20世纪40年代进入临床, 而化疗在20世纪70年代进入临床。现代治疗包括放疗和化疗的结合, 通常在手术后进行, 但治疗效果依然差强人意。

目前肺癌治疗研究的最新进展是一种叫作TRAIL的疗法。TRAIL, 或称CD253, 是一种由细胞分泌的蛋白质, 数量很少, 可以与某些癌细胞结合并摧毁癌细胞, 并且不会对健康组织造成伤害。此外, TRAIL可以通过静脉滴注的方式被送进体内, 不过肿瘤学家也发现, 用药后癌细胞很快就会对TRAIL产生抗药性。尽管如此, 该试验仍在继续, 希望新的治疗方法能够成功治愈癌症。■

禁烟立法

提高公众对吸烟危害认识的运动, 以及提高烟草税、禁止烟草广告和禁止在公共场所吸烟等干预措施可以有效地降低肺癌发病率。英国于1965年禁止在电视上播放香烟广告, 2005年完全禁止香烟广告, 2006年禁止在封闭的公共场所吸烟。因此, 英国的吸烟率下降了, 肺癌的发病率也随之下降。

在世界上其他的一些国家和地区, 吸烟人数并没有减少, 甚至在一些国家, 包括巴西、俄罗斯和印度, 吸烟人数还在上升。2015年, 中国北京颁布了《北京市控制烟草条例》, 禁止在酒吧、餐馆、办公室、购物中心和公共交通工具上吸烟。在美国, 各州的立法各不相同, 但随着人们对吸烟危害认识的提高, 美国的吸烟人数和肺癌发病率都有所下降。

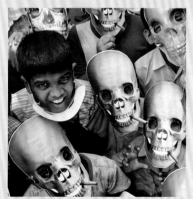

在5月底举行的世界无烟日, 孩子们在印度加尔各答参加集会。

临终关怀

姑息治疗

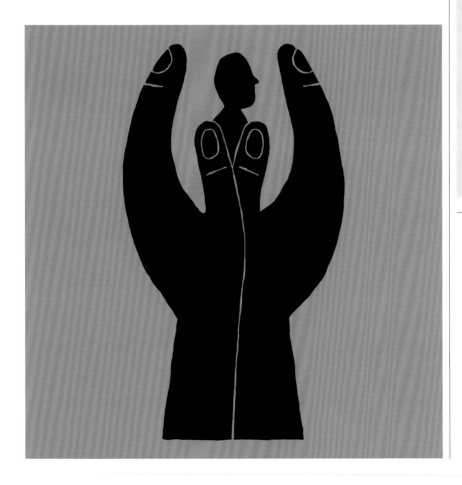

背景介绍

此前

1843年 珍妮·加尼尔（Jeanne Garnier）在法国里昂建立了一个照顾临终者的机构。

1879年 澳大利亚第一家临终关怀医院"不可治愈之家"在阿德莱德的一个女修道院成立。

1899年 圣罗斯临终关怀医院在纽约市成立，目的是照顾无法治愈的癌症患者。

1905年 慈善修女会在伦敦哈克尼成立圣约瑟夫临终关怀院。

此后

1976年 加拿大蒙特利尔巴尔福山召开了北美第一届缓和医疗会议。

1987年 英国、新西兰和澳大利亚承认姑息治疗是普通医学的二级专业。

1990年 世界卫生组织关于姑息治疗的一份报告称，"控制疼痛以及心理、社会和精神问题是最重要的"。

姑息治疗是指为绝症患者提供的专门医疗服务——由英国护士、社会工作者和医生西西里·桑德斯首创。1967年，桑德斯在伦敦创立了圣克里斯托弗临终关怀医院。

桑德斯认为，临终之人应该得到同情、尊重，并能获得止痛药来减轻痛苦。这种精神即是桑德斯的"完全痛苦"理论——病人身体上的痛苦包含了情感、社会和精神因素。在圣克里斯托弗临终关怀医

参见：阿育吠陀医学 22~25页，草药 36~37页，医院 82~83页，麻醉 112~117页。

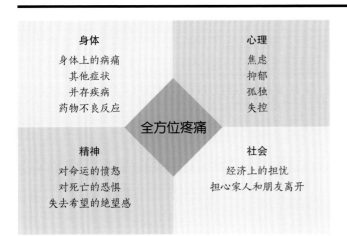

身体	心理
身体上的病痛	焦虑
其他症状	抑郁
并存疾病	孤独
药物不良反应	失控

全方位疼痛

精神	社会
对命运的愤怒	经济上的担忧
对死亡的恐惧	担心家人和朋友离开
失去希望的绝望感	

桑德斯认为，临终之人会经历不同类型的精神上和身体上的痛苦，她称之为"全方位疼痛"。

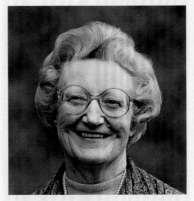

西西里·桑德斯

西西里·桑德斯于1918年出生在英国赫特福德郡，是家中三个孩子中的老大。成年后她在牛津大学学习政治和哲学，第二次世界大战期间成为英军中的一名护士，后来又成为一名在医院工作的社会工作者。

桑德斯在1948年照顾波兰难民大卫·塔斯玛（David Tasma）时，开始构思照顾临终之人的想法。塔斯玛去世前，向桑德斯建议要努力为临终之人提供一个家一样的场所，并在他的遗嘱中为桑德斯留下了一笔财产。1967年，在重新接受了10年的临床医学培训后，桑德斯在伦敦开设了圣克里斯托弗临终关怀医院。

1989年，桑德斯被授予了著名的功绩勋章。2005年，桑德斯在圣克里斯托弗去世。她关于姑息治疗的出版物目前已被翻译成多种语言。

主要作品

1959年 《癌症晚期疼痛的控制》

1970年 《减轻疼痛的方法》

1979年 《终末期疼痛的性质、管理与姑息疗护的理念》

院开业后，桑德斯主张每个临终之人都应该被当作一个个体被倾听，然后接受为其量身打造的治疗方案，并由专家团队给予全面护理，直到其死亡。

在英国医疗保健发生巨大变化之际，桑德斯提出了姑息治疗的想法。国民保健制度创立于1948年，旨在为所有人提供免费医疗保健。然而，在早期，国民保健制度几乎不提供临终关怀。这些临终之人通常在医院度过最后的几个小时，医生只给他们服用普通的止痛药。

一切都在变化

让医生在病人临终前给予陪伴是现代社会才出现的现象。从历史上看，医生更多专注于治疗疾病，而不是帮助临终之人。在中世纪的欧洲，因疾病或灾难而过早死亡是司空见惯的事。但到了19世纪末，医学的进步延长了人们的寿命，而寿命的延长意味着死于癌症等疾病的概率增加，也意味着忍受长期痛苦和折磨的可能性增加。有一个医生带着适当剂量的鸦片或鸦片酊（鸦片的一种酊剂）陪伴在终末期病人的身旁变得很重要，甚至不亚于牧师在场。

20世纪早期，医生缺乏对临终之人止痛用药的临床经验。他们通常会给垂死的病人注射吗啡，前一剂的效果消失后才会再次给药。因此，病人总是对下一波的疼痛充满恐惧。

此外，临终之人对被"孤立"也充满了焦虑。如果可以选择，大多数病人希望在家里走向生命的终点，但只有富人才负担得起医生居家陪护的费用。自1948年开始，国民保健制度资助的医院成为英国大多数终末期病人去世的地方。也有少数被称为"临终安养院"的机构，这些机构倾向于满足终末期病人在家里去世的需求，并且它们通常也依赖古老的宗教护理传统，与国民保健制度几乎完全不属于一个体系。在某些情况下，临终安养院提供了照顾临终之人全新的方式，但它们提供的护理并不全面，也无法接受监管。

疼痛管理

考虑到临终之人在终末期不得不面临剧痛，桑德斯决心改变这一窘境。在伦敦圣卢克医院做志愿护士的时候，她就已经熟知了该医院创始人霍华德·巴雷特（Howard Barrett）博士的疼痛管理理论。巴雷特提倡为病人定期给药以防止疼痛复发，而不是等到前一剂药的药效消失后再给药。桑德斯在伦敦东部的圣约瑟夫临终关怀医院接受临床医学培训后，决定遵循巴雷特的理论。她发现很多病人在临终前觉得自己已经被医生抛弃了，于是她决定，医生必须加入临终关怀团队，并且应该是不可缺少的一部分。医生需要向临终之人提供全面的护理和疼痛缓解措施，直至其去世。

根据"持续的疼痛需要持续的控制"的理论，桑德斯发现，缓解病人对疼痛的焦虑，疼痛通常会消退得更快，从而可以避免长期缓解疼痛的需要。她还建立了一个识别疼痛等级的系统——轻度、中度和重度——每一种疼痛都有针对性的处理措施，而不是一刀切，只用一种药，如吗啡。

这为桑德斯的"全方位疼痛"理论提供了依据。桑德斯认为，疼痛是由身体、心理、社会和精神上的痛苦组成的，每个病人的疼痛都需要根据个人情况进行针对性治疗。她认为，医生也需要倾听病人描述他们的疼痛，以了解他们的需求。在桑德斯看来，疼痛是一种综合征，需要同时关注疼痛的症状以及引起疼痛的潜在疾病。

桑德斯的研究最终促成了圣克里斯托弗临终关怀医院的开业，在这家医院，工作人员将医生止痛和全方位的护理相结合，既满足了病人个人的需求，也考虑了他们来医院的家人和朋友的需求。1970年，圣克里斯托弗临终关怀医院获得了人们足够的认可，也得到了英国国家医疗服务体系的财政支持，

> 你很重要，因为你就是你，到生命的尽头你一直都很重要。
>
> 西西里·桑德斯

成为当时英国各地新兴的几所临终关怀机构的样本。

缓和医疗运动的蔓延

20世纪70年代，临终关怀在英国和其他国家成为人们争相谈论的医疗问题。1972年，英国政府在伦敦举行了一个关于临终关怀的研讨会，会上强调了姑息治疗的随意性和不充分性。

20世纪70年代中期，加拿大医生巴尔弗·芒特（Balfour Mount）创造了"姑息治疗"一词。作为桑德斯的支持者，芒特特意选择了这个词，而不是"临终关怀"，这在讲法语的魁北克有不同的含义。姑息治疗很快成为非常受欢迎的术语，甚至连最初不喜欢"姑息治疗"的桑德斯也开始支持这一术语。1975年，芒特在魁北克开设了第一家姑息治疗室，它以圣克里斯托弗临终关怀医院为基础，但也采纳了瑞士裔美国精神病学家伊丽莎白·库伯勒-罗斯（Elisabeth Kübler-Ross）的一些理念，并敦促医学界以最大的尊重对待终末期病人。

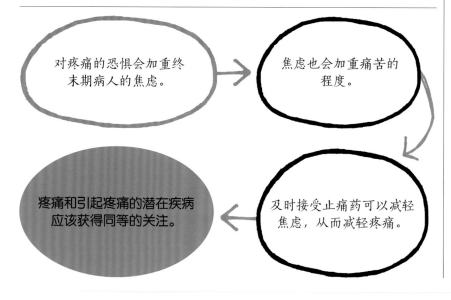

对疼痛的恐惧会加重终末期病人的焦虑。

焦虑也会加重痛苦的程度。

及时接受止痛药可以减轻焦虑，从而减轻疼痛。

疼痛和引起疼痛的潜在疾病应该获得同等的关注。

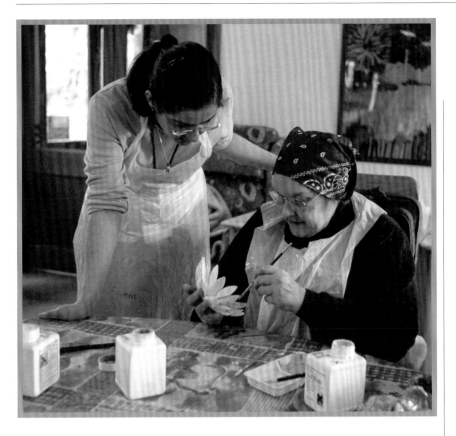

伦敦圣克里斯托弗临终关怀医院的工作人员接受过专业的培训，不仅要照顾临终之人的身体需求，还要参与他们的生活，安慰他们。

缓和医疗运动开始在世界范围内广泛传播。1987年，澳大利亚、新西兰和英国都将缓和医疗确立为一个专门的医学分支。同年，肿瘤学家德克兰·沃尔什（Declan Walsh）在俄亥俄州建立了克利夫兰癌症中心，这是美国第一个姑息治疗项目。该诊所设立的目的是满足终末期病人的一些特殊需求，而这些特殊需求是现有医疗保健无法满足的。

现代护理

现在姑息治疗在很多国家已经被确立为医学领域的一个分支，通常由包括医生、护士、护工、牧师、治疗师和志愿者在内的跨学科团队实施。姑息治疗的重点是缓解终末期病人的疼痛。现在人们普遍认为，疼痛就像西西里·桑德斯在她的"全方位疼痛"理论中所坚持的那样，会以不同类型但又相互联系的形式表现出来。

终末期病人所经历的各种各样的疼痛被定义为身体上的、人际关系上的、情绪上或心理上的、精神或存在主义方面的等各种形式。姑息治疗的病人会被要求向医生具体描述他们的疼痛，医生则会根据检查和病人的病史以及其他一些情况进行综合评估。随后，将这些结论与世界卫生组织等权威机构提供的疼痛严重程度评估表进行对比，并给出相应的处理方案。

与维多利亚时代的万能止痛药不同，缓和疼痛药物通常是一系列药物的混合物，包括止痛药（阿片类和非阿片类止痛药）和一些辅助药物（不是止痛药但对控制疼痛有用的药物），如抗抑郁药、肌肉松弛剂和抗焦虑药，这些药物构成了姑息治疗方案的一部分。这些致力于减轻痛苦的疗法，以及广泛的临终关怀网络，构成了西西里·桑德斯关怀医疗的全部理论，也是她留给后世医学宝贵的遗产。

姑息治疗不仅对病人及家属有利，也对医疗服务相关的单位有利，这些单位可以腾出时间来从事其他重要的工作。由于全球人口逐渐呈现老龄化的趋势，对姑息治疗的需求在不断增长，预计全世界每年有4000万人需要姑息治疗。然而，正如世界卫生组织所指出的那样，姑息医疗还有很长的路要走，截至2020年，仅有14%的终末期病人得到了姑息治疗。■

'全方位疼痛'的概念和观察到的病人及其家庭需要作为一个护理整体来考虑……这是西西里·桑德斯留给我们的宝贵财富。

巴尔弗·芒特

GENES AND TECHNOLOGY
1970 ONWARDS

基因技术时代
1970年至今

伦敦一家医院安装了世界上第一台可进行计算机断层扫描的扫描仪，用于头部扫描。

第一台正电子发射断层成像扫描仪在美国密苏里州圣路易斯投入使用。

世界卫生组织宣布人类根除了天花。

在美国，凯利·穆利斯（Kary Mullis）发明了聚合酶链反应（PCR）技术，大大加快了基因分析的速度。

 1971年

 1975年

 1980年

1983年

1974年

1978年

1981年

1988年

英国物理学家彼得·曼斯菲尔德（Peter Mansfield）对人体进行了首次磁共振成像扫描。

在英国，路易丝·布朗（Louise Brown）成为世界上首个通过体外受精出生的婴儿。

美国出现了第一例艾滋病病例；两年后，法国科学家吕克·蒙塔尼耶（Luc Montagnier）和弗朗索瓦丝·巴雷-西努西（Françoise Barré-Sinoussi）发现了导致这种疾病的病毒——人类免疫缺陷病毒。

世界卫生组织发起了全球根除脊髓灰质炎行动。

20世纪70年代以来，细胞生物学、遗传学和免疫学领域取得了巨大的进步，并深刻地改变了医学格局。曾经局限于科幻小说的技术已经变成医学上的现实。科学家可以克隆细胞，分析甚至编辑基因，培养组织，改进诊断和治疗方法。

近几十年也出现了一些无法预见的挑战。1970年，没有人能预测到一种名为"人类免疫缺陷病毒"的新病毒会导致3000多万人死亡，也没有人能预测到引起某些感染（包括肺炎和结核病）的细菌产生抗生素耐药性的规模和速度。

由于技术革命，许多领域的突破成为可能。随着计算机断层扫描（CT）、磁共振成像（MRI）和正电子发射断层成像（PET）等诊断工具的发展，医生已经能够以惊人的细节观察人体内部。微创腹腔镜手术和激光技术的出现使更多手术变得微创和安全，也使得一些手术变得更容易开展。机器人和远程手术使得外科医生甚至可以远距离进行手术。相信在不太遥远的将来，随着纳米医学（在分子水平上诊断和治疗疾病）的发展，医生靶向单细胞也将成为现实。

战胜疾病

世界卫生组织领导了一些根除致命传染病的社会运动。1980年，世界卫生组织宣布天花已经被根除。8年后，世界卫生组织又发起了全球根除脊髓灰质炎的倡议。

2020年，对婴幼儿致命的脊髓灰质炎仅在阿富汗和巴基斯坦两个国家流行。疟疾是一种由蚊子传播的疾病，2018年有2.28亿人感染，40.5万人死亡，目前各种根除疟疾的运动仍在持续。

随着传统传染病被根除，一些新的传染病又悄然登场。获得性免疫缺陷综合征（艾滋病）的致病病毒——人类免疫缺陷病毒于1983年被发现，当时这种病毒在全世界疯狂传播。尽管抗逆转录病毒药物的成功开发在一定程度上抑制了人类免疫缺陷病毒在体内的复制，但迄今为止还没有能够治愈艾滋病的药物出现；截至2021年，全球约有3840万名人类免疫缺陷病毒感染者，其中三分之二

飞秒激光技术被引入，改变了眼科手术。

人类基因组计划的研究人员确定了22号染色体的全部遗传密码，这是首个被完整绘制的染色体。

《联合国关于人的克隆的宣言》禁止一切形式的克隆人。

世界卫生组织报告表明，全世界约有3840万名人类免疫缺陷病毒感染者。

1995 年　　　　**1999** 年　　　　**2005** 年　　　　**2021** 年

1996 年　　　　**2001** 年　　　　**2006** 年　　　　**2023** 年

英国科学家通过将成熟细胞的遗传物质转移到去核的卵细胞中，从另一只母羊体内克隆出了小羊多利。

美国纽约市的外科医生为法国斯特拉斯堡的一名病人进行了远程胆囊切除手术。

日本研究人员山中伸弥（Shinya Yamanaka）发现，一些干细胞可以被重新编程，转变成任何类型的体细胞。

世界卫生组织宣布，新冠疫情不再构成"国际关注的突发公共事件"。

（约2560万名）在世界卫生组织非洲区域。COVID-19病毒的大流行也再次说明传染病并未离人们远去，相反还在威胁着人类的生存。

转化医学

　　过去的几十年里出现了许多新的治疗方法。这些新治疗方法已经改善或挽救了数百万人的生命。1975年，免疫学家塞萨尔·米尔斯坦和乔治斯·克勒发现了一种可以无限复制单克隆抗体的技术，并进一步开发出了许多新的治疗方法。使用单克隆抗体可防止移植器官的排斥反应，携带药物或放射物到特定的细胞，并对抗自身免疫性疾病，如类风湿性关节炎。1978年，又有一项临床技术取得了突破，

为不孕不育问题提供了新的解决方案。体外受精（IVF）是指使人类的卵子和精子在试管里完成受精，然后将胚胎植入子宫中继续妊娠过程的技术。随后的40年里，有800多万人依靠这种技术来到了这个世界。

　　显微外科手术和免疫抑制药物的进步也大大提高了器官移植手术的成功率。2008年，法国进行了首例全脸移植手术，这是一项复杂且伟大的壮举。

　　英国生物化学家弗雷德里克·桑格发明了第一代基因测序方法以来，遗传领域的不断进步带来了一场医学革命。桑格的工作为人类基因组计划铺平了道路。人类基因组计划旨在绘制人类基因组图谱，

利用该图谱，科学家可以识别与特定疾病相关的基因，并为基因编辑提供可能。

　　革命性的技术有时会引发道德危机。基因疗法尤其有争议，该疗法涉及将健康的DNA引入有缺陷的DNA细胞中，这可能是大量遗传性疾病的终极解决方案。但也有批评者指出，这种技术可能被滥用来"改善"人性。利用胚胎干细胞培育再生医学组织也遭到了一些伦理学家的反对。

　　平衡伦理问题与拯救、改善生命的愿望从未像今天这般重要。干细胞和基因编辑技术的突破有可能在一定程度上变革当前的医疗技术，其重要程度与历史上麻醉剂、抗生素和疫苗等技术相当。■

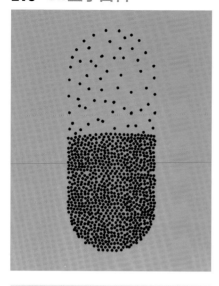

以客观结果为准绳

循证医学

背景介绍

此前

约1643年 西班牙哈布斯堡王朝医生扬·巴普蒂斯塔·范·海尔蒙特（Jan Baptista van Helmont）提出了一项随机对照试验，以确定放血疗法的疗效。

1863年 在美国，医生奥斯汀·弗林特（Austin Flint）为13名病人提供了一种虚拟疗法（安慰剂），以比较安慰剂和标准疗法的优劣。

1943年 英国医学研究委员会（MRC）开展了首次双盲对照试验，即受试者和研究人员都不知道谁接受了什么特定的治疗。

此后

1981年 加拿大麦克马斯特大学临床流行病学家发表了一系列文章，给出了医生阅读评估医学文献的方式方法。

1990年 麦克马斯特大学的戈登·盖亚特（Gordon Guyatt）医生首次使用了"循证医学"一词。

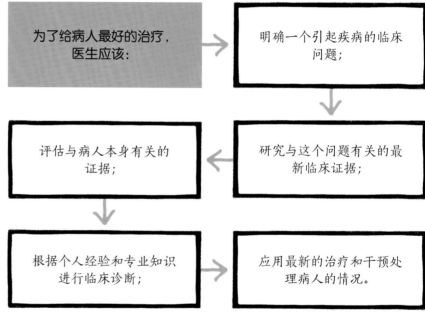

为了给病人最好的治疗，医生应该：

明确一个引起疾病的临床问题；

研究与这个问题有关的最新临床证据；

评估与病人本身有关的证据；

根据个人经验和专业知识进行临床诊断；

应用最新的治疗和干预处理病人的情况。

循证医学（EBM）是指慎重、准确和明智地应用当前能获得的最佳研究结果，结合医生个人的专业技能和多年临床经验，同时考虑病人的价值和愿望，将三者结合制定出病人治疗措施的学科。

循证医学的核心是随机对照试验（RCT），通过将一个或多个影响因素随机分配（以避免偏差）

到相似的人群中来研究这些因素的有效性，然后对结果进行比较和评估。1972年，苏格兰流行病学家阿奇·科克伦（Archie Cochrane）在其颇具影响力的著作《有效性与效率》一书中强调了随机对照试验的价值和无效治疗的危害。

苏格兰海军外科医生詹姆斯·林德于1747年进行了随机对照试

参见: 疾病的分类 74~75页, 病历 80~81页, 预防坏血病 84~85页, 流行病学 124~127页, 维生素和饮食 200~203页。

在循证医学中, 并非所有证据都具有同样的重要性。在金字塔的顶端, 最具价值的证据是综合评估随机对照试验结果后的系统综述。

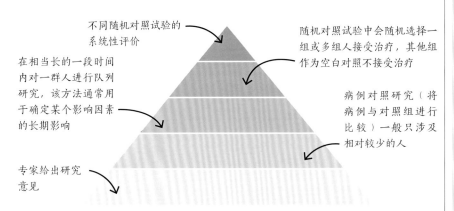

不同随机对照试验的系统性评价

在相当长的一段时间内对一群人进行队列研究, 该方法通常用于确定某个影响因素的长期影响

专家给出研究意见

随机对照试验中会随机选择一组或多组人接受治疗, 其他组作为空白对照不接受治疗

病例对照研究(将病例与对照组进行比较)一般只涉及相对较少的人

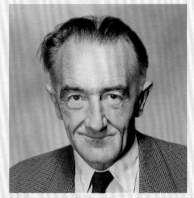

阿奇博尔德·科克伦

1909年, 阿奇博尔德(阿奇)·科克伦出生于苏格兰的加拉希尔斯。1930年, 他从剑桥大学国王学院毕业。1938年, 他在伦敦大学学院医院获得了执业医师资格。第二次世界大战期间, 他在英国皇家陆军医疗队服役, 后被俘进入了战俘营。

1948年, 科克伦加入了位于威尔士的医学研究委员会肺尘埃沉着病研究部门。1960年, 他离开医学研究委员会并加入了威尔士国立医学院担任教授。1969年, 他加入了加的夫新成立的医学研究委员会并担任流行病学部门的主任, 在那里, 他开展了几项开创性的随机对照试验。

除了作为科学家, 科克伦还是一位获过奖的园丁, 也是一位现代艺术和雕塑的收藏家。科克伦晚年罹患癌症, 于1988年去世。

主要作品

1972年 《有效性与效率》

验。他挑选了12名患有类似程度坏血病的水手, 将他们随机分成6组, 然后保证他们有相同的生活条件和日常饮食。每组受试者每天分别接受6种日常治疗中的一种, 包括海水、醋、苹果酒、橙子和柠檬, 还有一组是空白对照。结果表明, 柑橘类水果效果最好, 其次是苹果酒, 这项研究说明每天服用维生素C可以治疗坏血病。

越来越多的研究和试验

19世纪, 很多临床试验取得了进展, 但主要还是个人在主导相关研究。20世纪, 英国医学研究委员会等国家机构开始协调研究、提供资金并提高临床试验的标准。后来阿奇·科克伦加入了英国医学研究委员会, 并在第二次世界大战期间作为战俘在希腊萨洛尼卡进行了他的首项随机对照试验。科克伦想测试哪种维生素有助于治疗一种战俘

营里非常常见的病症——脚踝水肿(因液体潴留体内引起)。他给6名脚踝水肿战俘分配了B族维生素, 给另外6名分配了维生素C。最终他发现, B族维生素的效果非常好, 他说服战俘营每天给战俘服用B族维生素, 以改善其健康状况。

战后, 科克伦回到威尔士的医学研究委员会工作, 并开展肺尘埃沉着病("尘肺")研究。在这项研究及他后来的研究中, 科克伦都非常注意收集到的数据的准确性、规范性和可重复性。

世界资源

科克伦热衷于改进科学证据以验证医疗干预措施是否有效。1993年, 科克伦协作网在英国成立, 旨在收集和传播临床试验的论述。截至2020年, 该组织在43个国家开展业务, 鼓励医疗保健专业人员根据现有的最佳证据做出临床决策。■

窥视身体内部

磁共振成像和医学扫描

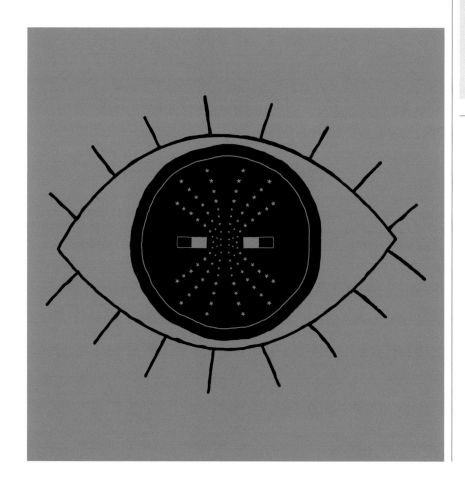

背景介绍

此前

1938年 波兰裔美国物理学家伊西多·拉比（Isidor Rabi）发现了核磁共振（NMR），这是磁共振成像的基础。

1951年 罗伯特·加比拉德（Robert Gabillard）使用不同的磁场来定位原子核发射的无线电波起源。

1956年 大卫·库尔（David Kuhl）制造了一个追踪人体内放射性同位素的装置。

此后

1975年 首台正电子发射断层成像扫描仪在美国圣路易斯华盛顿大学投入使用。

2018年 新西兰科学家开发了第一台3D彩色医疗扫描仪。

医学扫描使医生能够看到身体内部，帮助他们诊断和治疗疾病。医学扫描可使用多种技术，包括X射线、超声波、磁共振成像、计算机断层扫描和正电子发射断层成像。虽然X射线从19世纪末就开始使用了，但其他方法大多是在20世纪60年代末或70年代初发展起来的。这些新技术可以区分不同类型的软组织，使检测损伤、肿瘤和其他异常变得更容易。

物理实验

磁共振成像基于核磁共振的原理，将磁场作用于物质，使其氢原子的原子核释放能量。测量这种能量可以揭示物质的化学结构。

参见: 癌症治疗 168~175页, X射线 176页, 神经系统 190~195页, 癌症筛查 226~227页, 超声波 244页, 纳米技术 304页。

氢是人体内最丰富的元素之一。氢原子的原子核就像微小的磁铁。

→

磁共振成像仪产生磁场，使原子核排列整齐，然后用无线电波将排列打乱。

↓

当无线电波关闭时，原子核重新排列并发出无线电信号。

←

通过测量这些无线电信号，计算机就可以创建被检查身体部位的详细图像。

自1945年起，核磁共振技术就被用于分析化学样品。1969年，美国化学家保罗·劳特伯（Paul Lauterbur）、内科医生雷蒙德·达马迪安（Raymond Damadian）以及英国物理学家彼得·曼斯菲尔德对这项技术很熟悉。当时，达马迪安假设利用核磁共振技术可以将癌细胞与健康细胞区分开来。他推断，癌细胞之所以会出现，是因为它们含有更多的水，因此有更多的氢原子。两年后，他在死老鼠的实验中证明了这一点。

1972年，当时在纽约石溪大学工作的劳特伯证明，向核磁共振磁场引入梯度，可以产生清晰的图像。这使得确定每个原子相对于其他原子的位置和更精确地识别共振信号的差异成为可能。这个想法最初是由两位独立工作的物理学家——法国的罗伯特·加比拉德和美国的赫尔曼·卡尔（Hermann Carr）——提出的，但没有得到进一步的发展。劳特伯在两个试管上试验了这项技术，一个试管里装的是普通水，另一个试管里装的是重水（重水的氢原子有一个中

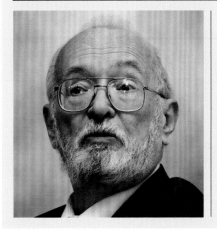

保罗·劳特伯

保罗·劳特伯于1929年出生在美国俄亥俄州的西德尼，十几岁时就对化学充满了热情，甚至在家里建立了自己的实验室。1962年，他在匹兹堡大学获得博士学位，1963—1985年，他在纽约石溪大学讲授化学。

劳特伯研究核磁共振技术好几年，但直到1971年他才想到用它来绘制人体器官的图像。他在匹兹堡一家餐厅吃汉堡的时候有了这个想法；他在餐巾纸上草草画了一个磁共振成像技术的模型，然后开始改进这个想法。

2003年，劳特伯和彼得·曼斯菲尔德因在磁共振成像方面的工作而共同获得了诺贝尔生理学或医学奖。劳特伯于2007年去世。

主要作品

1973年 《通过诱导局部相互作用形成图像；涉及核磁共振的例子》

子和一个质子，使它"更重"）。重水和普通水看起来彼此不同——这是成像技术第一次显示出这一点。劳特伯也在他女儿发现的一只蛤蜊上使用了这种技术，清楚地显示了它的组织结构。他确信，他的成像方法可以用来区分不同类型的人体组织，而不会伤害病人。

第一次身体扫描

1974年，曼斯菲尔德对人体部位进行了第一次磁共振成像，得到了一个学生手指的横截面图像。整个过程需要长达23分钟的时间。为了加快这一过程，他开发了回波平面成像技术，该技术可以从单个质子的激发中产生多个核磁共振回波。这意味着可以在几分之一秒内获得完整的磁共振图像。回声平面成像的优点是它可以呈现快速的生理过程，如呼吸和心律。

曼斯菲尔德在他的原型扫描仪中使用了回波平面成像，并于1978年试验使用。1977年5月，达

我们开始制作相当不错的图像……到了20世纪80年代，图像质量越来越被我们的临床同事所接受。

彼得·曼斯菲尔德

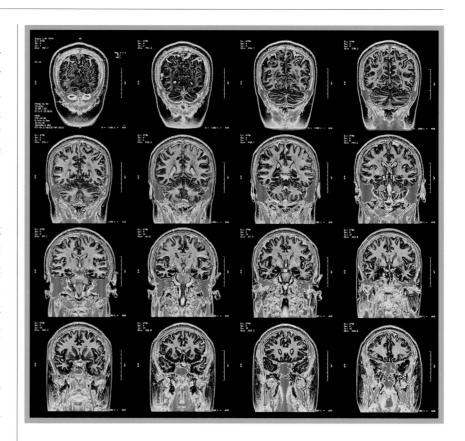

马迪安在美国推出了第一台全身磁共振成像仪。美国食品药品监督管理局于1984年批准了它的使用。

磁共振成像的最大优点是它能提供非常详细的图像。它用于对大脑和脊髓、骨骼和关节、乳腺、血管、心脏及其他器官进行无创检查。缺点之一是磁共振成像仪的成本高达150万英镑。另一个缺点是它不能用于有金属植入物的病人。尽管如此，2018年，仍有5万多台磁共振成像仪在使用。

具有强大的3T（特斯拉）磁铁的磁共振成像仪可以产生非常高质量的图像，显示肌肉、骨骼和神经系统的微小细节。工程师正在制造功能更强大的磁共振成像仪，以便更快地提供更详细的人体图像。

磁共振成像可以让医生在1~4毫米的"切片"上观察大脑，也可以添加假色来突出特定的特征。

计算机断层扫描（CT）

英国电气工程师高弗雷·豪恩斯菲尔德（Godfrey Hounsfield）和美国物理学家艾伦·麦克劳德·科马克（Allan MacLeod Cormack）发明了计算机断层扫描（CT），用于医学诊断。1968年，豪恩斯菲尔德的第一台CT扫描仪花了9天时间才捕捉到死猪大脑的完整三维图像。后来他使用X射线，将扫描时间缩短到9个小时。它的工作原理是X射线源在大脑周围旋转时发射伽马射线，每次旋转一度，产生数千个交叉截面图

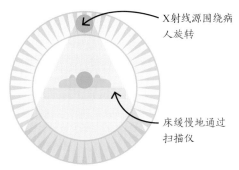

X射线源围绕病人旋转

床缓慢地通过扫描仪

计算机断层扫描是在病人平躺的情况下，从不同角度拍摄一系列X射线图像。整个过程需要10～20分钟。

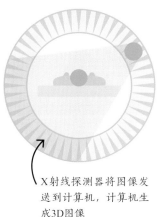

X射线探测器将图像发送到计算机，计算机生成3D图像

像。然后，计算机程序将这些"切片"组合在一起，生成3D图像。

第一台头部CT扫描仪于1971年被安装在伦敦的阿特金森莫利医院。它第一次扫描的是一个额叶脑瘤患者的头部。第一台全身CT扫描仪于1976年问世。

CT用于检测肿瘤和骨折，以及监测癌症等疾病的变化。尽管CT扫描仪比磁共振成像仪更快、更静谧，但它们对器官和软组织的成像并不清晰。重要的是，CT的辐射可能是传统X射线的1000倍。这一剂量虽仍然很小，但如果对身体进行扫描，它可能会累积，增加病人患癌症的风险。

正电子发射断层成像（**PET**）

正电子发射断层成像可以在细胞水平上显示组织的生化变化，这是CT和MRI无法做到的。病人摄入或被注射一种称为"放射性示踪剂"的放射性药物，这种药物会在身体化学活性较高的部位聚集，那通常是疾病的征兆。示踪剂会释放出称为"正电子"的亚原子粒子。当正电子与被检查的身体组织中的电子碰撞时，就会产生伽马射线，这些伽马射线被甜甜圈形状的扫描仪中的一圈受体检测到。然后，计算机绘制出伽马射线，生成示踪剂浓度的3D图像。

PET技术于1956年在美国出现，当时科学家大卫·库尔在物理学家贝内迪克特·卡森（Benedict Cassen）早期工作的基础上开发了

一种光扫描仪。它的工作原理与现代PET相同，都是根据人体检测到的放射性产生图像。20世纪60年代和70年代，PET技术继续发展，第一台临床实用的全身PET扫描仪，被称为PET（Ⅲ），于1975年投入使用。PET-CT联合扫描利用了CT扫描的细节，可以创建更清晰的3D图像。PET-MRI联合扫描也是可行的。

PET用于监测癌症，规划手术，诊断、管理和治疗神经系统疾病，包括帕金森病、痴呆和癫痫。然而，这些示踪剂不能用于产妇——示踪剂发出的辐射可能对胎儿有害，也不能用于糖尿病病人，因为示踪剂会与葡萄糖结合。■

医生通过正电子发射断层成像检查来诊断癌症。在这种情况下通常使用示踪剂氟脱氧葡萄糖（FDG），因为癌细胞吸收葡萄糖的速度更快。

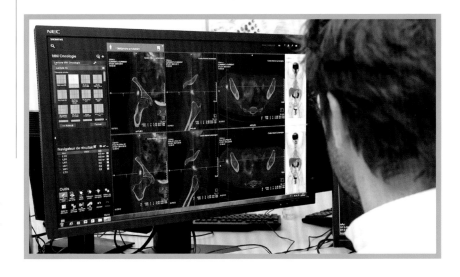

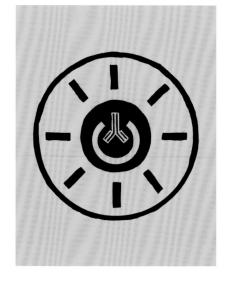

抗体"随需应变"

单克隆抗体

背景介绍

此前

1882年 俄国微生物学家伊拉·梅契尼科夫发现了一种叫作"吞噬细胞"的白细胞。

1890年 埃米尔·冯·贝林和北里柴三郎首次描述了抗毒素——一种在血清中发现的可对抗细菌毒素的抗体。

1906年 保罗·埃尔利希提出了模仿抗体的"魔法子弹"。

1957年 弗兰克·麦克法兰·伯内特提出了克隆选择学说。

此后

1981年 首位癌症病人接受了单克隆抗体治疗。

1982年 用于血型鉴定的单克隆抗体被制造出来。

1997年 波兰病毒学家希拉里·科普罗夫斯基（Hilary Kroprowski）创造了第一个被批准用于癌症治疗的单克隆抗体药物。

单克隆抗体（mAb）是人工制造的同一抗体的无限副本。1975年，两位化学家、免疫学家——来自阿根廷的塞萨尔·米尔斯坦和来自德国的乔治斯·科勒——首次制造了一批抗体，尽管相关的研究还在进行中，但它们已经被证明在许多医学领域非常有潜力。从癌症的创新疗法到血型鉴定，它们在新药和诊断测试中占很大比例。

抗体是人体用来靶向外来细胞（如细菌）的蛋白质。它们有数百万种，每一种都与不同的外来蛋白质相匹配，它们附着在特定的抗原上，要么中和它，要么将其识别为人体免疫细胞的目标。

保罗·埃尔利希在1891年创造了"抗体"一词，并描述了它们与抗原如何像锁和钥匙一样相互作用。到了20世纪60年代，科学

浆细胞产生一种混合抗体，以应对病原体的存在。

骨髓瘤细胞可以无限繁殖。

↓ ↓

科学家将产生一种抗体的骨髓瘤细胞与浆细胞融合，形成杂交瘤。

↓

杂交瘤可以繁殖，产生一种无限供应的抗体。

参见：疫苗 94~101页，细胞病理学 134~135页，免疫系统 154~161页，癌症治疗 168~175页，靶向给药 198~199页。

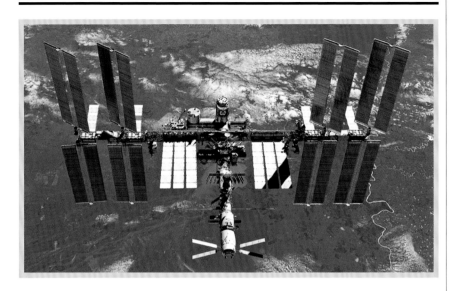

在国际空间站进行的实验旨在培育一种用于癌症治疗的结晶形式的单克隆抗体，这样它就可以被静脉注射而不是静脉输液。

家已经知道它们是由被称为B细胞的白细胞产生的，每个细胞都有自己的抗体。当被匹配的抗原被触发时，B细胞会自我克隆，产生多个浆细胞副本，浆细胞释放出大量抗体。由于浆细胞产生一种以上的抗体，所以这一过程被称为"多克隆"。

利用免疫细胞

米尔斯坦和科勒的突破在于利用实验室制造的杂交瘤细胞，创造出了无限份相同的单克隆抗体。这些是浆细胞和骨髓瘤细胞（导致癌症的异常浆细胞）的人工融合，目的是产生所需的抗体。浆细胞的寿命较短，而骨髓瘤细胞是无限繁殖的。通过将二者融合，米尔斯坦和

科勒创造了一个无限繁殖的抗体来源。米尔斯坦的初衷是找到一种方法来制造用于研究的抗体。但他和科勒很快意识到，单克隆抗体可能是另一颗"魔法子弹"，可以为任何疾病提供量身定制的抗体。

越来越有用的工具

虽然单克隆抗体尚未被证明是万能药，但科学家一直在寻找它们的新用途。它们甚至可以用来探测生物武器。在妊娠试验中，单克隆抗体可检测人绒毛膜促性腺激素（HCG）；在组织分型中，它们通过阻断免疫反应来防止供体器官被排斥。它们可以识别血凝块和"流氓"细胞，并在癌症治疗中用于携带药物或辐射到达目标细胞。

单克隆抗体也被用来对抗自身免疫性疾病，包括风湿性关节炎。新的单克隆抗体药物正在开发中，用于治疗疟疾、流行性感冒和艾滋病。■

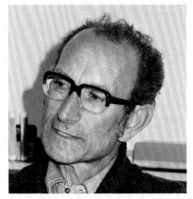

塞萨尔·米尔斯坦

塞萨尔·米尔斯坦于1927年出生在阿根廷，曾就读于布宜诺斯艾利斯大学。获得博士学位后，米尔斯坦受邀加入英国剑桥大学生物化学系。他的主要兴趣是人体防御系统，他的大部分职业生涯致力于抗体研究。

在剑桥大学，米尔斯坦与生物化学家弗雷德里克·桑格（两次获得诺贝尔奖）以及后来的乔治斯·科勒合作，在单克隆抗体方面进行了开创性的工作。米尔斯坦和科勒没有为其发现申请专利，因此未获得经济利益，但在1984年，他们获得了诺贝尔生理学或医学奖。米尔斯坦继续深耕抗体工程领域。他于2002年去世。

主要作品

1973年　《两个产生免疫球蛋白的骨髓瘤细胞的融合》

1975年　《连续培养分泌特异性抗体的融合细胞》

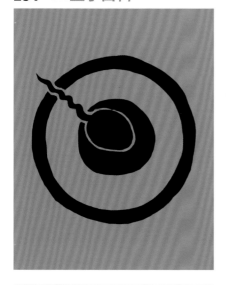

大自然做不到，我们人类做到了

体外受精

1978年7月25日，医学界庆祝路易丝·布朗的诞生，她是第一个通过体外受精出生的婴儿。这一突破性事件的先驱是英国科学家罗伯特·爱德华兹和妇科医生帕特里克·斯特普托。

试管授精的概念并不新鲜。1878年，奥地利胚胎学家塞缪尔·申克（Samuel Schenk）尝试用兔卵进行试管授精，发现当将精子加入卵细胞中时，细胞可以在体外

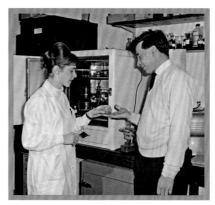

这张照片拍摄于1968年，珀迪递给爱德华兹一个装有人类卵子的盘子。英国医学研究委员会拒绝资助这项工作，认为这是不道德的。

发生分裂。1934年，美国医生格雷戈里·平卡斯声称第一次在兔子身上进行了试管授精，但受精可能是在"体内"而不是在体外（"在玻璃管里"）进行的。美籍华人科学家张明觉在1951年证明，精子需要达到一定的成熟度才能与卵子受精。1959年，他成功地使用体外受精技术使一只兔子怀孕。

英国的突破

1968年，爱德华兹与斯特普托合作。斯特普托是腹腔镜的早期专家，这种技术可以在不进行腹部手术的情况下收集卵子。斯特普托在兰开夏郡奥尔德姆的许多病人同意捐献卵子来支持他的研究。在胚胎学家琼·珀迪（Jean Purdy）的帮助下，研究小组在培养皿中完成了受精和细胞分裂。但他们仍然难以实现成功地将胚胎植入女性子宫。

1976年，英国夫妇约翰·布朗（John Brown）和莱斯莉·布朗（Lesley Brown）找到了爱德华兹和斯特普托。9年来，这对夫妇一

参见: 助产术 76~77页, 遗传特征与状况 146~147页, 避孕 214~215页, 超声波 244页, 遗传学和医学 288~293页, 微创手术 298页。

体外受精

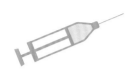 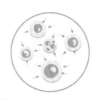 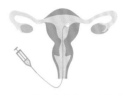

1. 母亲服用生育药物来刺激卵子的产生。从她的卵巢中收集成熟的卵子,从其丈夫那里采集精液样本。

2. 将卵子和精子混合在培养皿中,并放置在培养箱中数小时以使受精发生。

3. 受精卵在开始分裂时受到密切监测。每个卵子变成一个中空的细胞球,称为"胚胎"。

4. 几天后,选定的胚胎被植入母亲的子宫内。如果胚胎成功植入,它就可能发育成一个婴儿。

直试图怀孕,但由于莱斯莉输卵管阻塞而失败。1977年11月,爱德华兹和斯特普托根据莱斯莉的自然排卵周期,收集到了她的一个卵子,并将其放入装有她丈夫精子的培养皿中。在珀迪的密切关注下,受精卵开始分裂。两天半后,爱德华兹和斯特普托将这一有8个细胞的胚胎移植到了莱斯莉的子宫里。9个月后,路易丝·布朗出生了。

虽然这是医学上的一个里程碑,但婴儿路易丝的出生并未被大众所接受。许多人对试管婴儿的想法犹豫不决,他们认为这是不自然的。但随着越来越多的健康婴儿通过体外受精出生,人们的态度开始改变。到2010年爱德华兹因其开创性工作获得诺贝尔奖时,已有超过450万名试管婴儿出生。

当前的试管婴儿

辅助受孕技术在不断发展,人们接受治疗的原因也在不断发展。在大多数现代治疗周期中,母亲服用生育药物来刺激多个卵子的成熟,从而增加受精后获得一个或多个可存活胚胎的机会。未使用的胚胎、卵子和精子可以冷冻起来,以供以后的周期使用。卵胞质内单精子注射是一种治疗男性不育症的常用方法。试管授精曾一度遭到强烈反对,但现在它比以往任何时候都更安全、更成功、更受欢迎。■

罗伯特·爱德华兹

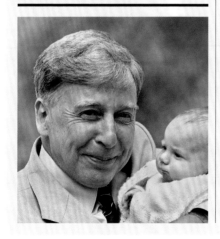

罗伯特·爱德华兹于1925年出生在英格兰约克郡。第二次世界大战期间,他曾在军队服役,后来在班戈的威尔士大学学习农业科学和动物学。1951年,他在爱丁堡大学攻读遗传学博士学位,研究人工授精和小鼠胚胎。

1963年搬到剑桥大学后,爱德华兹给自己定下了一个目标:取出人类卵子并完成体外受精。但直到1968年他遇到帕特里克·斯特普托,爱德华兹才得以实现这一目标。路易丝·布朗出生后,他们于1980年在剑桥附近的伯恩霍尔建立了世界上第一家体外受精诊所。爱德华兹于2010年获得诺贝尔奖,一年后被封为爵士。他于2013年去世。

主要作品

1980年 《生命大事:医学突破的故事》
2001年 《人类体外受精之路坎坷》
2005年 《体外受精、植入前诊断和干细胞启动中的伦理和道德哲学》

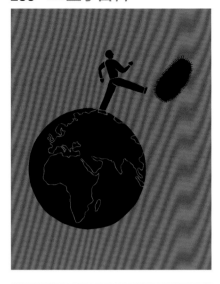

战胜天花
全球根除疾病

背景介绍

此前

1796年　爱德华·詹纳证明了牛痘作为天花疫苗的有效性。

1909年　洛克菲勒基金会发起了根除钩虫运动。

1927年　弗雷德·索珀（Fred Soper）发起了旨在根除黄热病和疟疾的行动。

1955年　世界卫生组织发起了全球根除疟疾行动。

此后

1988年　世界卫生大会召开会议后，世界卫生组织发起了全球根除脊髓灰质炎行动。

2011年　动物疾病牛瘟成为第二种被完全根除的疾病。

2020年　非洲区域认证委员会宣布非洲已根除野生脊髓灰质炎。

传染病可以被控制、消灭或根除。

如果疾病得到控制，新病例和死亡率就会降低到当地可接受的水平。	如果一种疾病被消灭，在某一特定地理区域就不会出现新病例。	如果一种疾病被根除，那么世界范围内就不会出现新的病例。

1980年5月8日，世界卫生组织宣布人类根除了天花，天花成为第一种被根除的主要疾病，也是迄今为止唯一被根除的人类疾病。几个世纪以来，天花一直是一大祸害，每年夺去数百万人的生命。就在20世纪50年代，每年有超过5000万人感染这种疾病。

1796年，英国医生爱德华·詹纳发现了一种疫苗，随着疫苗的普及，天花导致的死亡人数慢慢减少了。除了为个人提供免疫力，疫苗还可以保护整个社区。接种疫苗并获得免疫力的人越多，病原体能找到的宿主就越少，疾病的传播就越少。

然而，疫苗偶尔会被其他病原体污染，这引发了对大规模疫苗接种计划的强烈反对。19世纪90年代，英国医生悉尼·科普曼（Sydney Copeman）引入了将疫苗储存在甘油中的技术，极大地提高了疫苗的安全性。人们对疫苗接种的信任度增加了，到1953年，天花已经在美国和欧洲被消灭了。

参见：疫苗 94~101页，流行病学 124~127页，疟疾 162~163页，世界卫生组织 232~233页，流行病 306~313页。

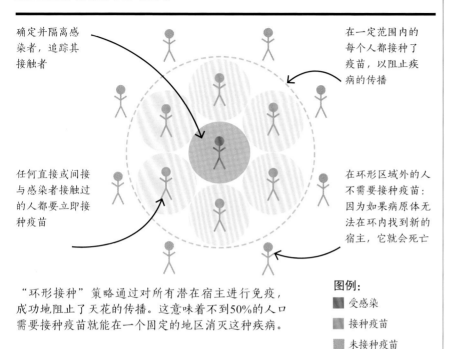

确定并隔离感染者，追踪其接触者

在一定范围内的每个人都接种了疫苗，以阻止疾病的传播

任何直接或间接与感染者接触过的人都要立即接种疫苗

在环形区域外的人不需要接种疫苗：因为如果病原体无法在环内找到新的宿主，它就会死亡

"环形接种"策略通过对所有潜在宿主进行免疫，成功地阻止了天花的传播。这意味着不到50%的人口需要接种疫苗就能在一个固定的地区消灭这种疾病。

图例：
- ■ 受感染
- ■ 接种疫苗
- ▦ 未接种疫苗

将疫苗接种规划推广到热带地区很困难，因为疫苗在温暖的条件下几天内就会失效。随后，两项重大创新在抗击天花方面取得了进展。首先，英国科学家莱斯利·科利尔（Leslie Collier）找到了一种冷冻干燥疫苗的方法，使其能够以粉末形式储存长达6个月，即使在炎热的天气下也是如此。然后，美国微生物学家本杰明·鲁宾（Benjamin Rubin）发明了分岔针，使粉末状疫苗能被简单地刺入皮肤。

根除之路

1967年，世界卫生组织在南美洲、亚洲和非洲启动了根除天花行动。该行动成功的关键是"环形接种"策略，涉及将疫情控制在一个确定的免疫区域内，以防止其进一步传播。一名感染者被隔离，所有潜在接触者被立即追踪，之后接种疫苗。如果失败了，在一定范围内的每个人都会接种疫苗。这避免了大规模疫苗接种。

1975年，一名来自孟加拉国的3岁儿童成为最后一个自然感染严重变种天花的人。1977年，在索马里发现了最后一个小变种病例。在这两种情况下，广泛采用"环形接种"策略，抗击天花的战斗取得了胜利。

到目前为止，只有动物疾病牛瘟在2011年被根除。天花的成功使世界卫生组织的全球免疫规划将目标对准了其他疫苗可预防的疾病，如麻疹、破伤风、白喉和百日咳。脊髓灰质炎和麦地那龙线虫病有望很快被根除。■

向病媒宣战

美国洛克菲勒基金会的流行病学家弗雷德·索珀领导了首次重大的根除疾病工作。然而，索珀并没有把重点放在疫苗上，而是瞄准了疾病载体——将疾病传播给人类的苍蝇、蚊子和寄生虫等有机体。

三个优先事项是病媒传播的疾病——钩虫病、黄热病和疟疾，根除工作的重点是消除这些疾病的病媒。这些努力取得了相当大的成功，但在20世纪50年代后期，由于双对氯苯基三氯乙烷（DDT）等杀虫剂的广泛使用对人类健康和环境构成了严重威胁，索珀的努力也引起了争议。

世界卫生组织估计，目前病媒传播的疾病占全部传染病的17%以上，每年在全球造成70万人死亡。疟疾是公共卫生的主要威胁之一，根除疟疾的措施包括现今防止蚊子繁殖的基因项目。

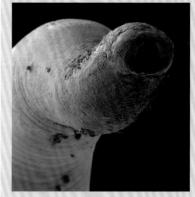

这种寄生钩虫——十二指肠钩虫，是引发人类钩虫病最常见的原因之一。

我们的命运取决于我们的基因

遗传学和医学

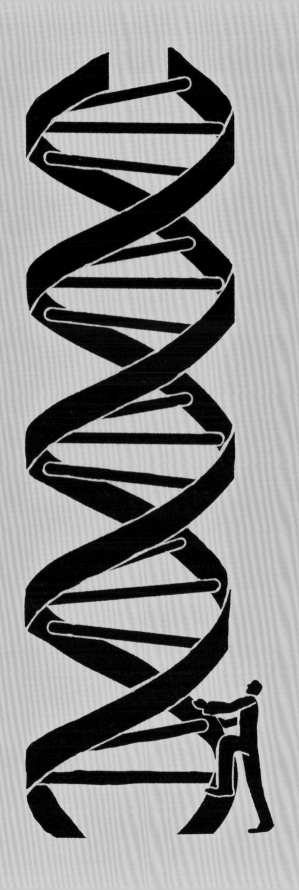

背景介绍

此前

1842年 瑞士植物学家卡尔·威廉·冯·内格里发现了植物的染色体。

1865年 格雷戈尔·孟德尔概述了其遗传定律。

1869年 瑞士生理学家弗里德里希·米歇尔（Friedrich Miescher）发现了DNA分子，但不了解其作用。

1879年 华尔瑟·弗莱明在脊椎动物细胞分裂时观察到了线状物质，后来被称为"染色体"。

此后

1999年 22号染色体的遗传密码被绘制出来。

2003年 旨在绘制人类所有基因组图谱的人类基因组计划完成。

1983年，美国生物化学家凯利·穆利斯发明了一种快速克隆DNA（脱氧核糖核酸）小片段的方法。DNA分子被包裹在细胞核内的染色体中，并携带着遗传指令。这项技术被称为聚合酶链反应（PCR），后来由美国人兰道·赛奇（Randall Saiki）改进。这一发展彻底改变了遗传学的研究，开辟了医学研究和诊断的新领域。聚合酶链反应用于检测可导致许多严重疾病的基因突变，包括亨廷顿病、囊性纤维化和镰状细胞贫血。

解构

自20世纪40年代初起，聚合酶链反应的发展建立在遗传学领域取得的巨大进步基础上。1944年，由奥斯瓦尔德·艾弗里（Oswald Avery）领导的美国化学家团队发现了染色体中DNA的遗传作用

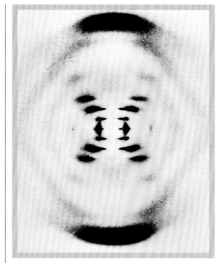

第一张DNA链的照片，即照片51，首次揭示了DNA的结构。X形证明DNA是双螺旋结构的。

（"转化因子"）。此前人们认为染色体中的蛋白质负责遗传性状的传递。

科学家加速了对遗传学的理解和认知。20世纪50年代早期，出生于奥地利的生物化学家埃尔文·查戈夫（Erwin Chargaff）证明了不同物种的DNA组成是不同的。1952年，英国化学家罗莎琳德·富兰克林（Rosalind Franklin）与物理学家莫里斯·威尔金斯（Maurice Wilkins）合作，第一次拍摄了DNA。第二年，两位分子生物学家，美国的詹姆斯·沃森和英国的弗朗西斯·克里克，在英国剑桥卡文迪什实验室模拟了DNA的结构。沃森随后发现了构成DNA分子"阶梯"的四种化学

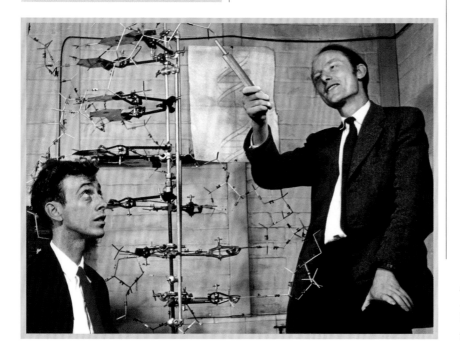

詹姆斯·沃森（左）和弗朗西斯·克里克与他们的DNA 3D模型。基于彼时手头所有与DNA相关的研究，其金属棒呈螺旋状排列在支架周围。

参见：遗传特征与状况 146~147页，阿尔茨海默病 196~197页，染色体和唐氏综合征 245页，体外受精 284~285页，人类基因组计划 299页，基因治疗 300页。

碱基的配对结构：鸟嘌呤总是与胞嘧啶配对，腺嘌呤总是与胸腺嘧啶配对。1962年，沃森、克里克和威尔金斯因研究核酸及其携带信息的方式而获得了诺贝尔生理学或医学奖。

DNA的映射

英国生物化学家弗雷德里克·桑格花了15年时间，试图找到一种快速揭示DNA链碱基序列的方法。1977年，他和他的团队发表了一项名为"脱氧"或"桑格法"的技术，该技术利用化学反应对每个反应进行多达500个碱基对的测序。这是DNA图谱革命的开始。最新的焦磷酸测序技术可以读取每个反应多达2000万个碱基。

测序有助于确定导致某些疾病的基因，包括亨廷顿病，这是一种导致脑细胞进行性死亡的遗传性疾病。这种疾病的症状始于协调能力下降，后逐渐发展为语言问题

和痴呆，至少从中世纪开始就为人所知，但直到1872年，美国医生乔治·亨廷顿（George Huntington）才对其进行了详细描述，并以他的名字命名了这种疾病。1979年，遗传病基金会分析了委内瑞拉两个村庄18000人的DNA，这两个村庄的亨廷顿病发病率非常高。他们发现了致病基因的大致位置（一个遗传标记），并在1993年确定了它的位置。这使科学家开发出了首个出现症状前就可以诊断亨廷顿病的基因检测试剂盒。

医疗游戏规则的改变者

凯利·穆利斯在1983年发明的聚合酶链反应（PCR）使DNA分析变得更容易、更有针对性，大大提高了疾病诊断水平。聚合酶链反应被称为"分子复印"。它包括：先加热DNA样本，使其分裂成两条单链DNA；再在一种酶（Taq DNA聚合酶）的参与下，以原

> DNA有两条由磷酸和糖类组成的链
>
> 这些链是由梯级连接的，梯级是被称为"碱基"的化学物质对（腺嘌呤、胸腺嘧啶、胞嘧啶或鸟嘌呤）
>
> 一条链上碱基的排列顺序是制造蛋白质的密码，蛋白质是生命的基石

图例：

■ 腺嘌呤　　　　　■ 胸腺嘧啶
■ 胞嘧啶　　　　　■ 鸟嘌呤

构成人类基因的DNA分子看起来像一个螺旋楼梯——一种被称为"双螺旋"的形状。每条DNA链上都包含一个独特的遗传信息序列（代码）。

凯利·穆利斯

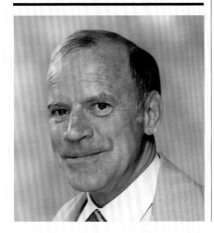

1944年，凯利·穆利斯出生在美国北卡罗来纳州蓝岭山脉的山脚下。十几岁时，他在制造自制固体燃料火箭时对化学产生了兴趣。1973年，他在加利福尼亚大学伯克利分校获得生物化学博士学位后，花了一段时间写科幻小说，之后在多所大学从事研究工作。

1979年，穆利斯加入了加利福尼亚州的鲸座生物技术公司。正是在那里，他发明了聚合酶链反应技术，并因此获得了1993年的诺贝尔化学奖。穆利斯后来发明了一种紫外线敏感油墨，并担任

核酸化学顾问。

穆利斯的一些观点是有争议的：他质疑气候变化和臭氧消耗的证据，并质疑人类免疫缺陷病毒和艾滋病之间的联系。穆利斯于2019年去世。

主要作品

1986年《体外DNA特异性酶扩增：聚合酶链反应》

来的DNA为模板，构建两条新的DNA链；然后利用每条新链在一个称为"热循环器"的机器中制造两个新的副本。如果这个过程重复12次，那么DNA的数量将是开始时的2^{12}倍——超过4000股。重复30次，将会有2^{30}（超过10亿）股。聚合酶链反应加快了病毒和细菌的检测、遗传疾病的诊断以及DNA指纹识别——一种将生物证据与嫌疑人关联起来的法医调查技术。

正是聚合酶链反应使人类基因组计划成为可能。从1990年到

2003年，研究人员绘制了几乎所有构成人类DNA的碱基对图谱——总共约30亿个碱基对。这是一项巨大的科学事业。临床医生还使用聚合酶链反应进行组织分型——在器官移植之前匹配供体和受体，以及用于白血病和淋巴瘤等的早期诊断。

产前筛查

聚合酶链反应的发明促进了许多严重遗传疾病的筛查，甚至在出生前就可进行筛查。1989年，英

国遗传学家艾伦·汉迪赛德（Alan Handyside）开创了胚胎植入前遗传学诊断（PGD）。第二年，汉迪赛德和临床医生埃琳娜·康托吉安尼（Elena Kontogianni）、罗伯特·温斯顿（Robert Winston）在伦敦哈默史密斯医院成功地使用了这项技术。

现在，孩子患遗传病风险很高的父母可以选择体外受精，进行基因分析，这样一来只有没有基因突变的胚胎才会被植入子宫。现在，胚胎植入前遗传学诊断可以检测近600种遗传疾病，包括囊性纤维化和镰状细胞贫血。在非体外受精怀孕的情况下，可以通过从胎盘或胎儿体中提取细胞来对子宫内的胚胎进行产前遗传诊断。如果发现存在基因突变，父母和医疗专业人员可以讨论该如何取舍。在未来，甚至有可能在出生前逆转一些遗传疾病。

胚胎植入前遗传学诊断还可用于筛查有遗传性乳腺癌和卵巢癌的胚胎。这些癌症的大多数病例不

在聚合酶链反应中，从血液、体液或其他组织的细胞中提取目标DNA样本。

↓

将样品加热到94～96℃，使两条DNA链分离。

↓

DNA被冷却，然后加入聚合酶。

↓

这种酶能够为每一条现有的DNA链生成新的互补DNA链。

↓

这个过程不断重复，直到有数百万份DNA样本——足够进行基因分析。

从遗传物质DNA的单个分子开始，聚合酶链反应可以在一个下午产生1000亿个相似的分子。

凯利·穆利斯
《科学美国人》

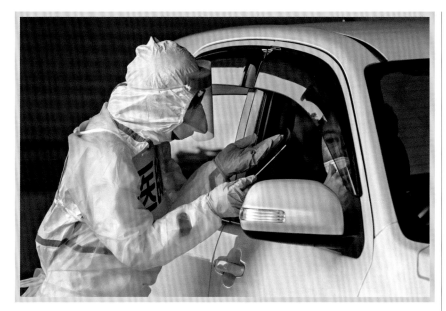

日本一名医务人员正在采集鼻拭子以进行COVID-19的PCR检测。PCR技术用于鉴定病毒基因。

是遗传的，但在1994年和1995年，科学家发现了导致遗传形式的两个基因（*BRAC1*和*BRAC2*）。有这些基因突变的女性患乳腺癌的概率为50%～85%，患卵巢癌的概率为15%～50%。有这些基因突变的男性患前列腺癌和乳腺癌的风险更高。*BRAC2*基因突变也会增加患皮肤癌、食管癌、胃癌、胰腺癌和胆管癌的概率。

对抗病毒

1986年，在加利福尼亚大学旧金山分校工作的智利生物化学家巴勃罗·巴伦苏埃拉（Pablo Valenzuela）利用基因工程技术开发出了世界上第一个重组疫苗（一种刺激免疫系统细胞的疫苗），以保护儿童免受乙型肝炎病毒的侵害。1965年，美国遗传学家巴鲁克·布隆伯格（Baruch Blum-berg）首次发现了乙型肝炎病毒，它攻击肝脏，导致肝硬化和肝癌。世界卫生组织称，全世界有20亿人感染了乙型肝炎：2.6亿人患有慢性乙型肝炎，每年约有88.7万人死于乙型肝炎。乙型肝炎病毒最常见的传播途径是由受感染的母亲分娩时传染给婴儿。

巴伦苏埃拉分离出病毒中制造表面蛋白HBsAg的非传染性部分，并将其放入酵母细胞中。当细胞繁殖时，它们产生了许多蛋白质的副本，这些副本便可用于疫苗生产。这种疫苗使婴儿的免疫系统产生自身保护来对抗这种疾病。

搜寻仍在继续

人类在了解遗传和健康之间的关系方面已经取得了很大进展，但仍有许多未知之处。至少70%的阿尔茨海默病病例被认为是遗传性的，但遗传机制尚不完全清楚。然而，研究人员已经将早发型阿尔茨海默病与1号、14号、21号染色体上的三个基因突变联系起来，这些基因突变会导致异常蛋白质的产生。

科学家还发现，大多数晚发型阿尔茨海默病与19号染色体上的载脂蛋白E（*APOE*）基因有关。这与制造一种蛋白质有关，这种蛋白质有助于在血液中携带胆固醇和其他脂肪。载脂蛋白E有三种形式，或等位基因，其中两种与阿尔茨海默病无关，但*APOE4*基因已被证明会增加患阿尔茨海默病的风险。大约25%的人携带这种等位基因的一个拷贝，2%～3%的人携带两个拷贝，但是一些携带*APOE4*的人永远不会患上这种疾病，许多患有这种疾病的人没有这种等位基因。

明确早发型和晚发型阿尔茨海默病的遗传变异有助于开发针对遗传基础病例的有效治疗方法。虽然目前的药物只能控制（而不是治愈）症状，但基因研究有望早期发现和治疗该疾病，从而减缓甚至阻止阿尔茨海默病和其他疾病的发展。■

基因组学是一门令人兴奋的科学，有望为疾病预防、健康守护及病人预后带来极大改善。

萨利·戴维斯（Sally Davies）
英国首席医疗官

这是一个谁都无法避开的问题

人类免疫缺陷病毒和自身免疫性疾病

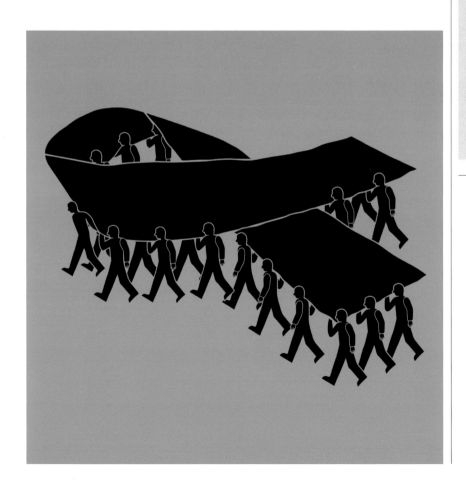

背景介绍

此前

20世纪50年代 美国医学研究者诺埃尔·罗斯（Noel Rose）用兔子做的实验证明了之前不被接受的"自身免疫"概念。

1974年 在英国，佛朗奇·博塔佐（Franco Bottazzo）和德博拉·多尼亚克（Deborah Doniach）发现1型糖尿病有自身免疫问题。

1981年 美国加利福尼亚和纽约出现了艾滋病病例。

此后

1996年 抗逆转录病毒疗法成为一种抗人类免疫缺陷病毒的方法。

2018年 新西兰成为世界上第一个资助暴露前预防（PrEP）药物的国家，用于预防高危人群感染人类免疫缺陷病毒。

1983年5月，法国病毒学家吕克·蒙塔尼耶和弗朗索瓦丝·巴雷-西努西在《科学》杂志上宣布他们发现了导致获得性免疫缺陷综合征（艾滋病）的病毒。这是一种逆转录病毒——一种以RNA（而不是通常的DNA）为遗传物质的病毒。它将RNA转化为DNA，然后将其整合到宿主细胞的DNA中进行复制。

当时（1983年5月），在美国，艾滋病已经夺去了500多人的生命。到1983年年底，这一数字上升到了1000多。法国研究小组从一

参见：流行病学 124~127页，免疫系统 154~161页，病毒学 177页，神经系统 190~195页，糖尿病及其治疗 210~213页，类固醇和可的松 236~239页。

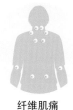
纤维肌痛

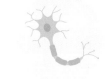
多发性硬化

1型糖尿病

类风湿性关节炎

银屑病

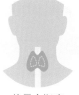
格雷夫斯病

肌营养不良

腹腔疾病

已知的自身免疫性疾病有80多种，目前大多数只能控制，不能治愈。许多人症状的特点是发作和缓解交替出现。

名淋巴结肿大、身体疲劳（艾滋病的典型症状）的病人身上分离出这种病毒。蒙塔尼耶和巴雷-西努西将病毒命名为"淋巴结病相关病毒"（LAV），但3年后更名为人类免疫缺陷病毒（HIV）。他们的发现揭开了世界上已知的最致命的免疫性疾病之一的神秘面纱。

异常反应

免疫紊乱——抵抗感染的抗体的自然产生过程被破坏——是医学上最棘手的问题之一。它们包括许多慢性和致命的疾病，其诱因和发病机制（在体内的发展）慢慢才被了解。

免疫紊乱主要有两类：一类是导致免疫系统过度活跃的情况，另一类是导致免疫缺陷的情况。免疫系统过度活跃会使身体对环境中的无害物质反应过度（超敏反应）或攻击、损害自身组织和器官（自身免疫反应）。免疫缺陷会降低身体抵抗感染和疾病的能力，比如艾滋病。

自身免疫性疾病

1901年，巴黎巴斯德研究所的亚历山大·贝斯雷德卡（Alexandre Besredka）首先提出了"自身免疫"的概念，即身体产生的对抗疾病的抗体可以直接针对身体本身。他的想法在很大程度上被拒绝了，直到20世纪中叶，科学家才开始接受自身免疫性疾病的发病前提，并认识到其中的一些复杂机制。

许多常见疾病被认为与自身免疫有关，包括1型糖尿病、类风湿性关节炎、炎症性肠病、系统性红斑狼疮和银屑病。

多发性硬化（MS）在20世纪60年代被确定为一种自身免疫性疾病，影响着全球230万人，其症状包括疲劳、协调性差和行动不便。神经科医生清楚，这至少是人体免疫系统攻击产生髓磷脂的细胞（少突胶质细胞）的结果。髓磷脂是一种脂肪蛋白，在神经系统的神经元周围形成一层保护鞘。

格雷夫斯病是另一种自身免疫性疾病，它会干扰甲状腺，而甲状腺控制着身体如何利用能量。免疫系统产生一种名为甲状腺刺激性免疫球蛋白（TSI）的抗体，这种抗体与甲状腺细胞受体结合，甲状腺细胞受体是促甲状腺激素（TSH）的"对接站"。通过与甲状腺细胞结合，甲状腺刺激性免疫球蛋白诱骗甲状腺产生高水平的有害激素，导致失眠、肌肉萎缩、心悸、热不耐和复视。

多年来，医生在不知道病因的情况下识别自身免疫性疾病。

如果我们作为共同体携手共进，那么我们就可以战胜艾滋病。

世界经济论坛

1887年，英国医生塞缪尔·吉（Samuel Gee）描述了乳糜泻的症状，这是一种由食用麸质引发的疾病，但直到1971年，人们才了解其自身免疫基础。乳糜泻病人的身体会产生免疫反应，攻击排列在小肠上的指状绒毛，从而降低身体吸收营养的能力。这可能会导致儿童生长问题，并增加成人患冠状动脉疾病和肠癌的概率。

人类免疫缺陷病毒和艾滋病

免疫缺陷疾病有两类——遗传性的原发性疾病和由环境因素引起的继发性疾病。导致艾滋病的逆转录病毒HIV现在被认为起源于西非的非人类灵长类动物，在与受感染的血液接触后，于20世纪初传播给人类（被称为"人畜共患病"）。1983年，蒙塔尼耶和巴雷-西努西发现，这种病毒攻击并摧毁人体抵抗感染的辅助性T细胞（也被称为"CD4+细胞"），这是一种白细胞。一个健康人的辅助性T细胞数量为每立方毫米500～

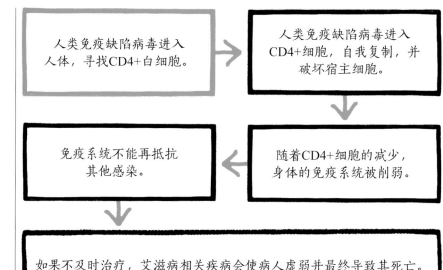

人类免疫缺陷病毒进入人体，寻找CD4+白细胞。

人类免疫缺陷病毒进入CD4+细胞，自我复制，并破坏宿主细胞。

免疫系统不能再抵抗其他感染。

随着CD4+细胞的减少，身体的免疫系统被削弱。

如果不及时治疗，艾滋病相关疾病会使病人虚弱并最终导致其死亡。

1500个。人类免疫缺陷病毒感染者的辅助性T细胞计数低于每立方毫米500个，如果低于每立方毫米200个，免疫系统就会被严重削弱，感染细菌和病毒的风险就会变得很高。

如果不及时治疗，人类免疫缺陷病毒感染者不太可能活过10年（甚至更短）。在艾滋病流行的早期，卡波西肉瘤（KS）是晚期人类免疫缺陷病毒感染者常会患的一种疾病。卡波西肉瘤是由一种病毒（HHV-8）引起的。虽然许多没有患上卡波西肉瘤的人携带这种病毒，但免疫系统较弱的人会生出肿瘤。这种病毒攻击控制细胞生长的遗传指令，会导致肿瘤和皮肤损伤。

艾滋病的传播

人类免疫缺陷病毒通过血液、精液和母乳等体液在人与人之间传播。1984年，科学家证实，人

类免疫缺陷病毒可能通过性接触传播，吸毒者也可能通过共用针头感染人类免疫缺陷病毒。

人类免疫缺陷病毒的传播非常迅速。1985年，已知的病例只有2万多个，而且绝大多数在美国。但到了1999年，世界卫生组织估计有3300万人感染了这种病毒，与艾滋病有关的疾病已成为全世界第四大致死原因，也是非洲最大的致死原

如若在与艾滋病抗争的过程中我们没有全身心投入，历史肯定会对我们做出审判。

纳尔逊·曼德拉（Nelson Mandela）

HIV研究展现了科学领域的发展方向。你不能在实验室闭门造车，得和他人携起手来。

弗朗索瓦丝·巴雷-西努西

因。世界卫生组织将每年的12月1日定为世界艾滋病日，号召全世界人民行动起来，团结一致共同对抗艾滋病。

病毒抑制

大多数人类免疫缺陷病毒阳性者在接受抗逆转录病毒治疗。这种治疗能让感染者活得更长、更健康，并会大大降低传播风险。1996年，迄今为止最有效的治疗方法——高效抗逆转录病毒疗法（HAART）被采用。这是一种药物组合，利用不同的抗逆转录病毒药物，每种药物以不同的方式起作用。它们针对人类免疫缺陷病毒生命周期的不同阶段：进入抑制剂阻止病毒进入CD4+细胞；"核武器"（核苷逆转录酶抑制剂）和"非核武器"（非核苷逆转录酶抑制剂）阻止人类免疫缺陷病毒将其RNA翻译成繁殖所需的DNA；整合酶抑制剂阻止人类免疫缺陷病毒将其DNA插入CD4+细胞的染色体中；蛋白酶抑制剂阻止病毒成熟。通过使用至少两类药物的组合，高效抗逆转录病毒疗法减少了耐药性问题，并且在抑制病毒携带者体内的人类免疫缺陷病毒方面非常成功，从而减少了他们的病毒载量和传播病毒的机会。

与其他免疫性疾病一样，艾滋病尚未被征服，但对免疫性疾病及其在体内发展的研究正在迅速推进。总有一天，医生不仅能对症治疗，控制这些使人衰弱的疾病的进展，还能提供有效的对因治疗方法。■

1983年，在纽约举行的大游行中，人们要求对艾滋病进行医学研究。1983年7月，国会批准了对该研究的资助，而此前一年对其是不予考虑的。

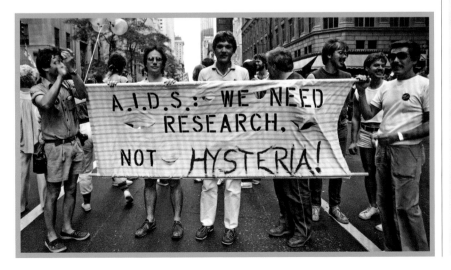

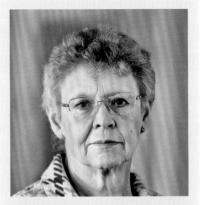

弗朗索瓦丝·巴雷-西努西

弗朗索瓦丝·巴雷-西努西于1947年出生在法国巴黎，从小就对大自然着迷。她考虑过从事医学工作，但选择在巴黎大学学习生命科学，同时还在巴斯德研究所工作（最初是志愿者）。1974年，她获得博士学位后，进入病毒学家吕克·蒙塔尼耶的实验室工作。他们在1983年发现了人类免疫缺陷病毒，并因此而在2008年获得了诺贝尔生理学或医学奖。

巴雷-西努西花了30多年时间试图找到治愈艾滋病的方法。1996年，她成为巴斯德研究所逆转录病毒生物学部门的负责人，并于2012—2014年担任国际艾滋病协会的负责人。2013年，巴雷-西努西被授予了荣誉军团勋章（法国最高荣誉之一）。

主要作品

1983年 《从一个有艾滋病危险的病人身上分离出一种T细胞嗜逆转录病毒》

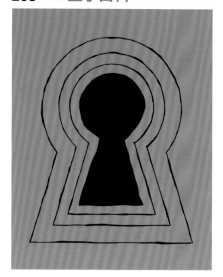

一场由锁孔术引发的手术革命

微创手术

第一次被称为"内镜手术"的微创手术首次出现在20世纪初，但具有里程碑意义的时刻是1981年，德国妇科医生库尔特·塞姆（Kurt Semm）使用内镜技术进行了第一次阑尾切除术。内镜手术起初被认为是不道德和危险的，但从20世纪80年代中期开始越来越被接受，现在不仅包括腹腔镜（腹部）手术，还包括关节镜（关节）和胸腔镜（胸部）手术。

1910年，瑞典外科医生汉斯·雅各布斯（Hans Jacobaeus）首次描述了诊断性腹腔镜的使用，他通过将膀胱镜插入病人的腹壁完成了这一过程。他认识到了这种技术的危险，但也认识到了它的潜力。在美国，内科医生约翰·拉多克（John Ruddock）在20世纪30年代推广了这种做法，当时他进行了第一次腹腔镜手术，但进展缓慢。

20世纪80年代的技术进步，特别是3D视频成像技术的出现，

> 内镜检查是一项高度完善的技术，彻底改变了妇科科学。
>
> 汉斯·特罗伊德尔（Hans Troidl）
> 1988年国际手术内镜大会主席

使得内镜手术更安全、更精确，因此现在大多数腹部手术可以使用内镜技术进行。在泌尿外科等领域，机器人辅助腹腔镜也被广泛应用。

与开放式手术相比，内镜手术有几个优点：它只需要一个5～15毫米的切口；它能减少疼痛和出血；通常局部麻醉就足够了；病人恢复得很快。■

参见: 外科学 88~89页，麻醉 112~117页，骨科手术 260~265页，机器人和远程手术 305页。

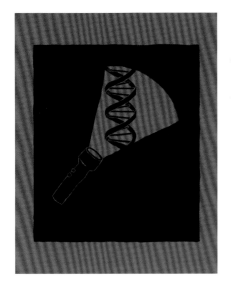

第一次看到我们自己的说明书

人类基因组计划

基因组是生物体完整的遗传指令，以化学DNA的形式存在。1990年，人类基因组计划（HGP）启动，旨在绘制人类基因组图谱。到2003年，科学家已经对人类基因组的整个基因活跃区域（92.1%）进行了测序。科学家开始识别与疾病相关的基因，并研究基因工程如何修改基因以预防疾病。

在人类基因组计划取得进展的同时，由苏格兰罗斯林研究所的伊恩·威尔穆特（Ian Wilmut）领导的科学家正在研究一种名为"体细胞核移植"的克隆技术，该技术将体细胞（成熟细胞）的遗传物质转移到去核的卵细胞中。1996年，该团队将一只绵羊乳房的细胞核植入另一只绵羊的未受精卵细胞中，创造出了小羊多利。这为治疗性克隆——利用病人自己的细胞来治疗他们的疾病——的研究铺平了道路。

虽然人类基因组计划和体细胞核移植都带来了新的研究领域，但它们也引起了社会、伦理和法律方面的关注，即谁可以获得基因组数据，以及携带基因突变的人可能受到歧视。■

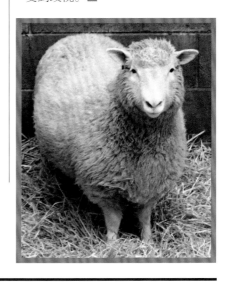

多利是第一只成功克隆成年哺乳动物的羊，它在实验室里发育成胚胎，然后被转移到代孕母亲体内。

参见： 癌症治疗 168~175页，体外受精 284~285页，遗传学和医学 288~293页，基因治疗 300页，干细胞研究 302~303页。

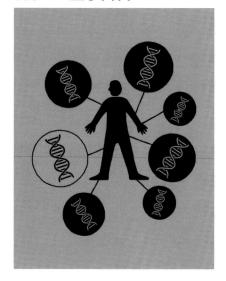

修复受损的基因

基因治疗

背景介绍

此前

1972年 美国科学家西奥多·弗里德曼（Theodore Friedmann）和理查德·罗布林（Richard Roblin）提出，"好的"DNA可取代遗传疾病患者体中的缺陷DNA。

1984年 设计一种用于基因转移的逆转录病毒载体系统成为可能，该系统利用了病毒进入细胞并将"外来"基因插入细胞染色体的自然能力。

此后

2003年 在法国参加试验的两名严重联合免疫缺陷（SCID）病人患上白血病后，几个国家停止了对他们的基因治疗临床试验。

2011年 转录激活样效应因子核酸酶（TALEN）基因编辑方法开发成功，实现了极高的精度。

2015年 在英国，基因组编辑被用于治疗两名患有白血病的婴儿。

基因治疗是将健康的DNA注入有缺陷DNA的细胞中，以进行疾病治疗。1990年，美国遗传学家威廉·弗兰奇·安德森（William French Anderson）首次用该方法治疗了一名患有严重联合免疫缺陷的女孩，她缺乏制造抗感染白细胞所需的酶（腺苷脱氨酶，简称ADA）。当时只有三种治疗选择：注射酶，但并不总是有效；骨髓移植，从相容的供者处移植骨髓；隔离，在人工无菌环境中隔离。安德森的团队从女孩的血液中提取白细胞，用病毒载体插入ADA基因，然后将修改后的细胞注射回她的血液中。6个月后，女孩的白细胞计数上升到正常水平。这项技术带来了希望，但由于它不能将新的DNA放置在宿主基因组中的自然位置，所以细胞的功能可能会被破坏。这种破坏在后来的一些受试者中引发了白血病。

现在，遗传学家已经有了将引入的DNA放置在正确位置的方法，也能进行"体内"基因编辑。这些技术为治疗遗传性疾病带来了希望，但也引发了关于"什么是残疾的"伦理问题，以及基因编辑是否可能被滥用来"改善"人类。目前，基因治疗只在没有其他治疗方法的情况下才会被使用。■

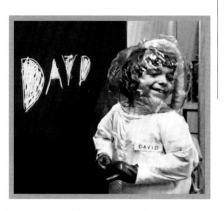

在基因治疗之前，患有严重联合免疫缺陷的儿童选择有限。出生于1971年的美国"泡沫婴儿"大卫·维特（David Vetter）在无菌泡沫中生活了12年。

参见： 免疫系统 154~161页，遗传学和医学 288~293页，人类免疫缺陷病毒和自身免疫性疾病 294~297页，干细胞研究 302~303页。

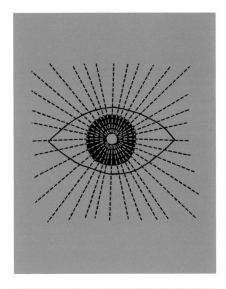

光的力量
激光眼科手术

背景介绍

此前

1961年 在美国，查尔斯·坎贝尔（Charles Campbell）用激光摧毁视网膜肿瘤；利昂·戈德曼（Leon Goldman）用激光治疗黑色素瘤。

1967年 查尔斯·凯尔曼（Charles Kelman）和安东·班科（Anton Banto）发明了超声乳化术，用于治疗白内障。

1988年 在美国，玛格丽特·麦克唐纳（Marguerite McDonald）进行了第一次激光视力矫正手术。

1989年 眼科医生吴拉姆·佩曼（Gholam Peyman）发明了准分子激光原位角膜磨镶术（LASIK）。

此后

2001年 飞秒激光在美国被批准用于LASIK手术。

2008年 匈牙利外科医生团队成功使用飞秒激光辅助白内障手术摘除了白内障。

激光在医学的许多领域被用作手术刀——包括眼科，从修复视网膜到矫正视力。但是，1995—1997年，美国生物医学工程师蒂博尔·尤哈斯（Tibor Juhasz）和罗恩·库尔茨（Ron Kurtz）开发了飞秒激光技术，使激光眼科手术更安全、更精确、更可预测。

自20世纪90年代中期起，眼科医生一直在使用准分子激光原位角膜磨镶术矫正远视和近视。最初，使用微角化精密刀片在角膜表面创造一个皮瓣，并用激光重塑下面的角膜，但随后，飞秒激光越来越多地用于这两个部分的手术。这些超快激光器的工作原理是发射非常短的光脉冲，破坏眼部组织，无需刀片就能进行令人难以置信的精确切割。

飞秒激光还改变了外科医生治疗白内障的方法。白内障是一种在眼睛晶状体上形成的浑浊斑块，

> 恢复视力的本事可是个极致的成就。
>
> 帕特里夏·巴斯（Patricia Bath）
> 非裔美国眼科医生

会导致视力受损。每年约有3000万例白内障手术，但未经治疗的白内障仍然是导致失明的主要原因。在飞秒激光辅助白内障手术中，激光在角膜上做一个微小的切口，之后在围绕晶状体的囊前部开一个圆形的口，最后将白内障分解并植入人工晶状体。术后角膜上的切口会自然愈合。■

参见： 外科学 88~89页，超声波 244页，微创手术 298页，机器人和远程手术 305页。

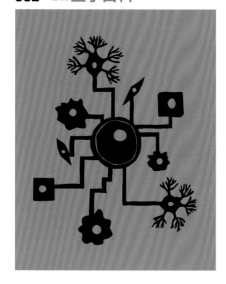

新疗法的希望
干细胞研究

1998年，美国细胞生物学家詹姆斯·汤姆森和他在威斯康星灵长类动物研究中心的团队从捐赠用于实验的胚胎中分离出了一些人类胚胎干细胞（ESCs）。这是一个巨大的进步，使人体几乎任何类型的细胞都能被创造出来。干细胞是一种非特异性细胞，它可以分化为各种不同的特异性细胞。细胞分裂后，每个新的子细胞要么仍然是干细胞，要么成为200多种特异性细胞中的一种。胚胎干细胞是多能的：可通过编程将其诱导成任何类型的特异性细胞。这使得它们对研究人员来说非常有价值。然而，大多数成体干细胞是多能的；可以产生其他类型的细胞，但与多能干细胞不同的是，这些细胞的种类有限。

成体干细胞唯一的临床应用

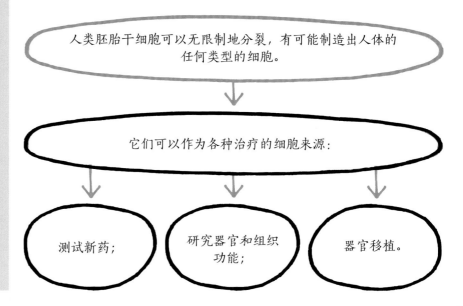

参见: 细胞病理学 134~135页, 遗传特征与状况 146~147页, 免疫系统 154~161页, 癌症治疗 168~175页, 器官移植手术 246~253页, 体外受精 284~285页, 再生医学 314页。

始于20世纪60年代, 当时肿瘤学家开始将骨髓移植作为治疗多种白血病的方法。在这个过程中, 首先将造血干细胞 (产生所有的血细胞) 从病人的骨盆骨髓或相容的供体中取出, 并储存起来, 同时用高剂量的辐射根除骨髓中的任何癌细胞, 然后将造血干细胞注射回血液中。

有争议的程序

汤姆森的研究只使用了捐赠者的胚胎, 这些捐赠者不再想把它们用于儿童。美国食品药品监督管理局同意该项目继续进行, 但天主教会反对。2001年, 美国总统乔治·W. 布什 (George W. Bush) 禁止创造新的细胞系, 尽管这一政策后来被他的继任者贝拉克·奥巴马 (Barack Obama) 部分撤销了。

今天, 干细胞研究仍然深陷争议之中。取出细胞的胚胎不能发育。虽然反对这项研究的人坚持认为胚胎有生命权, 但一些人对胚胎何时拥有人权仍有争议, 并

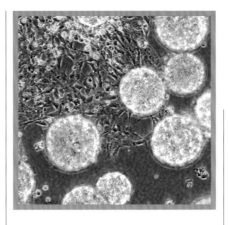

认为开发可能治愈绝症、衰弱或退行性疾病的治疗方法是一种道德责任。

发展科学

2006年, 日本研究人员山中伸弥发现了一种改变多能干细胞基因并将其转化为多能细胞的方法。这一关键发现意味着干细胞现在可以从身体其他部位提取, 而不仅仅是从胚胎中提取, 并且可以重新编程以产生所需的细胞。然而, 科学家尚未确定这些细胞是否具有与胚

胎干细胞相同的潜力。

当一个多能干细胞进行有丝分裂 (分裂成两个子细胞) 时, 其中一个子细胞可能具有更特化的类型。这个过程不断重复, 细胞每一次都变得更加特化, 直到它们成熟。为了用于治疗, 科学家必须首先将这些干细胞转化为所需的细胞类型。这一过程被称为 "定向分化", 使研究人员能够培养细胞和组织类型, 如心肌、大脑和视网膜, 并包裹在合成器官上, 以避免组织被身体排斥。重新编程干细胞也用于治疗心脏病、神经系统疾病、视网膜疾病和1型糖尿病的临床试验。■

光镜显示干细胞 (粉红色) 在分裂。通过引导这一过程, 科学家可以使细胞特化成一种特定的细胞类型。

詹姆斯·汤姆森

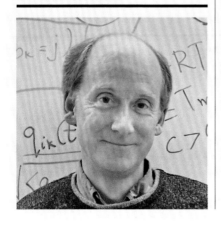

詹姆斯·汤姆森于1958年出生在美国芝加哥, 毕业于伊利诺伊大学, 获得生物物理学学位之后, 他进入宾夕法尼亚大学学习。1985年, 他获得了兽医学博士学位, 后来又获得了分子生物学博士学位。

汤姆森在对恒河猴的干细胞发育进行了重要研究后, 担任了威斯康星地区灵长类动物研究中心的首席病理学家。他对人类胚胎的研究, 促使他在1998年获得了突破。2007年, 他描述了

一种将人类皮肤细胞转化为多能细胞的方法, 这种细胞与胚胎干细胞非常相似, 有可能使研究摆脱使用人类胚胎的伦理争议。

主要作品

1998年 《从囊胚中提取的胚胎干细胞系》

2007年 《从人类体细胞衍生的诱导多能干细胞系》

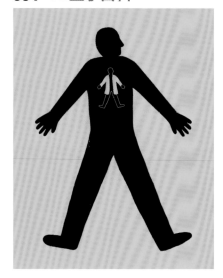

越小越好

纳米技术

纳米医学指在原子尺度上使用材料来监测、修复、构建和控制身体系统。纳米结构至少在一个维度上小于100纳米（nm）——一张纸大约有10万纳米厚。纳米技术多年来已应用于食品包装、电子等多个领域，但直到1999年，当美国纳米技术专家罗伯特·弗雷塔斯（Robert Freitas）出版了其第一卷《纳米医学》时，在医学中使用纳米技术的想法才成为主流。

量子点

纳米科学家正在探索如何使其适用于医学的领域。一是研究量子点作为诊断和治疗的生物标志物。量子点是纳米粒子，是半导体材料的微小晶体（直径小于20纳米）。它们对光很敏感，所以如果被某些波长的光"激发"，它们就会发射出被称为"光子"的微小光包。较大的点发出红色或橙色的光，较小的点发出蓝色或绿色的光。大多数

量子点是由有毒化学物质制成的，如硫化锌，所以必须用聚合物包裹以保护身体。这种"外衣"模仿身体细胞上的受体，使量子点能够结合它们。被包裹的量子点可以用作生物标志物，在症状出现之前突出靶细胞（如癌细胞）的存在。科学家正在研究如何利用量子点将药物输送到目标细胞。这种精确的输送将避免对健康细胞造成损害。∎

我们已经取得了比几年前我所预测的要大得多的进展，当时这项研究就像科幻小说一样。

凯伦·马丁内斯

参见: 免疫系统 154~161页，癌症治疗 168~175页，遗传学和医学 288~293页，基因治疗 300页，干细胞研究 302~303页。

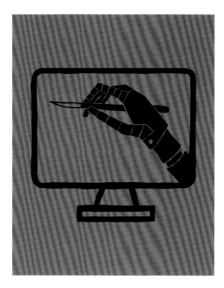

消除空间和距离的障碍
机器人和远程手术

2001年，法国外科医生雅克·马雷斯科（Jacques Marescaux）和他的团队在美国纽约市的一栋大楼里对法国斯特拉斯堡的一名妇女进行了第一次远程外科手术。他们引导ZEUS医疗机器人的手臂通过微创手术切除了病人的胆囊。

医疗机器人的研究始于20世纪80年代。在英国，医疗机器人工程师布莱恩·戴维斯（Brian Davies）开发了一种具有自主功能的机器人（PROBOT），并用它在1991年的一项临床试验中对病人的前列腺进行了手术。美国的AESOP紧随其后，可以在手术过程中操纵体内的内镜。1998年，ZEUS进行了第一次机器人冠状动脉搭桥手术。到马雷斯科使用它的时候，ZEUS已经可以操作28种不同的手术器械了。

机器人手术系统有三种类型。共享控制机器人稳定外科医生的手并操作器械，但不能自主行动。像ZEUS这样的远程手术机器人是由远程控制台控制的：机器人的手臂可充当手术刀、剪刀、钳子和摄像机操作员。监督控制机器人是最自主的：向机器人输入数据，然后机器人执行控制动作来完成手术。目前，机器人仅限于简单的手术，但在未来，先进的自主机器人外科医生也许可进行复杂手术。∎

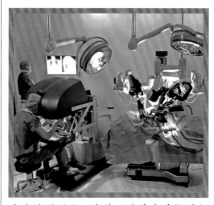

这名外科医生正在使用达芬奇系统进行远程心脏手术。达芬奇机器人每年协助完成超过20万例手术。

参见： 整形手术 26~27页，器官移植手术 246~253页，骨科手术 260~265页，磁共振成像和医学扫描 278~281页，微创手术 298页。

公共卫生的头号敌人

流行病

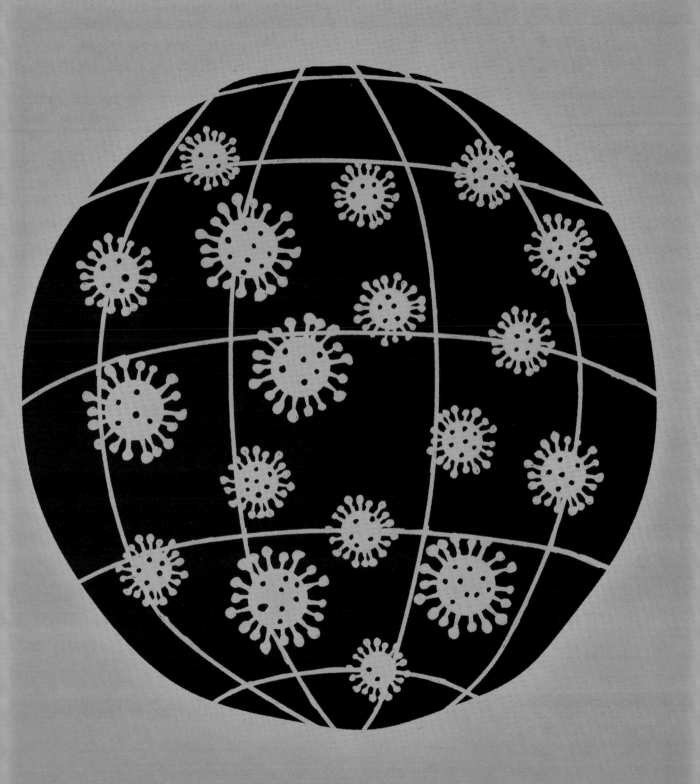

此前

165—180年　安东尼瘟疫夺去了罗马帝国四分之一的人的生命。

1347年　黑死病通过商船向西传播，从亚洲传到欧洲。

约1500年　在中美洲和南美洲，欧洲探险者带来的疾病杀死了90%的原住民。

1918年　大流感开始流行，到1920年，全球估计有5000万人因此而死亡。

1981年　人类免疫缺陷病毒开始传播；到2021年，全球约有3840万人感染这种病毒。

此后

2013年　西非埃博拉疫情暴发，引发了对大流行的担忧。

2023年　世界卫生组织宣布，新冠疫情不再构成"国际关注的突发公共卫生事件"。

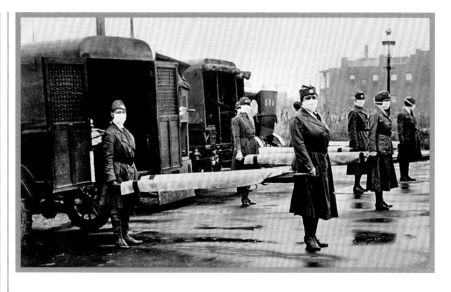

大流行是指传染病在多个国家暴发。有些病毒传播迅速，但破坏性较小，如2009年大流行的猪流感。还有一些病毒传播缓慢，但非常危险，如埃博拉病毒。一些病毒迅速传播，使许多感染者病得很重，如新型冠状病毒。

大流感是历史上最具破坏性的流行病之一，在第一次世界大战后造成约5000万人死亡。该病是由流行性感冒病毒（简称流感病毒）引起的急性高度接触性传染病。在之后的近一个世纪里，一个伟大的发现是，只要病毒发生微小的突变，就能引发大流行。这种偶然的突变隐藏了病毒的身份，使人体失去了防御能力。在现代世界，人类和动物的接触使这种突变发生的概率增加。

流行病是复杂的全球威胁，考验着人们和政府的行为极限。流行病学家在了解流行病如何从一个地区传播到多个国家（在这一点上，它成为大流行）方面取得了很大进展，提供了采取行动的详细

1918年以来，人们对流行病的医疗反应几乎没有变化。这些戴着口罩的美国国家红十字会护士正在等待集合流感病人。

方案。然而，疫苗仍然是对抗此类疫情行之有效的武器。2005年，在大流感暴发80多年后，美国病毒学家杰弗里·陶本伯格（Jeffery Taubenberger）揭示了1918年H1N1病毒的完整遗传结构，使其能够被重建和分析。这是一个里程碑式的成就，它提高了科学家确定突变病

尸体被遗弃在空房子里，没有人给他们举行基督葬礼。

塞缪尔·佩皮斯（Samuel Pepys）
英国日志记载者，
记录1665—1666年的大瘟疫

参见: 中世纪的医学院和外科医学 50~51页,疫苗 94~101页,流行病学 124~127页,微生物理论 138~145页,病毒学 177页,世界卫生组织 232~233页,全球根除疾病 286~287页。

毒确切性质的能力,并提供了快速研制疫苗所需的数据。

在人类早期,传染病可能是罕见的。狩猎采集者太过分散,病菌无法传播。他们没有在水源附近停留足够长的时间来污染水源,也没有饲养像现在这样携带病菌的动物。公元前1万年前后,农业的兴起为人口爆炸式增长提供了食物,但人与动物的密切接触也为传染病的肆虐创造了条件。

繁殖地

牲畜直接向人类传播病菌。导致结核病、天花和麻疹的病菌最初来自牲畜,而导致普通感冒的病毒可能来自禽类,流感病毒则可能来自鸡或猪,也可能是人类传给这些动物的。随着农业的发展,被粪便污染的水使脊髓灰质炎、霍乱、伤寒和肝炎等疾病得以肆虐,而灌溉水则为导致疟疾和血吸虫病的寄生虫提供了温床。

每次感染来袭,幸存者都获

> 历史上瘟疫和战争一样频繁,且两者的杀伤力同样令人出乎意料。
>
> 阿尔伯特·加缪(Albert Camus)
> 《瘟疫》

得了免疫力。对许多疾病的短期免疫力是在子宫里或通过母乳由母亲传给孩子的。但随着人口的增长和流动,新的流行病浪潮在全球蔓延。189年,安东尼瘟疫(可能是天花)再次暴发,罗马城中每天约有2000人死亡。1300年前后,黑死病(一种淋巴腺鼠疫)席卷亚欧大陆和非洲,1347—1351年达到顶峰,仅在欧洲就有至少2500万人死亡。

原住民特别容易感染传染病。当欧洲移民在16世纪和17世纪到达美洲时,他们带来了天花和猪流感。这对原住民造成了毁灭性的打击,他们过去没有接触过这些疾病的病原体,因此没有天然免疫力。

大流感

1918年,大流感袭来。它可能始于第一次世界大战的战壕。在那里,数百万名士兵和猪挤在泥泞中,猪是用来为他们提供食物的。流感病毒在士兵之间传播,在此过程中它可能变得更加致命。

大流感使世界处于震荡中,没有人能确定“凶手”。它被认为是由细菌引起的,而不是病毒。病毒如此微小,在1931年电子显微镜发明之前,人们甚至无法看到它们。直到1933年,英国伦敦国家医学研究所的威尔逊·史密斯(Wilson Smith)、克里斯托弗·安德鲁斯(Christopher Andrewes)和帕特里克·莱德劳(Patrick Laidlaw)故

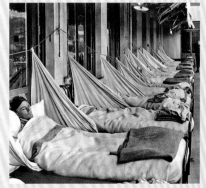

一些医院设立了“肺炎走廊”,希望新鲜空气有助于减少传播。

大流感

大流感始于1918年,以毁灭性的速度在已经饱受战争蹂躏的世界蔓延,感染了全球约三分之一的人口。这种可怕的疾病一点也不像冬季流感。那些受影响最严重的人会遭受剧烈的疼痛——如肋骨裂开一般的咳嗽,皮肤、眼睛和耳朵大量出血。他们的肺部发炎,血液缺氧,皮肤呈深蓝色,这种情况被称为“紫绀”。很快,在几小时或几天的时间里,他们的肺部会充满液体,他们会窒息而死。这就是现在所知的急性呼吸窘迫综合征(ARDS),但当时的医生称之为“非典型肺炎”。

与大多数对儿童和老人都有危险的流感病毒不同,1918年的流感病毒对20~40岁的人最致命。随着越来越多的人产生免疫力,病毒不再传播,大流感于1920年结束。

意用流感病毒感染雪貂，才证明了它是一种病毒——一种几乎看不见的致病因子，可以过滤，但不能像细菌那样在培养皿中培养。

许多人希望大流感是一种永远不会重演的现象。但第二次世界大战爆发时，士兵们再次涌入军营，医生担心可能会有新的疫情暴发。在美国，流感委员会的托马斯·弗朗西斯（Thomas Francis）和乔纳斯·索尔克（Jonas Salk）研制出了第一种流感疫苗，用于美国军队的免疫接种。弗朗西斯和索尔克不知道的是，流感疫苗只对它所针对的菌株起作用。他们的疫苗基于20世纪30年代的菌株，所以当1947年流感病毒出现新的突变时，疫苗被证明是无用的。幸运的是，1947年的流感疫情基本上算是温和的。

"变色龙"病毒

人们很快发现，流感病毒比任何人想象的都更加多变。流感病毒大致有几种。丙型流感病毒是最

没有流行病的疫苗好过没有疫苗的流行病。
埃德温·基尔伯恩
（Edwin Kilbourne）

温和的，引起类似感冒的症状。乙型流感病毒带来的是典型的季节性流感，这种流感可能很严重，但只能在人与人之间传播。甲型流感病毒是最危险的，它本质上是一种鸟类病毒，但可以通过宿主动物（如猪）或直接从鸟类身上获得感染人类的能力。当感染发生时，人类几乎没有免疫力，因此有可能引发另一场大流行。

1955年，美国科学家海因茨·

弗伦克尔-康拉特（Heinz Fraenkel-Conrat）和罗布利·威廉斯（Robley Williams）发现病毒是包裹在外壳（衣壳）中的单链遗传物质RNA。正如詹姆斯·沃森和弗朗西斯·克里克在1953年发现的那样，人体细胞中的遗传物质是双螺旋DNA。流感病毒和冠状病毒都是RNA病毒。

改变身份

DNA的复制过程近乎完美。但是，冠状病毒和流感病毒等RNA病毒为了感染其他细胞而自我复制时，往往会出现错误。这给免疫系统带来了麻烦，免疫系统通过将抗体与病毒外壳上的标记（抗原）相匹配来识别病毒。如果RNA复制的错误改变了外壳，那么抗体就可能不再识别它，病毒就可以进入人体而不被发现。

这种"抗原漂移"就是流感一次又一次出现的原因。像麻疹这样的病毒性疾病，人们通常只会得一次，因为第一次攻击会让身体产

人类活动使人与动物密切接触。 → 与动物的长期接触增加了病毒突变的机会，使病毒能够在动物和人类之间传播。 → 人类可能对突变的动物病毒没有免疫力，因此病毒可以在体内繁殖并导致危险的疾病。

全球互联互通和航空旅行使得病毒有可能在几小时内传播到世界各地，从而导致大流行。 ← 一旦突变病毒能够在一个人类宿主体内繁殖，它就能在人与人之间迅速传播。

病毒如何变异

抗原漂移

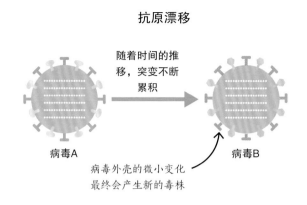

病毒A

随着时间的推移，突变不断累积

病毒B

病毒外壳的微小变化最终会产生新的毒株

当流感病毒自我复制时，突变会导致病毒表面的血凝素蛋白（H）和神经氨酸酶（N）抗原发生微小变化。这个过程产生了冬季流感病毒毒株，大多数人对它有一定的免疫力。

抗原转移

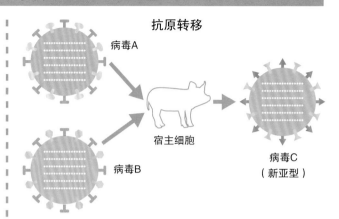

病毒A

病毒B

宿主细胞

病毒C（新亚型）

当两种不同的病毒感染同一宿主物种（如猪）的同一细胞时，它们会形成一种全新的亚型，这种亚型可以在物种之间跳跃，并可能在种群没有免疫力的情况下迅速传播。

生对抗麻疹病毒的抗体。然而，流感病毒很少是相同的，所以在一年的冬季流感后建立的抗体不能识别第二年的版本。即便如此，产生的抗体也足以让身体进行防御并最终击败它们。这就是为什么对大多数人来说，季节性流感症状比较轻微。

1955年，澳大利亚病毒学家弗兰克·麦克法兰·伯内特提出，如果不同的流感病毒在同一个细胞中"定居"，让它们的基因交换某些部分，可能会发生更彻底的变化。如果这种重组涉及病毒外壳编码的基因，那么它们的抗原就可能会变得完全无法识别，使人们对新病毒几乎没有甚至根本没有免疫力。这种戏剧性的变化被称为"抗原转移"。

两年后的1957年，流感疫情又暴发了。它传播广泛且迅速，疫苗没有效果。对大多数人来说，症状很轻微，但仍有200多万人因此死亡。在接下来的10年里，包括克里斯托弗·安德鲁斯和美国医学研究员埃德温·基尔伯恩在内的病毒学家表明，这种病毒已经发生了伯内特所说的那种抗原转移。

刺突本身

在电子显微镜下可以看到流感病毒的血凝素蛋白（H）和神经氨酸酶（N）的外壳上有微小的刺突。H刺突与宿主细胞结合，因此病毒可以入侵，而N刺突溶解细胞壁，从而创造病毒的逃逸途径。至关重要的是，H和N都是识别宿主体内病毒的抗原。安德鲁和基尔伯恩表明，在引发1957年流感大流行的病毒中，H和N都发生了变化。因此，大流感病毒被命名为H1N1，而1957年的流感被命名为H2N2。从那以后，科学家发现H有16种，N有9种，它们以不同的组合方式组合在一起。

这些进展并没有揭示1918年H1N1病毒如此致命的原因。1951年，瑞典微生物学家约翰·赫尔廷（Johan Hultin）获得了在阿拉斯加布雷维格教堂挖掘墓地的许可。1918年，那里80名居民中有72名死于流感，其中大部分是因纽特人。冰冻的地面很好地保存了尸体，赫尔廷提取了尸体的肺组织样本，但以当时的技术，他无法从中找到太多信息。

1997年，在美国武装部队病理研究所工作的陶本伯格描述了对1918年流感病毒的部分分析，该分析基于从一名死于该疾病的美国军人身上提取的肺组织碎片。赫尔廷看了分析后，回到布雷维格。这一次，他从一名年轻的因纽特妇女的尸体上提取了样本，他称她为"露西"。

"凶手"复活了

从赫尔廷提取的样本中，陶本伯格和他的同事安·里德（Ann

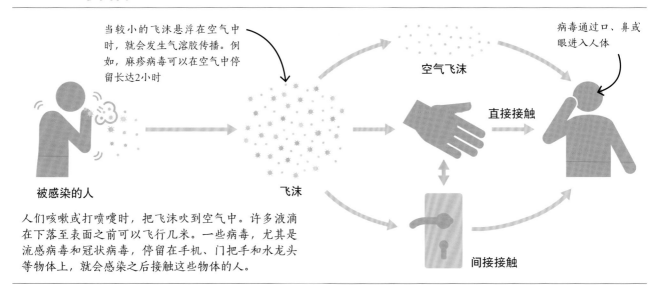

当较小的飞沫悬浮在空气中时，就会发生气溶胶传播。例如，麻疹病毒可以在空气中停留长达2小时

空气飞沫

病毒通过口、鼻或眼进入人体

直接接触

被感染的人

飞沫

间接接触

人们咳嗽或打喷嚏时，把飞沫吹到空气中。许多液滴在下落至表面之前可以飞行几米。一些病毒，尤其是流感病毒和冠状病毒，停留在手机、门把手和水龙头等物体上，就会感染之后接触这些物体的人。

Reid）终于在2005年解开了1918年H1N1病毒的完整基因组。他们的测序如此完整，以至于那年晚些时候，美国微生物学家特伦斯·坦佩（Terrence Tumpey）成功地创造了一个活体版本。复活的病毒被牢牢地控制在美国疾病控制和预防中心。

对复活病毒的研究证明，它起源于鸟类而不是猪，其H刺突与2005年引发恐慌的禽流感病毒相似。目前还没有真正理解为什么一种突变流感病毒是致命的，而另一种不是，但坦佩和他的同事得出结论，1918年的病毒没有一种基因成分使它如此致命，相反，是一种特殊的基因组合使得这种病毒如此致命。即便如此，增加对病毒工作原理的了解有助于在每次出现新的危险突变时加快疫苗的研制。

冠状病毒

就在科学家掌握流感病毒的时候，冠状病毒成为一种主要的大流行威胁。冠状病毒最早是于20

世纪30年代在鸡身上发现的，1967年，苏格兰病毒学家琼·阿尔梅达（June Almeida）制作了第一张电子显微镜图像，并为其命名。冠状病毒（源自拉丁语，意为"王冠"）描述的是病毒鳞茎状突起的边缘。

2003年，在越南河内工作的意大利医生卡洛·乌尔班尼（Carlo Urbani）意识到，一名入院的病人并没有像怀疑的那样患流感，而是患了一种全新的疾病，现在被称为SARS，即严重急性呼吸综合征。

我们已经响亮而明确地敲响了警钟。

谭德塞（Tedros Adhanom Ghebreyesus）
世界卫生组织总干事

世界卫生组织立即发布了警报，并对远在加拿大多伦多的SARS病人进行了隔离。该病毒被确定为冠状病毒，并追溯到动物，如果子狸和鼬獾身上。

冠状病毒有很多种。大多数病毒在猪、骆驼、蝙蝠和猫等动物中传播。已知有7种冠状病毒在"溢出"事件中传染给了人类并导致了疾病，其中4种症状轻微，但其他5种可能是致命的。

人畜共患疾病

城市化、集约化农业和森林砍伐为病毒性疾病的传播创造了温床。随着人类破坏生态系统并与动物接触越来越密切，人类暴露于更多的"人畜共患"病原体——可以从脊椎动物传播给人类的致病微生物下。大约四分之三的新传染病来自野生动物，一种突变产生流行病杀手的可能性越来越大。

除流感病毒和冠状病毒外，最近热带地区还出现了一系列病毒性疾病，包括埃博拉出血热、拉沙

> 有人可能会说，艾滋病使我们对新的病毒时刻保持警惕。我希望那是真的。

乔舒亚·莱德伯格
美国分子生物学家

热、登革热、西尼罗热、流行性出血热等。其中一些是完全"新颖"的突变，另一些则是由人类活动带来的。

虽然科学家现在知道变异病毒是流行病的罪魁祸首，但没有人知道它会在何时何地出现，也不知道它会有多致命。然而，通过仔细研究过去的疫情，流行病学家可以绘制出这些病毒传播的程度和速度。这有助于他们预测疾病的进展。

世界卫生组织制定了大流行警告级别，分为6个级别，以指导全球在早期阶段对流行病的应对。前3个级别包括监测在动物中传播的病毒，并确定任何可能对人类构成威胁的病毒，或已经发生变异并感染人类的病毒。一旦在社区和国家一级（4~5级）确定了人传人感染，就需要快速遏制，并采取国家大流行应对措施。一旦有至少两个世界卫生组织区域报告了人传人感染，就意味着全球性疫情的蔓延（6级）。

如果及早发现新出现的流行病，就有可能在流行病失控之前隔离受害者和携带者。如果大流行真的暴发，科学家预计它将分2~3波在全球蔓延。每次发作可能持续几个月，间隔可能长达4个月，但在大约5周后局部发作达到高峰。

限制传播

全球化和航空旅行增加了流行病的威胁。在黑死病流行时期，一场疫情可能需要数年时间才能蔓延到全球。但现在，疫情可能仅需几个小时就可以传播至世界各地。

不断增长的病毒知识提高了发现疫苗的机会。在某些情况下，抗病毒药物可能会改善症状，抗生素可能有助于治疗继发性感染。

许多医院设备齐全，可以为病情严重者提供支持，如帮助呼吸的机器。但是，应对大流行最有效的措施仍然是限制疾病的传播，防止感染。

2005年，当禽流感大流行的威胁迫近时，英国国家医疗服务体系告知公众："由于疫苗和抗病毒药物的供应可能有限……其他公共卫生和'社会'干预措施可能是唯一可用的减缓疾病传播的对策。洗手、限制非必要的旅行和人群聚集等措施会减缓病毒的传播，以减少影响，并'争取'宝贵的时间。"COVID-19也证明了这一点。■

2020年3月，在意大利政府实施严格的封锁后，米兰的大教堂被"遗弃"了。限制人员流动，关闭教堂、企业和学校有助于减缓病毒的传播。

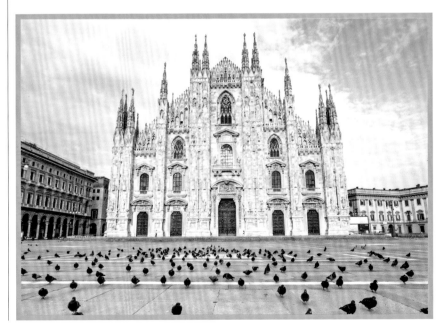

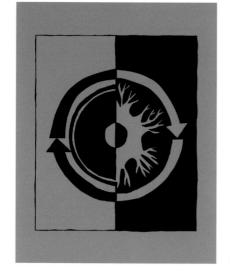

细胞重新编程

再生医学

背景介绍

此前

1962年 英国生物学家约翰·格登证明成熟细胞的遗传物质可以被重新编程。

1981年 剑桥大学生物学家马丁·埃文斯（Martin Evans）和马特·考夫曼（Matt Kaufman）成功培养了小鼠胚胎干细胞。

2003年 生物医学工程师托马斯·博兰德（Thomas Boland）在美国改进了一台喷墨生物打印机，以构建细胞阵列并将其放置在连续的层中——这是打印复杂组织类型的关键一步。

此后

2012年 德国研究人员使用生物打印皮肤组织治愈小鼠伤口。

2019年 以色列特拉维夫大学的研究人员用人体细胞打印出了一个微型3D心脏，这是第一个打印出完整血细胞、血管和心室的心脏。

器官移植常常受到器官可用性和组织排斥问题的阻碍。相对较新的人类细胞和组织再生科学旨在克服这些障碍，为器官有序生长铺平道路。

2006年，日本研究人员山中伸弥报道了一项重大发现，即多能干细胞（具有在特定器官内发育成一系列特化细胞类型的能力）可以被重新编程为多能细胞（具有生长成任何细胞类型的潜力）。山中伸弥的重要工作逆转了多能细胞的发育，将它们变成未成熟的细胞，并有可能生长成一系列不同的身体细胞。

2015年，苏格兰爱丁堡赫瑞瓦特大学的研究人员利用山中伸弥首创的技术，开发了一种3D打印工艺，可以打印来自捐赠者自身组织的人类干细胞。这为实验室培养的人体组织在移植和药物研究中得到更广泛的应用铺平了道路。

2019年，巴西研究人员对人体血细胞进行了重新编程，以形成肝脏类器官，实际上是"迷你肝脏"，以模仿正常肝脏的功能，如储存维生素、产生酶和分泌胆汁。到目前为止，只有微型肝脏被制造出来，但这项技术可制造出用于移植的整个器官。■

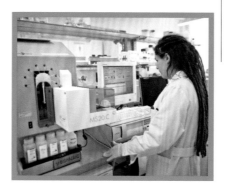

苏黎世应用科学大学的生物打印机被用来打印3D人体组织，之后组织会在细胞培养中成熟。

参见：组织学 122~123页，细胞病理学 134~135页，器官移植手术 246~253页，遗传学和医学 288~293页，干细胞研究 302~303页。

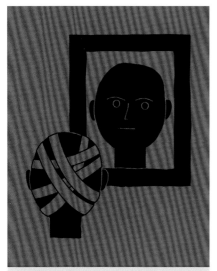

这是我的新面孔

面部移植

背景介绍

此前

1597年 意大利外科医生加斯帕雷·塔利亚科齐(Gaspare Tagliacozzi)介绍了一种用于修复决斗中被切掉鼻子的皮肤移植方法。

1804年 意大利医生朱塞佩·巴罗尼奥发现小移植物在没有血液供应的情况下也能存活下来。

1874年 德国外科医生卡尔·蒂尔施首次使用薄切皮肤进行大面积移植,使治疗大面积烧伤成为可能。

1944年 新西兰整形外科医生哈罗德·吉利斯和阿奇博尔德·麦金多开发出行走皮肤移植等关键技术。

此后

2011年 比利时外科医生菲利普·布隆德尔(Phillip Blondeel)首次使用3D打印技术进行面部移植手术。

2017年 在美国克利夫兰诊所,外科医生弗兰克·帕佩伊(Frank Papay)首次使用增强现实技术进行面部移植。

整形手术是一门古老的艺术,大约在公元前1600年被古埃及人首次记录下来。20世纪70年代,显微外科技术的发展使复杂的皮肤和身体部位的再植成为可能,还包括神经和血液的供应。1994年,印度一名9岁女孩的面部成功再植,给了整形外科医生尝试面部移植的信心。

移植

2005年,法国外科医生伯纳德·德沃谢尔(Bernard Devauchelle)通过重建女性面部,进行了首例局部移植手术。2008年,法国整形外科医生洛朗·兰提里为一名30岁的男子做了首例全脸移植手术。2010年,西班牙医生宣布他们完成了一项更复杂、更"丰满"的面部移植手术,但兰提里仍然是这一领域的先驱。到2020年,他的团队完成了全球42例面部移植手术中的8例。

> 容貌帮助我们了解我们是谁,我们从哪里来。
>
> 皇家外科学院

面部移植依赖"自由组织移植",即切断供体组织的血液供应,然后将其重新连接到受体的血液供应上。3D打印可以为外科医生创建供体和受体的模型。2017年,在美国,外科医生使用增强现实技术来进行面部移植手术。到目前为止,仍无法保证百举百捷,且预防排斥反应的免疫抑制药物会增加感染的风险。■

参见: 整形手术 26~27页,皮肤移植 137页,免疫系统 154~161页,器官移植手术 246~253页,再生医学 314页。

DIRECTORY

人名录

人名录

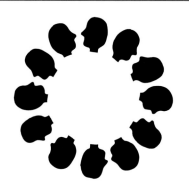

对医学发展做出重要贡献的人远比本书中详细介绍的人多。以下几页介绍了其他一些在改善人类健康方面发挥重要作用的人。无论科学家、医生还是病人，他们都影响了医学实践以及与医学实践相关的技术，或者对人类身体结构和功能的认识。有些人生前就已出名，但还有许多人在他们自己的专业之外几乎不为人知。有些人在无意中或死后作为器官或组织捐赠者或研究对象做出了贡献，或者作为开创性著作的作者和卫生改革的倡导者发挥了作用，这些文本至今仍让人受益。

阿姆马尔·阿里-马维斯里（AMMAR AL-MAWSILI）
约996—约1020年

阿姆马尔·阿里-马维斯里是一位极富创新精神的眼科医生，他出生于摩苏尔（今伊拉克境内），后移居埃及。他唯一为人所知的作品是一篇关于眼病的论文，描述了他开创性地使用注射器进行白内障手术的过程。他的方法是用一根细的空心针通过吸力清除白内障，这一方法在伊斯兰眼科医生中成为一种惯例。

参见： 伊斯兰医学 44~49页。

希尔德加德·冯·宾根（Hildegard von Bingen）
1098—1179年

宾根出生于德国贵族家庭，14岁时进入德国迪西波登堡修道院，并最终成为修道院院长。她将自己深厚的草药理论和实践知识结合在两部重要著作中：描述植物和矿物

质特性的《自然界》，阐述疾病及损伤原因和治疗方法的《病因与疗法》。2012年，在去世800多年后，她被追封为圣人，是有史以来仅有的4名女性圣人之一。

参见： 草药 36~37页，中世纪的医学院和外科医学 50~51页，天然药房 54~59页。

西罗尼姆斯·法布里休斯（Hieronymus Fabricius）
1537—1619年

法布里修斯常被称为"胚胎学之父"，是意大利帕多瓦大学一位极具影响力的外科和解剖学老师。通过解剖动物，他研究了胎儿的形成，并确定了肠、胃和食管的结构；描述了大脑额叶和颞叶之间的脑裂；发现了静脉中的瓣膜。1594年，他设计了第一个可以允许公众观看的手术室，并彻底改变了解剖学的教学。

参见： 解剖学 60~63页，血液循环 68~73页，外科学 88~89页，生理学 152~153页。

尼古拉斯·卡尔佩珀（Nicholas Culpeper）
1616—1654年

卡尔佩珀是一位植物学家、草药学家、内科医生，也是一名政治激进分子。他最为人所知的是他在1653年出版的《英国医生》（或称《卡尔佩珀的草药全书》）中对草药的系统评价，该书至今仍被不断印刷出版。这部著作普及了占星植物学——书中坚信植物的医学特性与行星和恒星的运动有关。卡尔佩珀也是一名反对放血疗法的改革者，他认为医学应该建立在理性而非公认的经验基础上，而且应该让所有人能用，无论贫富。

参见： 草药 36~37页，助产术 76~77页。

斯蒂芬·霍尔斯（Stephen Hales）
1677—1761年

英国教区牧师斯蒂芬·霍尔斯

在剑桥大学听了意大利化学家乔瓦尼·弗朗西斯科·维加尼（Giovanni Francisco Vigani）的讲座后，就对生物学产生了浓厚的兴趣。虽然只是个业余爱好者，但霍尔斯被认为是他那个时代最伟大的生理学家之一。此外，他也是第一个测量血压，并描述主动脉瓣和二尖瓣的作用的人。1733年，他的许多发现发表在《血液静力学》中。在这本书的第三版（1740年）中，他提出了电流在神经控制肌肉功能方面起着重要作用——比路易吉·伽伐尼在1791证明这一点早了将近60年。

参见： 血液循环 68~73页，神经系统 190~195页。

詹姆斯·巴里（James Barry）
约1789—1865年

由于女性被禁止接受高等教育，出生于爱尔兰的玛格丽特·巴尔克利（Margaret Bulkley）乔装成男性，并取名詹姆斯·巴里，就读于苏格兰爱丁堡大学。1813年，巴里作为一名外科医生加入了英国军队，最后晋升为将军。巴里为改善卫生条件而奔走，为改善奴隶、囚犯和麻风病病人的生存条件而努力奋斗，并实施了最早的剖宫产手术。1857年，巴里被派往加拿大，担任当地军事医院的监察长。

参见： 战地医学 53页，助产术 76~77页，医学界的女性 120~121页，护理和卫生 128~133页。

托马斯·威克利（Thomas Wakley）
1795—1862年

英国外科医生托马斯·威克利

在伦敦从事了多年的临床医生后，转向了新闻业。1823年，他创办了《柳叶刀》杂志，主要目的是揭露医疗机构的裙带关系、信息不对称和无能。《柳叶刀》还反对许多社会不公，包括鞭刑、济贫院和食品掺假。1835年，威克利当选国会议员，之后他主要负责了1859年的医疗法案。最终该法案引入了执业医师资格注册制度。

参见： 外科学 88~89页，流行病学 124~127页。

约翰·哈里斯（John Harris）
1798—1849年

1827年，美国医生约翰·哈里斯就开始在俄亥俄州班布里奇的家中为未来的医学院医生做准备。哈里斯将牙科这一当时经常被忽视的专业纳入了医学专业教育体系中，开创了口腔医学教育，并且鼓励他的几名学生成为熟练的牙医。其中一名学生，也是他的弟弟查平（Chapin），于1840年在巴尔的摩建立了美国第一所牙科学院。另一位著名的学生是詹姆斯·泰勒（James Taylor），他在5年后成立了俄亥俄牙科学院。

参见： 外科学 88~89页。

卡尔·罗基坦斯基（Karl Rokitansky）
1804—1878年

罗基坦斯基是一位极具开创性的病理学家，在他的帮助下，奥地利政府建立了新维也纳学校。这是一个卓越的医学中心，该学校在罗

基坦斯基的帮助下建立了解剖病理学——这是一门通过研究组织和器官来诊断疾病的医学科学。他从3万多起尸体解剖中获得了丰富的经验，并最终将这些经验提炼为他在1842—1846年出版的一部非常有影响力的著作——《病理解剖手册》。通过将疾病症状与尸检中观察到的异常联系起来，罗基坦斯基进一步理解了身体发生疾病的病理生理过程。

参见： 解剖学 60~63页，细胞病理学 134~135页。

坎贝尔·德·摩尔根（Gampbell de Morgan）
1811—1876年

根据在伦敦米德尔塞克斯医院30多年的观察，英国外科医生坎贝尔·德·摩尔根在他的系列论文中描述了癌症如何在局部发生，然后转移。他发现癌细胞通常首先扩散到淋巴结，然后扩散到全身其他地方。他对癌细胞扩散的解释彻底终结了几十年来关于癌症属于全身性起源还是局灶性起源的争论。同时他强调了及时治疗的重要性，并警告说，病人在癌症发病时通常没有任何疾病迹象。

参见： 癌症治疗 168~175页，癌症筛查 226~227页。

亨利·杜南特（Henry Dunant）
1828—1910年

1859年，瑞士商人亨利·杜南特在意大利旅行时，目睹了索尔费里诺战役的血腥场面。他对受伤者

的待遇感到震惊，于是发起了一系列社会运动，呼吁建立一个中立机构来帮助战场上的伤者。他的工作最终促成了1863年红十字国际委员会的成立。1901年，他成为第一个获得诺贝尔和平奖的人。

参见： 战地医学 53页，分级诊疗 90页。

约翰·马歇尔·哈兰（John Marshall Harlan）
1833—1911年

1905年，美国最高法院大法官约翰·马歇尔·哈兰做出了具有里程碑意义的"雅各布森诉马萨诸塞州案"判决，判决规定该州有权实施强制性疫苗接种计划。马萨诸塞州暴发的天花疫情对公共安全构成了严重的威胁，但当地居民亨宁·雅各布森（Henning Jacobson）辩称，接种疫苗侵犯了他的人身自由。最高法院的裁决确定，维护公共健康的义务可以凌驾于个人自由之上。

参见： 接种 94~101页，全球根除疾病 286~287页。

丹尼尔·黑尔·威廉姆斯（Daniel Hale Williams）
1856—1931年

非裔美国外科医生丹尼尔·黑尔·威廉姆斯是开放式心脏手术的先驱。1891年，他在芝加哥开设了普罗维登特医院，这是美国第一家拥有跨种族医务人员的医院。两年后，他成为首批成功为病人做心脏手术的外科医生之一，修复了由于严重刺伤造成的损伤。1913年，他

成为美国外科医师学会的创始成员之一。

参见： 器官移植手术 246~253页，心脏起搏器 255页。

西奥多·博韦里（Theodor Boveri）
1862—1915年

1914年，德国生物学家西奥多·博韦里出版了《恶性肿瘤起源》一书，为后世癌症研究奠定了基础。他解释说，染色体缺陷导致癌症，而肿瘤起源于单个细胞。他对染色体的开创性研究证明了遗传在个体对癌症的易感性中起着重要作用。

参见： 细胞病理学 134~135页，遗传特征与状况 146~147页，癌症治疗 168~175页。

哈维·库欣（Harvey Cushing）
1869—1939年

美国神经外科医生哈维·库欣开创性地开发了许多降低神经外科手术期间以及术后死亡率的技术。他是20世纪早期世界领先的神经外科教师，曾在约翰·霍普金斯大学、哈佛大学和耶鲁大学任教。库欣是脑肿瘤诊断和治疗方面非常重要的专家，也是垂体方面的权威，他确定了垂体在库欣病（以他的名字命名的疾病）中的作用。

参见： 癌症治疗 168~175页，激素和内分泌学 184~187页。

阿尔弗雷德·阿德勒（Alfred Adler）
1870—1937年

奥地利精神病学家阿尔弗雷德·阿德勒是第一位强调需要在社会背景中理解个体的心理学家，并且创立了"个体心理学"的新领域。阿德勒认为，自卑感是由社会地位低下、童年被忽视或身体残疾等因素引起的，他主张通过治疗来建立个人的自尊。他的思想对儿童心理学和教育心理学产生了重要的影响。

参见： 精神分析 178~183页，认知行为疗法 242~243页。

奥斯瓦尔多·克鲁兹（Oswaldo Cruz）
1872—1917年

奥斯瓦尔多·克鲁兹是法国巴黎巴斯德研究所研究细菌学的巴西流行病学家。1902年，他担任里约热内卢联邦血清治疗研究所所长，并使该研究所成为世界级的研究机构。1903年成为巴西公共卫生总干事后，他发起了一系列成功的运动，以应对黄热病、黑死病和疟疾，并制定了天花疫苗接种计划。

参见： 疫苗 94~101页。

安东尼奥·埃加斯·莫尼兹（António Egas Moniz）
1874—1955年

1927年，葡萄牙神经学家安东尼奥·埃加斯·莫尼兹开发了一种脑成像技术——脑血管造影术。该技术需要先给大脑动脉注射一种可

以阻挡辐射的染料，然后用X射线来显示异常情况。莫尼兹还设计了一种外科手术（额叶切开术）来分离大脑额叶以治疗精神病。虽然这使他在1949年获得了诺贝尔生理学或医学奖，但由于严重的不良反应，额叶切除术被淘汰了。

参见： 精神卫生保健 92~93页，磁共振成像和医学扫描 278~281页。

卡尔·荣格（Carl Jung）
1875—1961年

作为分析心理学的创始人，瑞士精神病学家卡尔·荣格在1907—1912年与德国精神分析学家西格蒙德·弗洛伊德密切合作，但他越来越不同意弗洛伊德在人格发展中过分注重性本能的观点。荣格介绍了内向和外向性格、原型和潜意识力量的概念。他还定义了影响人格的4种心理功能：感觉、思维、情感和直觉。

参见： 精神分析 178~183页，认知行为疗法 242~243页。

乌戈·切莱蒂（Ugo Cerletti）
1877—1963年

意大利神经学家乌戈·切莱蒂在看到宰杀前猪被电麻的过程后，发明了电休克疗法（ECT）。这种治疗方法使电流通过大脑，诱导短期癫痫发作，可用于对其他治疗方法无效的精神障碍患者。切莱蒂从1938年开始在罗马萨皮恩扎大学对病人使用电休克疗法。电休克疗法

至今仍用于那些对其他治疗没有反应的严重抑郁症患者。

参见： 锂盐和双相情感障碍 240页，氯丙嗪和抗精神病药物 241页。

哈罗德·吉利斯（Harold Gillies）
1882—1960年

吉利斯被称为"整形外科之父"，出生于新西兰，但在英国接受了外科医生培训。在目睹了第一次世界大战期间法国士兵可怕的面部创伤后，他回到英国，并说服当局开设了世界上首家致力于面部重建的医院——西德卡普女王医院。在那里，吉利斯首创了新的皮肤移植技术，可以为因枪击和弹片毁容的男性提供面部修复手术。

参见： 整形手术 26~27页，皮肤移植 137页，面部移植 315页。

威廉·奥古斯塔斯·辛顿（William Augustus Hintan）
1883—1959年

辛顿的父母是被解放的奴隶，他克服了种族歧视和贫困，最终成为著名的病理学家和哈佛大学首位非裔教授。1927年，他发明了一种诊断梅毒的检测方法，高准确性大大减少了早期测试产生的假阳性结果数量。1934年，辛顿测试被美国公共卫生服务局采用，辛顿成为首位出版医学教科书《梅毒及其治疗》的非裔美国人。

参见： 微生物理论 138~145页，抗生素 216~223页。

莱纳斯·鲍林（Linus Pauling）
1901—1994年

作为一名多产的研究者和作家，美国科学家莱纳斯·鲍林获得了两次诺贝尔奖——一次是化学奖，另一次是和平奖。1949年，他成为第一个提出"分子疾病"概念的人，他证明了遗传性镰状细胞贫血是由红细胞中异常的血红蛋白引起的。鲍林开启了分子遗传学时代，并且证明了蛋白质的特定性质可以遗传，直接推动了现代基因组研究。

参见： 遗传特征与状况 146~147页，遗传学和医学 288~293页。

查尔斯·理查德·德鲁（Charles Richard Drew）
1904—1950年

作为血液储存以及输血方面的非裔美国人先驱，德鲁在获得纽约市哥伦比亚大学的研究生奖学金后，就将注意力从手术转向了血液储存。德鲁发明了一种处理和保存血浆（没有细胞的血液）的方法，血浆比全血保存的时间长得多。1940年，作为第二次世界大战期间"为英国献血"项目的负责人，德鲁启动了血库项目，从美国收集、检测和运送血浆到英国，以缓解用血短缺。1941年，德鲁被任命为美国红十字会血库主任，但在非裔美国人的血液与美国白人的血液（因种族原因）隔离并被区别对待后，他辞职了。

参见： 输血和血型 108~111页。

海里埃塔·拉克丝（Henrietta Lacks）
1920—1951年

1951年，31岁的非裔美国人海里埃塔·拉克丝在美国马里兰州巴尔的摩市的约翰斯·霍普金斯医院接受了活检，被诊断出患有宫颈癌。她的一些细胞被送到病理学家乔治·盖伊（George Gey）那里——其研究需要活的癌细胞。盖伊发现无法让细胞存活超过一定的时间，但拉克丝的细胞可以迅速分裂，并且能存活很长的时间。这些被称为"海拉细胞"（Hela cell）的不死细胞已被用于无数的研究项目——从开发脊髓灰质炎疫苗到研究艾滋病都有其身影。拉克丝在确诊宫颈癌几个月后去世，但她的细胞系存活了下来，继续推动医学科学的进步。

参见： 癌症治疗 168~175页，癌症筛查 226~227页；人类免疫缺陷病毒和自身免疫性疾病 294~297页。

彼得·萨法尔（Peter Safar）
1924—2003年

有犹太血统的彼得·萨法尔在第二次世界大战发生时逃离了纳粹的追捕，于1949年移居美国，并在耶鲁大学接受了外科培训。1958年，萨法尔在美国马里兰州巴尔的摩市约翰斯·霍普金斯医院担任麻醉科主任时，发明了心肺复苏术（CPR）。为了训练人们清理气道和进行口对口心肺复苏，他说服了一家挪威的玩偶公司设计生产人体模型。从那时起，各种版本的人体模型就被用来教授这种救生方法。

参见： 分级诊疗 90页。

詹姆斯·布莱克（James Black）
1924—2010年

苏格兰药理学家詹姆斯·布莱克对激素影响血压的方式很感兴趣。当血氧水平低时，肾上腺素和其他激素分泌增多并使心脏跳动加速，如果血液循环跟不上，就会产生心绞痛。从1958年开始，布莱克在ICI制药公司担任化学家，并致力于寻找一种打破这种循环的方法。6年后，该公司推出了β受体阻滞剂药物普萘洛尔（propranolol）。该药至今仍被用来降低高血压。布莱克还帮助开发了一些预防胃癌和治疗消化性溃疡的药物，他于1988年获得诺贝尔生理学或医学奖。

参见： 激素和内分泌学 184~187页。

伊娃·克莱因（Eva Klein）
1925—

受居里夫人的激励，身为犹太人的伊娃·克莱因（原名伊娃·菲舍尔）进入布达佩斯大学学习医学，并在纳粹占领期间躲在那里。1947年，她离开匈牙利，进入瑞典斯德哥尔摩的卡罗林斯卡学院工作。20世纪70年代早期，她领导了一种新型白细胞的发现。这些细胞后来被命名为"自然杀伤细胞"（NK细胞），并且被证明是免疫系统的重要组成部分，可以迅速反应杀死被感染的细胞并识别癌细胞。克莱因还从伯基特淋巴瘤活检中提取了自然杀伤细胞。

参见： 免疫系统 154~161页，癌症治疗 168~175页。

吉莉恩·汉森（Gillian Hanson）
1934—1996年

1957年毕业后，英国医生吉莉恩·汉森进入伦敦惠普斯十字医院，并在那里度过了她的整个职业生涯。作为肺病、肾衰竭和其他急性代谢紊乱方面的权威，她于1968年被任命为医院新重症监护室的负责人。在她的指导下，该监护室以卓越和创新赢得了国际声誉，并将重症监护领域确立为医学专业。

参见： 糖尿病及其治疗 210~213页，透析 234~235页。

多洛雷丝·"迪伊"·奥哈拉（Dolores "dee" O'Hara）
1935—

在美国俄勒冈州从事过一段时间的外科护士后，奥哈拉加入了美国空军。1959年，她加入了佛罗里达州卡纳维拉尔角的水星计划，这是美国首个人类太空飞行计划。在那里，她为美国国家航空航天局开发了"太空护理"领域，对水星双子座和阿波罗太空任务中的每一位宇航员进行飞行前和飞行后的身体检查，以确定宇航员的健康状况和太空对人体的影响。

参见： 护理和卫生 128~133页。

格雷姆·克拉克 （Graeme Clark）
1935—

澳大利亚耳科医生格雷姆·克拉克的父亲是一名聋哑人。格雷姆在20世纪60年代中期开始研究植入式电子助听器。1978年，他在墨尔本为一名病人植入了第一个人工耳蜗。这种"仿生耳"可以将声音转化为刺激听觉神经的电脉冲，并向大脑发送信息。目前，克拉克的设备已经改善了数千名重度耳聋病人的听力。

参见： 神经系统 190~195页。

罗伯特·巴特利特 （Robert Bartlett）
1939—

20世纪60年代，美国胸外科医生巴特利特开发了一种可以用于急救的体外膜氧合（ECMO）器。这对因心脏和肺缺乏足够的氧气交换而难以维持生命的病人大有益处。1975年，巴特利特首次成功地使用体外膜氧合器挽救了一名有严重呼吸困难的新生儿的生命。3天后，这名新生儿完全康复了。体外膜氧合器现已成为一种成熟的工具，用于支持心脏病发作或患有严重肺部疾病等危急疾病的病人。

参见： 器官移植手术 246~253页，心脏起搏器 255页。

小川秀树（Hideoki Ogawa）
1941—

1993年，日本免疫学家和皮肤科医生小川秀树认为，慢性皮肤病特应性皮炎（湿疹）是一种由皮肤渗透性缺陷和免疫系统异常引起的疾病。他提出的"屏障缺陷"理论帮助临床医生更好地理解了这种目前无法治愈的疾病。这种疾病影响了超过10%的儿童和多达3%的成年人。

参见： 细胞病理学 134~135页，免疫系统 154~161页。

丹尼斯·穆克维格 （Denis Mukwege）
1955—

刚果妇科医生丹尼斯·穆克维格是世界上修复强奸造成的伤害的权威专家。在致力于帮助遭受性暴力的女性受害者之前，他接受过儿科、妇科和产科的培训。1999年，他在刚果民主共和国布卡武建立了潘奇医院。该医院治疗了85000多名有妇科损伤和创伤的妇女，其中60%是遭受了战争暴力的受害者。2012年，他在联合国就强奸作为一种战争武器发表了讲话，并于2016年创建了穆克维格基金会，"倡导结束战时性暴力"。他和另一位活动家纳迪娅·穆拉德（Nadia Murad，伊拉克雅兹迪强奸幸存者）于2018年共同获得了诺贝尔和平奖。

参见： 世界卫生组织 232~233页。

菲奥娜·伍德（Fiona Wood）
1958—

出生于英国的澳大利亚整形外科医生菲奥娜·伍德于1999年发明了"皮肤喷雾剂"，并获得了专利。这种治疗方法通过取一小块健康皮肤，并用一种酶溶解细胞形成一种溶液，然后将其喷洒在受损皮肤上来治疗皮肤损伤。该方法可以使再生的皮肤愈合得更快，并且比传统的皮肤移植和网状手术留下的疤痕更少。虽然这项技术还没有在临床试验中得到充分的测试，但伍德用这种方法成功地治疗了2002年巴厘岛爆炸事件中被烧伤的受害者。此后，它被许多国家批准使用。

参见： 皮肤移植 137页，再生医学 314页。

乔安娜·沃德劳 （Joanna Wardlaw）
1958—

苏格兰临床神经学家乔安娜·沃德劳于1997年在爱丁堡建立了脑研究成像中心。到2020年，该中心已成为国际神经成像的权威，拥有欧洲最大的学术放射科医师团队。作为脑部扫描、大脑老化以及在脑卒中的预防、诊断和治疗方面的世界权威，沃德劳对由大脑最小血管损伤引起的脑卒中和血管性痴呆进行了一系列开创性研究。

参见： 阿尔茨海默病 196~197页，脑电图 224~225页，磁共振成像和医学扫描 278~281页。

术语表

在这个术语表中，引用的定义用*斜体*标识。

急性 Acute
描述一种突然开始并可能持续时间很短的状况。

艾滋病 AIDS
获得性免疫缺陷综合征的缩写，是一种由人类免疫缺陷病毒引起的*免疫系统*缺陷。

麻醉 Anaesthetic
可以使身体的一部分麻木（局部麻醉）或使病人失去知觉（全身麻醉）。

镇痛 Analgesia
一种缓解疼痛的方式。

解剖学 Anatomy
研究生命体结构及结构间关系的学科。

抗生素 Antibiotic
一种用于杀死或抑制*细菌*（通常是那些引起感染的细菌）生长的杀菌药。

抗体 Antibody
一种由*白细胞*在体内产生的*蛋白质*，用来标记外来颗粒或*抗原*并刺激免疫反应。

抗原 Antigen
刺激身体产生*抗体*和免疫反应的外来物质。

药剂师 Apothecary
中世纪的一个术语，不仅指施药的地方，也指施药的人。

动脉 Artery
把血液从心脏输送出去的*血管*。

自身免疫病 Autoimmune disease
一种由身体*免疫系统*攻击自身健康*组织*或细胞引发的疾病。

尸体解剖 Autopsy
为确定死亡原因或疾病性质而对尸体进行的检查。

细菌 Bacterium
一种单*细胞*微生物，没有细胞核或其他特殊的膜结合结构，太小而不能被用肉眼看到。

胆汁 Bile
①由肝脏产生的一种深绿色或淡黄色的液体，有助于小肠中脂肪的消化。②黄色或黑色的"胆汁"，古代和中世纪医学中*体液学说*中的其中两种体液。

活检 Biopsy
提取*组织*或液体样本进行分析。

血型系统 Blood group/type system
血液中存在或不存在某种*抗体*和*抗原*，这可能意味着当与不同类型的血液混合时，血液会凝结或结块。在30多种血型系统中，ABO血型系统和Rh血型系统是最重要的两种。

放血疗法 Bloodletting
通过从病人身上放血来治疗一些疾病的方法。今天放血疗法用于治疗血液中铁过量引起的某些疾病。

血压 Blood pressure
血液被心脏输送到全身时，在*血管*壁上施加的压力。测量血压可以评估心血管健康和*诊断*疾病。

癌症 Cancer
身体*组织*中*细胞*异常生长引起的疾病。

毛细血管 Capillary
一种细小的*血管*，有薄壁，营养物质和废物通过它进出身体*组织*。

细胞 Cell
人体最小的功能单位。细胞在形成*组织*和器官的同时，还吸收营养，抵抗入侵者，并含有遗传物质。人体有35万亿～40万亿个细胞，至少有200种不同的类型。

中枢神经系统（CNS）Central nervous system (CNS)
*神经系统*的一部分，由大脑和*脊髓*组成，控制身体的活动。

化疗 Chemotherapy
使用化学药物杀死*癌细胞*的治疗方法。

染色体 Chromosome
由*DNA*和蛋白质组成的结构，包含细胞的遗传信息（以*基因*的形式）；人类细胞通常有23对染色体。

慢性 Chronic
描述一种可能持续数月并导致身体长期变化的医疗状况。

循环系统 Circulatory system
血液通过心脏和*血管*在身体周围的连续运动。

临床医学 Clinical medicine
通过对病人的直接检查来*诊断*、治疗和预防疾病的医学研究和实践。

计算机断层扫描 Computed tomography (CT)
一种成像技术，通过使用弱*X射线*对人体进行薄的2D切片成像，然后用计算机将它们组合成3D图像，也被称为"计算机轴位断层扫描"（CAT）。

先天性 Congenital
描述一种从出生就存在的身体异常或状况，可能是遗传因素导致的。

传染病 Contagious
通过直接或间接接触传播的疾病。

冠状病毒 Coronavirus
一种引起人类和动物上呼吸道*感染*的常见*病毒*。

细胞因子 Cytokine
一种由*免疫系统*的特定*细胞*分泌的小*蛋白质*，会对其他细胞产生影响。

诊断 Diagnosis
通过病人描述的症状和观察到的体征来识别疾病。

解剖 Dissection
把尸体切开来研究其内部结构。

脱氧核糖核酸 Deoxyribonucleic acid (DNA)
构成*染色体*的长而薄的双螺旋分子，几乎存在于所有体*细胞*中。*基因*就位于体细胞的DNA分子上。

内分泌系统 Endocrine system
一种由*腺体*和*细胞*组成，并负责分泌可以控制身体的化学信使——*激素*的系统。

内镜 Endoscope
通过自然腔道或外科切口插入体内的观察仪器。

酶 Enzyme
一种起催化作用的分子，通常是*蛋白质*，可以加速体内的化学反应。

疫情 Epidemic
*传染病*的暴发，发病率远高于预期，但与大流行不同，仅局限于某一特定地区。

流行病学 Epidemiology
一门研究疾病在不同人群中发生的频率及其原因的学科。

功能磁共振成像 Functional magnetic resonance imaging (fMRI)
一种通过检测血流变化来测量大脑活动的*磁共振成像*技术。

基因 Gene
遗传的基本单位，作为*DNA*的一部分由父母传给后代，为特定的性状提供编码指令。

细菌 Germ
引起疾病的一种*微生物*。

腺体 Gland
在体内产生具有特定功能的化学物质（如*激素*或*酶*）的一组*细胞*或*器官*。

组织学 Histology
研究*细胞*、*组织*和器官微观结构的一门学科。

人类免疫缺陷病毒 HIV
感染它会导致*艾滋病*。

体内平衡 Homeostasis
维持体内环境稳定的过程。

激素 Hormone
由*分泌腺*分泌的一种可以控制生命过程或活动的化学物质。

人类基因组 Human genome
人类的全套*基因*，大约有2万个。

体液 Humours
在早期医学中指身体内的四种液体。医生认为身体健康取决于这四种体液的平衡。

免疫系统 Immune system
人体抵御*感染*和疾病的天然防御网络。

免疫力 Immunity
身体通过*抗体*或*白细胞*的作用来抵抗或对抗特定*感染*或*毒素*的能力。

免疫接种 Immunization
通过*接种疫苗*使人抵抗引起*传染病*的微生物的攻击的过程。

免疫抑制剂 Immunosuppressant
一种降低*免疫系统*功能的药物，如防止*移植器官*的排斥反应。

免疫疗法 Immunotherapy
用刺激人体*免疫*反应的物质治疗疾病，一般用于治疗*癌症*。

植入物 Implant
通过外科手术插入体内的物品，它可能是活体的（如骨髓）、机械的（髋关节置换术）、电子的（如心脏起搏器），或者是三者的结合。

感染 Infection
由入侵的*微生物*如*细菌*、*病毒*或类似的生命形式引起的疾病。

炎症 Inflammation
机体对损伤、*感染*或*毒素*的*免疫*反应。

遗传 Inheritance
性状由亲代向子代传递的现象或过程。

接种 Inoculation
在*免疫接种*过程中，将引起疾病的*微生物*以灭活或减毒的形式引入体内，以刺激抗体的产生，从而在将来对抗疾病。

胰岛素 Insulin
一种调节血液中葡萄糖水平的*激素*。缺乏这种激素会导致1型糖尿病；身体无法利用它，会导致2型糖尿病。

微创手术 Keyhole surgery
通过一个非常小的切口，使用特殊的器械和*内镜*进行的手术。

激光手术 Laser surgery
用激光束进行的外科手术，比如为改善视力而重塑角膜的手术。

腹腔镜检查 Laparoscopy
一种通过内镜开展的腹部微创*手术*，用于检查腹部*器官*。

淋巴 Lymph
血液在全身循环时聚集在*组织*中的多余液体；它的内容物包括*白细胞*。

淋巴系统 Lymphatic system
由*组织*和小*器官*组成的广泛网络，将身体组织中的*淋巴液*排入血液，并将淋巴液中含有的抗感染的*白细胞*输送到全身各处。

淋巴细胞 Lymphocyte
*白细胞*的一种，可以通过产生*抗体*来防止感染。

磁共振成像
Magnetic resonance imaging (MRI)
通过强大的磁场和无线电脉冲来对身体进行二维切片成像，然后通过计算机将其组合成三维图像。

新陈代谢 Metabolism
*细胞*中发生的生命所必需的生化过程：将营养转化为能量或者利用这些能量产生构建身体*组织*的*蛋白质*。

转移 Metastasis
*癌细胞*从最初形成的原发性*肿瘤*扩散到身体其他部位的过程。

微生物 Microbe/Microorganism
小到肉眼看不见的活的小生物，如*细菌*或*病毒*等。

显微外科 Microsurgery
用专门的显微镜对身体的微小结构如*血管*和*神经*进行操作的外科手术。

神经 Nerve
一束神经*细胞*（神经元），在大脑、*脊髓*和身体*组织*之间传递电脉冲。

神经系统 Nervous system
由大脑、*脊髓*和*神经*组成的系统，接受刺激并向身体其他部分传递指令。

产科 Obstetrics
一门为妇女在怀孕和分娩期间提供护理和诊疗的医学学科。

肿瘤学 Oncology
与*癌症*有关的医学分支学科。

眼科学 Ophthalmology
研究和治疗眼睛疾病的学科。

器官 Organ
具有特定功能的主要身体部位，如心、脑或肺。

骨科 Orthopaedics
对肌肉骨骼系统的骨骼、关节和肌肉进行研究并治疗相关疾病的临床学科。

儿科 Paediatrics
针对儿童疾病*诊断*和治疗的临床学科。

姑息治疗 Palliative care
缓解疼痛和其他令人痛苦的症状的一种治疗方法，以改善患有危及生命、通常无法治愈的疾病的人的生活质量。

大流行 Pandemic
一种影响多个国家和地区人口的传染病的大暴发。

致病源 Pathogen
引起疾病或其他危害的*微生物*或有机体。

病理 Pathology
一门研究疾病的起因、机制和对身体的影响的学科。

寄生虫 Parasite
生活在另一种生物体内或身上并对其造成伤害的有机体。

青霉素 Penicillin
一种*抗生素*，由某些蓝色霉菌自然产生，但现在主要是人工合成的。

药理学 Pharmacology
一门研究药物及其如何作用于人体的学科。

生理学 Physiology
一门研究从*细胞*到整个身体系统的各个层次的生物过程，以及它们如何相互作用的学科。

血浆 Plasma
血液中悬浮着血*细胞*的液体部分，可以携带*蛋白质*、*抗体*和激素到体内不同的细胞。

正电子发射断层成像
Positron emission tomography (PET)
一种通过将放射性示踪剂注射到体内，并检测*器官*或*组织*疾病发生的代谢变化来成像的技术。

蛋白质 Protein
由氨基酸链组成的大分子。蛋白质作为身体的基石，是*组织*和*器官*结构、功能和调节所必需的。

心理治疗 Psychotherapy
一种通过心理而非医学手段治疗心理疾病的谈话疗法。这个术语涵盖了从精神分析到认知行为疗法的广泛实践，以帮助人们克服他们的问题。

肺/呼吸系统 Pulmonary/respiratory system
参与呼吸的气道、肺和血管，将氧气带入人体*循环系统*并将二氧化碳排出体外。

心率 Pulse
①心脏跳动的速度，反映在血液被泵入动脉时动脉有节奏的扩张和收缩。②每分钟心跳的*诊断*测量值。

放射治疗 Radiotherapy
通过局部使用*X射线*或类似形式的辐射来治疗疾病，特别是*癌症*。

红细胞 Red blood cells
一种最常见的血*细胞*类型，含有血红蛋白。可以通过*循环系统*向身体各处输送氧气。

核糖核酸 Ribonucleic acid (RNA)
一种解码*DNA*指令以制造*蛋白质*的分子，或者是其本身携带遗传指令的分子。

脊髓 Spinal cord
从大脑延伸到脊柱的*神经*束，也是*中枢神经系统*的一部分。

干细胞 Stem cell
所有特异*细胞*都是由非特异细胞产生的。随着身体的生长，干细胞提供新的细胞，并取代受损的细胞。

类固醇 Steroids
一类甾体化合物，包括一些*激素*，如睾酮和糖皮质激素。

远程手术 Telesurgery
由远程控制的机器人进行的外科手术。

组织 Tissue
具有相同功能的相似*细胞*群，如肌肉组织，可以收缩。

组织分型 Tissue typing
在进行器官移植等手术之前，对供体和受体组织中的抗原进行鉴定，以尽量降低因抗原差异而产生排斥反应的可能性。

毒素 Toxin
有毒物质，尤指由某些*细菌*、植物和动物产生的有毒物质。

输血 Transfusion
将血液从献血者转移到受体体内的过程。

移植 Transplant
将*组织*或*器官*从身体的一部分植入另一部分，或从供体植入到受体体内的过程。

肿瘤 Tumour
异常*细胞*的生长，可能是恶性的（癌性的）并扩散到全身，也可能是良性的（非癌性的）且没有扩散的倾向。

超声波扫描 Ultrasound scan
形成胎儿、*器官*或其他*组织*的图像；这种图像是通过将高频声音传入人体并分析反射回声而产生的。

疫苗接种 Vaccination
为提供对疾病的*免疫力*而注射*疫苗*。

疫苗 Vaccine
一种含有灭活或减毒的致病病毒、细菌或毒素的制剂，用于刺激身体的*免疫反应*而不引起疾病。

病媒生物 Vector
传播疾病的有机体，如*病毒*、*细菌*或某些携带疟疾的蚊子。

静脉 Vein
将血液从身体输送回心脏的*血管*。

脉管系统 Vessel
输送血液或其他液体通过身体的管道，如*血管*、淋巴管等。

病毒 Virus
一种极小的有害*微生物*，由蛋白壳及其内含的遗传物质组成；它只能通过入侵其他活*细胞*来繁殖。

白细胞 White blood cells
在人体*免疫系统*中起作用的无色血*细胞*。

X射线 X-ray
可用于拍摄身体内部的照片或数字图像，是一种能穿透软*组织*的电磁辐射。

原著索引

引文出处

致 谢

Dorling Kindersley would like to thank Debra Wolter, Ankita Gupta, and Arushi Mathur for editorial assistance; Alexandra Black for proofreading; Helen Peters for indexing; Stuti Tiwari for design assistance; Senior DTP Designer Harish Aggarwal; Jackets Editorial Coordinator Priyanka Sharma; Managing Jackets Editor Saloni Singh; and Assistant Picture Research Administrator Vagisha Pushp.

PICTURE CREDITS